错骨缝与筋出槽

中医诊疗术

田纪钧 著

人民卫生出版社

图书在版编目（CIP）数据

错骨缝与筋出槽中医诊疗术 / 田纪钧著. —北京：人民卫生出版社，2017

ISBN 978-7-117-25609-4

Ⅰ. ①错… Ⅱ. ①田… Ⅲ. ①正骨疗法 Ⅳ. ①R274.2

中国版本图书馆CIP数据核字（2017）第290318号

错骨缝与筋出槽中医诊疗术

著　　者：田纪钧
出版发行：人民卫生出版社（中继线 010-59780011）
地　　址：北京市朝阳区潘家园南里19号
邮　　编：100021
E - mail：pmph @ pmph.com
购书热线：010-59787592　010-59787584　010-65264830
印　　刷：三河市尚艺印装有限公司
经　　销：新华书店
开　　本：710×1000　1/16　　印张：19　　插页：4
字　　数：300千字
版　　次：2017年12月第1版　2024年10月第1版第5次印刷
标准书号：ISBN 978-7-117-25609-4/R·25610
定　　价：48.00元

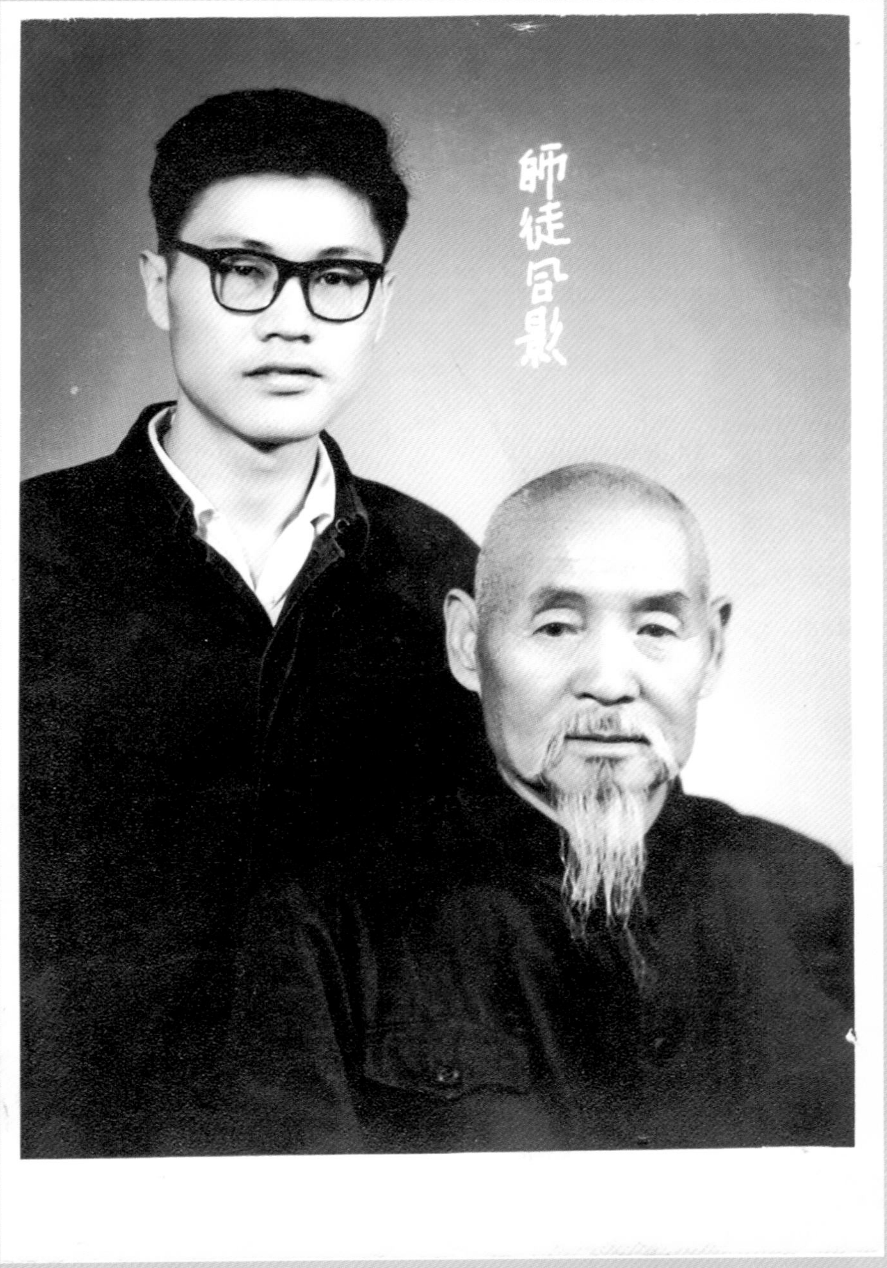

田纪钧教授与恩师刘道信先生合影

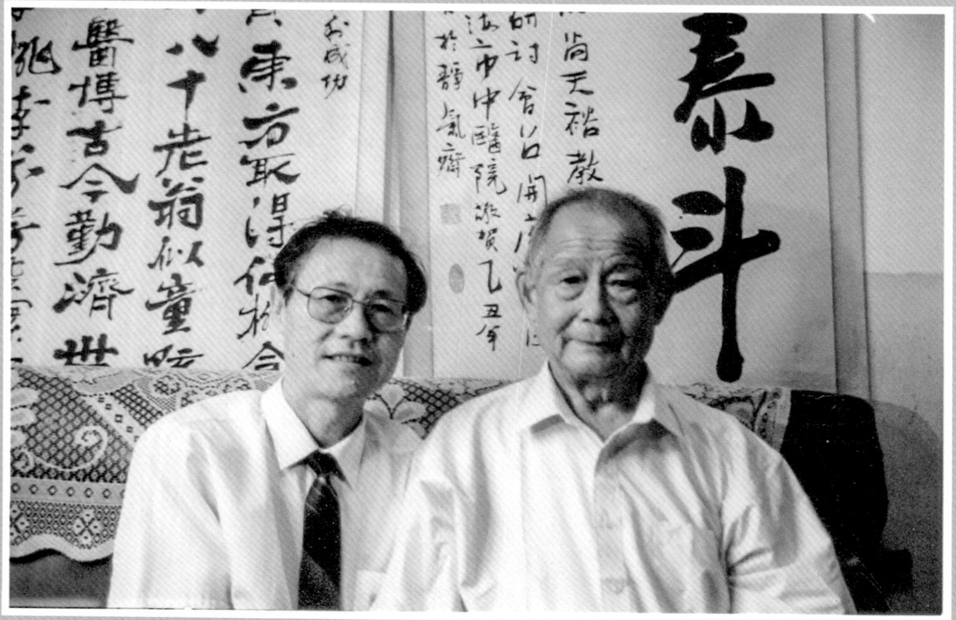

田纪钧教授与骨伤泰斗尚天裕教授合影

序

错骨缝是中医骨伤科特有的诊断病名，不少正骨名家都有有效的辨证论治方法，也发表过一些研究文章，但一直没有专著问世。

中年骨伤科医师田纪钧，从师于北京正骨名医刘道信老先生。这几年中，在繁忙的诊疗工作之余，抄读笔耕，编著《错骨缝的诊断与治疗》一书，填补了这方面的空白，这种为振兴中医骨伤科身体力行的精神值得提倡。

作为专著，本书内容比较新颖、全面；立说有一定的依据；治疗手法经作者多年实践，有相当的可靠性；对有些作者的个人见解，以讨论形式提出，也较适合。可以说是一本有实用价值的参考书。对错骨缝这样一个课题

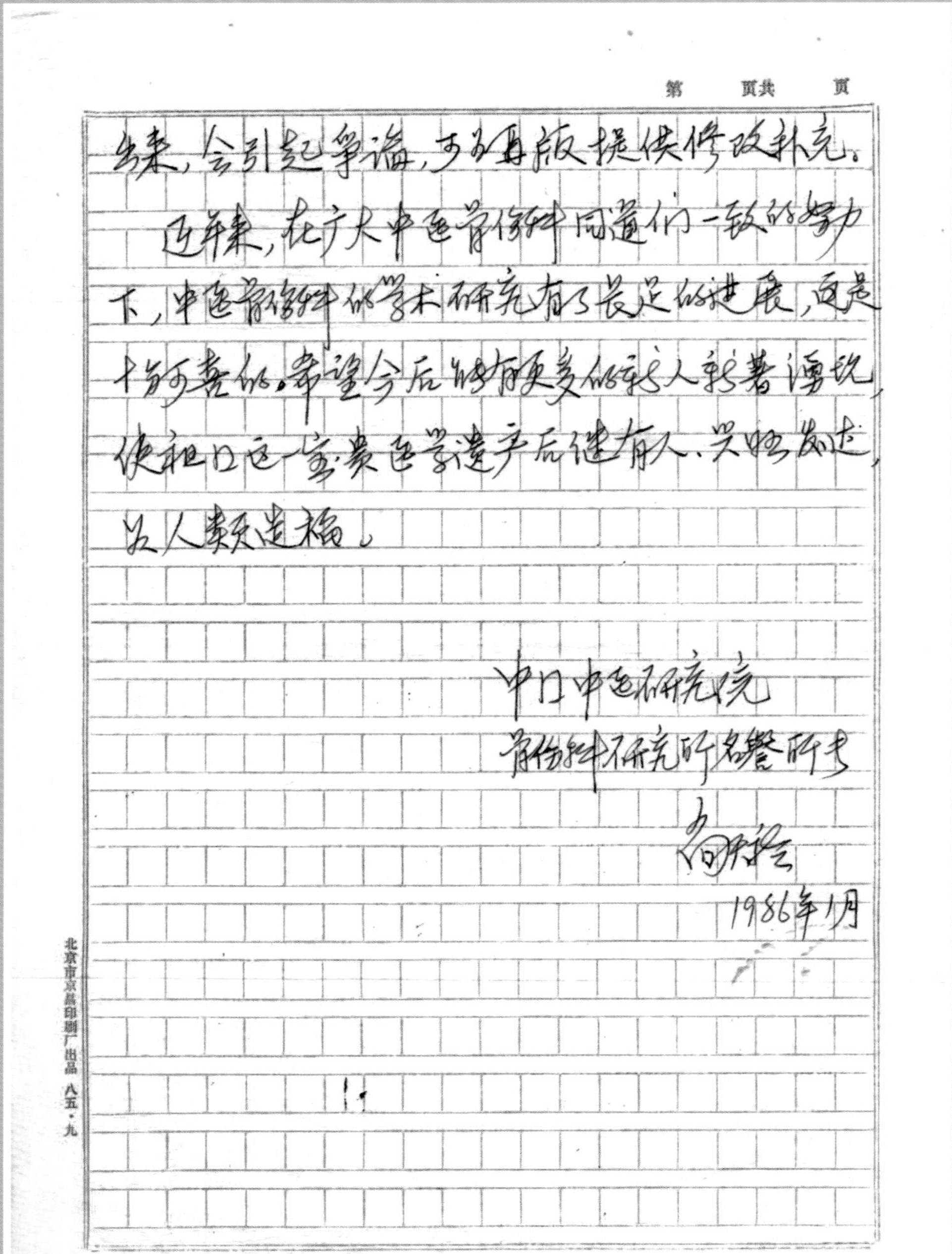
第　　页共　　页

出来，会引起争论，为了再版提供修改补充。

近年来，在广大中医骨伤科同道们一致的努力下，中医骨伤科的学术研究有了长足的进展，这是十分可喜的。希望今后能有更多的新人新著涌现，使祖国这一宝贵医学遗产后继有人、兴旺发达，为人类造福。

中国中医研究院
骨伤科研究所名誉所长
尚天裕
1986年1月

北京市京昌印刷厂出品 八五·九

(1458) 20×20=400

尚天裕教授为《错骨缝的诊断与治疗》一书作序

孙序

错骨缝与筋出槽是中医学对骨伤与筋伤的概括。它们均严重影响人类的健康和生存质量。随着时代的进步，人民生活水平的提高和科学技术的发展，劳动方式发生了很大变化，人们已从繁重的体力劳动中解脱出来。由于长期伏案工作，人们与电脑相伴，很少进行体育锻炼，使人的体力下降，即使受到微小的外力也可能发生较为严重的骨伤（筋伤），给诊治带来很大的困难。

田纪钧教授从医数十载，潜心临床，应用中医学的方法治疗错骨缝与筋出槽，屡获佳效，积累了丰富的经验。他在继承骨伤科精华的同时，能与时俱进并结合现代临床实践与自身积累的经验，汇纂成册。此书可谓同道的“良师益友”，诚不过誉。

作为骨伤科工作者，余对田纪钧教授在医学专业领域所取得的成绩，表示由衷祝贺。在本书付梓之时，邀为作序，欣然笔命。

孙树椿

2016年10月

前言

我对“光阴似箭，日月如梭”的感受，恰似55年来对“错骨缝”“筋出槽”从陌生—喜欢—浅尝—了解—深知—升华的过程，就像是流星一样，一划而过，真是感慨万千！

1962年刘道信恩师给我留了“错骨缝”的作业，1969年成业田恩师给我留了“筋出槽”的作业，历经《错骨缝的诊断与治疗》（1987年）、《错骨缝与筋出槽治疗术》（2007年）到《错骨缝与筋出槽中医诊疗术》（2017年），由浅入深整整学习、工作了30年，不知恩师能否给徒弟一个及格的分数？

在这个过程中，除了要深深地感恩刘道信、成业田两位恩师，还要深深地感恩尚天裕、李墨林、樊春洲、李国衡、李同生、诸方受等诸位前辈；也要深深感恩亦师亦友的鹿焕文、陈正光师兄；更要深深地感恩一如既往至今仍鼎力帮助和支持我的董福慧、孙树椿教授，以及人民卫生出版社的编辑。没有他们，就不可能有《错骨缝与筋出槽中医诊疗术》的出版。对孙树椿教授为本书赐序，更是致以特别的感谢！

在本书写作的过程中，参考、借鉴或引用了多部著作的思路、方法或内容，谨向作者致以诚挚的敬意和衷心的感谢。还要感谢我的好友著名画家孙新川先生为本书绘制的精美插图。

写作是一项充满遗憾的工作，本书瑕疵、不足、谬误之处定不可免，敬请专家和读者不吝赐教，以使本书更加严谨、完善和实用。

田纪钧

2017年3月24日

目录

上篇 错骨缝

下篇 筋出槽

概　述

“错骨缝”和“筋出槽”是临床上的常见病、多发病，大多数中医骨伤医师及民间捏骨师通过相应的推、拉、扳、压，揉、顺、拨、弹等手法使之复位，治法简约独到，常获立竿见影、手到病除之效，是千百年来深为广大民众所知晓和拍手叫绝的一种骨伤科疾病的医治方法。传承至今数千年，延绵不断，就是在科技发达的今天，这一古老的中医手法治疗术，仍凸显出其无法取代的重要地位。

一、“错骨缝”与“筋出槽”的核心观念

“错骨缝”和“筋出槽”属于中医骨伤科学范畴，因此中医骨伤科的整体观念、动态观念、微创观念和兼容观念，也是“错骨缝”和“筋出槽”的核心观念。

（一）整体观念

中医学认为人体是一个统一的有机整体，人体生命活动主要是脏腑功能的反映，脏腑功能活动的物质基础是气血、津液。脏腑各有不同的生理功能，通过经络联系全身的皮肉、筋骨等组织，构成复杂的生命活动，它们之间保持相对平衡，互相联系、互相依存、互相制约，不论在生理活动和病理变化上都有着不可分割的关系。现代医学研究表明，人体生命活动的特殊性最突出的表现在于整体活动中，体内各系统功能活动之间是通过神经、体液使之相互调节、相互配合，以保持机体与外界环境的统一和机体内部各组织、各器官的统一。

人体的损伤，虽有外伤与内伤之分，从表面上看，外伤似乎主要是局部皮肉筋骨的损伤，但人体受外力影响而遭受的局部损伤，每能导致脏腑、经络、

气血的功能紊乱，因而一系列症状随之而来。正如《正体类要》所说："肢体损于外，则气血伤于内，营卫有所不贯，脏腑由之不和。"明确地指出了外伤与内损、局部与整体之间的关系。说明了人体的皮肉筋骨遭受损伤可影响体内，引起体内气血、营卫、脏腑等一系列的功能紊乱，外伤与内损、局部与整体之间是相互作用、相互影响的。因此，在损伤的治疗过程中，均应从整体观念加以分析，既要重视局部皮肉筋骨的外伤，又要对外伤引起气血、津液、脏腑、经络功能的病理生理变化加以综合分析，这样才能正确认识损伤的本质和病理的因果关系，这种局部与整体的统一观，是诊治损伤疾病的重要原则。现代医学研究结果亦显示：机体遭受创伤后，会产生一系列的变化，不仅有局部损伤，严重者可引起复杂的全身反应，这些变化原本是生理性的和防御性的（如应激反应、炎症反应等），但如有反应过强或过弱，则会出现继发性损害（如全身过度炎症反应、免疫抑制反应等）。机体对致伤因子刺激后的应激反应常常是多元的，严重创伤后多引发机体神经、内分泌和免疫三大调节系统的网络反应，造成脏器代谢紊乱、功能障碍，甚至衰竭。

现代生物–心理–社会医学模式，在治疗上亦要求能从整体出发，不仅要注意调整人体内环境的动态平衡，还要调整心理与生理的整体系统的心身稳定状态，更要调整人与自然环境的适应稳定状态，以便进行心理病变和身体病变的综合治疗，使人在精神上、身体上、社会上全面康复，从而处于精神上、身体上和社会上的完好状态，亦即健康状态。

目前医学界正兴起一个整体疗法运动，所谓整体疗法，其实亦称综合治疗，综合治疗是利用多种治疗方法来同时或先后对病人进行治疗。由于疾病的发生发展具有整体性的变化，而各种治疗方法的作用多少有其局限性，不可能用一种方法对各方面都起作用，因此治疗疾病的方法也应该是综合的、立体的。国内外许多学者认为，中医学的整体医学模式，正是现代医学在新技术革命中追求的目标。骨伤科的治疗原则之一是强调"内外兼治"，这无疑是对综合疗法精辟的概括和认识。我国骨伤科学在长期的医疗实践中，形成了包括手法、手术、医疗练功、内外用药等一整套的传统治疗方法。这些治疗方法不但在骨伤疾病的治疗中有极好的效果，而且是骨伤疾病康复中不可缺少的措施，是创立中国特色骨伤科学的重要内容。

（二）动态观念

临床实践和实验研究结果均表明：创伤的修复和肢体功能的恢复，与肢体运动、血流流动和应力刺激密切相关。因此用动态的观念对待创伤的治疗，贯彻“动静结合”的治疗原则，是创立中国特色骨伤科学的一项重要的指导思想。

肢体是人体的运动器官，其生理功能就是活动。恢复肢体功能是骨伤科医师的目标，现代骨科的奠基人之一Robert Jones早在1921年就曾说过：“功能是矫形外科医师的目标，其专业就是了解并选择最好的方法去获得功能，手法或手术是治愈骨折的开端，最卓越的功绩，只能以在功能上的成功来衡量。”我国著名的中西医结合骨伤科专家尚天裕教授认为：“功能是骨折治疗的生命。”因此，骨伤科医务工作者应该努力争取患者受伤肢体功能的完全复原，由于创伤本身的严重性、广泛性和复杂性，也必须考虑到有不能完全复原的可能性，在估计肢体功能尚难以完全复原的情况下，应首先考虑保证患者主要功能的恢复。对确实存在有较严重的功能障碍或伤残者，应采取一切可行的康复手段使其功能得到部分甚至完全恢复，或用器具固定予以补偿、人工骨关节替代、人工智能等促使其功能获得满意的恢复。从恢复肢体功能的要求出发，骨伤科领域已有所扩大，需要多学科的介入和集体协同，已超越了单纯治伤的概念。

功能活动不仅是治疗的目的，同时也是骨伤疾病治疗的重要手段。及时正确的功能活动不仅可防止肌肉萎缩、筋膜粘连、关节囊挛缩，可促进静脉回流，增加软组织和骨内血液循环，增加血流量。对骨折来说，还可使骨折断端得到有益于骨折愈合的间断性生理应力刺激，有利于骨折的愈合。但在骨伤科疾病的治疗中往往需要采用固定方法，如骨折和脱位整复后必须进行固定，筋伤疾病、某些骨关节疾病以及矫形术后常需采用固定。长期不恰当的固定可以造成关节僵硬，导致功能活动障碍，而未经固定但长期不运动的关节也会产生同样的后果。因此，正确处理固定与关节功能活动之间的关系，应是骨伤科医师在治疗中不可忽视的问题。中医“动静结合”的治疗原则是对固定与活动这一矛盾的对立统一关系的科学精辟概括与认识。最明显的例子就是骨折，“动静结合”中“动”是绝对的，也是治疗的最终目的，“动则通”，能促进气血流通，濡养关节，避免关节粘连，有利于关节功能的恢复。微动有利于骨折的愈合，骨折能否快速愈合，关键在于“动”，“动”也是骨折修复的重要手段。“静”是相对的，相对的静，有利于软组织及关节在静止状态下得到修复，有利于关节功能的恢复，防止遗留后遗症。动与静既是对立的，又是统一的，没有相对的静止状态，组织就无法修复；没有恰当的运动，组织、关节就无法恢复原有的活动功能。因此，我们在选择固定方式、固定器材和固定方法时，应考虑有利于动静结合。

（三）微创观念

无创和微创的诊断和治疗方式已是医师和患者共同追求的目标。近年来，微创观念、微创理念、微创技术已愈来愈引起医学界的重视，其意义已绝非仅仅是小切口才是微创，它涉及诊断、治疗及康复过程中应注重解剖结构、生理功能、心理创伤与形态审美等各个方面。无创和微创可以理解为不要“伤上加伤”，或用尽可能小的损伤的诊疗方法，使患者解剖结构和生理功能得到恢复，尽可能地保持形态的完善，不增加患者心理上的创伤，并力争达到满意的治疗效果。传统“错骨缝”和“筋出槽”的治疗，比较好地体现了中医微创观念。

骨伤科研究的主要对象是“伤筋动骨”，中医骨伤科治疗原则之一是“筋骨并重”，“筋骨并重”是对人体中骨与软组织关系处理的准则，其实质是无创与微创理念的精辟写照。在中医学里，筋的概念是广泛的，筋是指肌肉、肌腱、筋膜、神经、血管等骨周围一切软组织的统称。“筋骨并重”体现了在骨伤科诊断和治疗的全过程中，所追求的是完美的统一，不能顾此失彼，要自始至终在诊断、复位、固定和康复各个治疗阶段都应该强调筋骨并重，治筋不能伤骨，治骨应特别注意对软组织要充分加以合理的维护，而不要伤上加伤，要尽可能地减少诊治中所带来的损伤。

在疾病的诊断上，对各种辅助检查方法的选择，应首选无创或微创的检查方法，若是用简单无创的检查方法能够确诊，如果不是为了临床研究的需要，就没有必要做更多的检查。现代科技的发展给微创诊断和治疗提供了条件，如B超、血管彩色多普勒检查、CT、螺旋CT、MRI等。这些高技术手段使得很多病理现象一目了然，在很大程度上取代了手术检查术，使治疗更具有针对性，减少了病人的痛苦。

骨伤科疾病的治疗有手术治疗和非手术治疗，它们各有其适应证，应根据具体情况，如设备条件、技术能力和个人经验辨证施用。多数学者一致认为，如果非手术疗法治疗有效的，当然无需手术，人们应该做那些非做不可的手术，而不要做那些你能做或想做的手术。对骨折的治疗，主张能闭合复位的就不要切开复位，非要切开复位的应尽量做到少剥离骨膜，注意减轻对软组织的损伤，能有效固定即可。手术不论做得如何精细，总会给患者造成一定程度的侵袭或损伤，把闭合性骨折变成开放性，会影响骨折局部血运，减低骨折部的自身修复能力，有时还会发生一些并发症，造成不良后果。在诊疗过程中做到尽可能地减少对机体的损害，这是医生应一贯遵循的原则。

微创观念还不仅仅限于手术操作和手术技术，手法治疗和其他非手术疗法也同样存在无创、微创与有创的问题，如骨折粗暴的手法复位，甚至是在无麻醉下猛力整复，不仅无谓地给病人增加痛苦，而且很有可能造成筋的损害，理应吸取教训和加以避免，要提倡在无痛下施行轻柔娴熟的手法整复，对一些难以整复的骨折还可以再选用其他一些微创治疗法。总之，任何一种治疗方法都有其本身的副作用，在选用时应权衡利弊，兴利除弊，选择尽可能无创或微创的治疗方法。

以腔镜技术为代表的微创手术的兴起，虽属狭义上的微创技术，但它给微创观念赋予新的生命力，使过去认为非做不可的某些手术，采用微创手术治疗获得了满意的效果。随着影像学的进步，不仅使众多的骨折可在电视X线监测下达到满意复位，而且使古人金针拨骨发展到现今的撬拨复位，使得一些用手法复位难以获得成功的骨折，通过较小的侵入性损伤的撬拨复位法可获得满意复位，有的还可以同时闭合穿针内固定。由此提示：骨伤科医生应与时俱进，更新观念，融会贯通各家之长，坚持继承创新，吸取和应用现代科技手段，研制更多的微创技术和设备，使微创技术获得进一步的发展。

树立微创理念，是要使病人付出尽量小的代价而取得良好的治疗效果；强化微创观念，要像强化无菌观念一样，在医生的诊疗工作中无处不在，选择任何形式的诊疗措施都不能忽略微创观念。提倡微创观念必须坚持以人为本，总的指导思想是要遵循“筋骨并重”的原则，面对各种复杂的疾病，均应在时间、空间各种客观条件方面，选择适宜当时、当地，该疾病治疗的最佳方案，不要给病人增加不必要的痛苦和损伤。

（四）兼容观念

开放兼容是学科发展的杠杆和动力。传统中医学是兼容人文科学和自然科学为一体的伟大宝库，其理论体系除生命科学外，还兼容哲学、地理学、天文学、数学、气象学、植物学、古代物理学和化学等而形成的。西医是在近代工业化的基础上，兼容物理学、化学和生物学等学科的知识和方法而发展的。现代骨科学的一些新成就，几乎都是超越纯医学而兼容现代科技最新成果而取得的，一些新兴的边缘学科，如生物医学工程、激光医学、遗传工程等在骨科领域的广泛应用，使现代骨科面貌为之一新。他山之石，可以攻玉，我们应将骨伤科学置于整个现代科学的视野之下，运用现代多学科的知识和方法加以研究，主动地兼容现代科技成果，加以融合、创新和运用，把我国骨伤科学提高到既具有现代科学水准，又具有民族特色的新科学。

由于创伤本身的严重性、广泛性和复杂性，其治疗往往不完全是针对创伤的本身，不可就伤论伤，一些复杂的损伤和疾病常常是超越骨伤科学而需要临床多学科的协作进行诊断和治疗。如一些复杂的骨科手术有时需要血管外科、普通外科或整形外科等不同学科之间的密切配合，这就意味着临床骨科学必须兼容其他临床学科的一些必要的知识和技能。另外，从伤残者现代康复学的意义来看，对创伤的治疗，不仅仅是局限于恢复伤残者肢体形态和功能，而是要使伤残者在精神上、身体上和社会上获得全面的康复，而处于在精神上、身体上和社会上的完好状态，这就需要当今骨伤科学兼容一些有关医疗练功、物理疗法、矫形器具学、创伤心理学和职业训练等方面的知识和方法。

中西医骨伤科学各有自己独特的理论体系和治疗方法，两者都是长期以来在不同历史文化环境中形成的医学科学，各有所长，亦各有所短，通过比较中西医骨伤科的特色，发挥中西医各自的优势，相互学习，取长补短、相互兼容，把两者之长有机结合起来。随着中西医骨伤科学的不断发展，已有较多的西医骨伤科学的治疗成分被中医骨伤科学所兼容，西医骨科学也逐渐借鉴和吸取了某些中医骨伤科学的理论和方法。尽管如此，但这与创立中国特色骨伤科学还相距甚远。其问题的关键在于中医骨伤科学面对现代科技、现代医学、现代疾病碰撞的严峻形势，如何应用现代科学技术和方法，兼容新知，进行创新，特别是要充分发挥中医特色而西医尚乏其述的某些骨伤科疑难病症找到突破口，“错骨缝”和“筋出槽”就是可考虑的内容之一，而使中医骨伤科学的理论和方法能更多地被现代医学兼容。在我国西医骨科学则应从人民的根本利益和我国的国情出发，采取更加“宽容”的态度，兼容更多的中医骨伤科学的先进成果，做到双向接轨、有机结合，以逐步创立中国特色骨伤科学。

二、“错骨缝”与“筋出槽”在临床中的重要意义

“错骨缝”与“筋出槽”在临床中的意义，不仅仅是单独和（或）同时发生以及“隐藏”在软组织损伤之中时，对其准确诊断和治疗。更重要的是，很多病理改变和诊断病名合并了它们就出现临床症状，反之就不出现。这时，它们就是治疗的核心和关键。例如：

1. 退行性改变、椎间盘突出、先天性畸形等变化，并发有“错骨缝”和（或）“筋出槽”时就出现临床症状，反之就没有临床症状。如下所示：

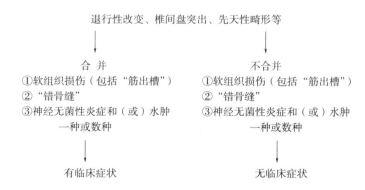

退行性改变、椎间盘突出、先天性畸形等

↓	↓
合 并	不合并
①软组织损伤（包括“筋出槽”）	①软组织损伤（包括“筋出槽”）
②“错骨缝”	②“错骨缝”
③神经无菌性炎症和（或）水肿	③神经无菌性炎症和（或）水肿
一种或数种	一种或数种
↓	↓
有临床症状	无临床症状

2. 在临床诊断病名（颈椎病、腰椎间盘突出症、坐骨神经痛、肩关节周围炎、肱骨外上髁炎、股骨头缺血性坏死、膝关节骨性关节炎、脊椎相关疾病等）的病理改变中，也包括“错骨缝”和（或）“筋出槽”。如下表所示：

诊断病名与可能合并的错骨缝和筋出槽表

诊断病名	可能合并的错骨缝	可能合并的筋出槽
颞下颌关节紊乱综合征	别卡型颞下颌关节错骨缝 旋转型颞下颌关节错骨缝	
面肌痉挛	寰枕关节错骨缝 寰枢关节错骨缝	
梅尼埃病	寰枕关节错骨缝 寰枢关节错骨缝 第3～7颈椎错骨缝	
胸腔出口综合征	胸锁关节错骨缝 肩锁关节错骨缝 第5～7颈椎错骨缝	
肋软骨炎	胸肋关节错骨缝 胸锁关节错骨缝	
颈椎病	颈型：第3～7颈椎错骨缝 椎动脉型：寰枕关节错骨缝 寰枢关节错骨缝 第3～7颈椎错骨缝 神经根型：第3～7颈椎错骨缝	肩胛提肌筋出槽 枕大神经筋出槽 副神经筋出槽
肩周炎	肩锁关节错骨缝 肩胛胸壁关节错骨缝 下移型肩肱关节错骨缝 嵌夹型肩肱关节错骨缝 第3～7颈椎错骨缝 倾倒型第9胸椎错骨缝 第9肋椎关节错骨缝	三角肌筋出槽 肱三头肌筋出槽 肱二头肌长头腱筋出槽 肱二头肌短头腱筋出槽
肱骨外上髁炎	旋转型肘关节肱尺部错骨缝 错移型肘关节肱尺部错骨缝 嵌夹型肘关节肱尺部错骨缝 肘关节桡尺部错骨缝 肘关节肱桡部错骨缝 倾倒型第3、5胸椎错骨缝 第3、5肋椎关节错骨缝	桡侧腕伸肌筋出槽

续表

诊断病名	可能合并的错骨缝	可能合并的筋出槽
肘管综合征	旋转型肘关节肱尺部错骨缝 错移型肘关节肱尺部错骨缝 嵌夹型肘关节肱尺部错骨缝	
腕管综合征	桡尺远侧关节错骨缝 桡腕关节错骨缝 腕骨间关节错骨缝 腕掌关节错骨缝	掌长肌肌腱筋出槽
腕尺管综合征	桡尺远侧关节错骨缝 桡腕关节错骨缝 腕骨间关节错骨缝 腕掌关节错骨缝	
背肌劳损	倾倒型胸椎错骨缝 肋椎关节错骨缝	下后锯肌筋出槽 骶棘肌筋出槽
腰肌劳损	嵌夹型腰椎错骨缝 倾倒型腰椎错骨缝 旋转型腰椎错骨缝	骶棘肌筋出槽
第三腰椎横突综合征	嵌夹型腰椎错骨缝 倾倒型腰椎错骨缝 旋转型腰椎错骨缝	
腰椎间盘突出症	嵌夹型腰椎错骨缝 倾倒型腰椎错骨缝 旋转型腰椎错骨缝	骶棘肌筋出槽 臀上皮神经筋出槽
坐骨神经痛	第4、5腰椎嵌夹型错骨缝 第4、5腰椎倾倒型错骨缝 第4、5腰椎旋转型错骨缝 错大胯 落小胯	骶棘肌筋出槽 臀上皮神经筋出槽 腓浅神经筋出槽 腓深神经筋出槽
股神经痛	错大胯 落小胯 嵌夹型腰椎错骨缝 第1～4倾倒型腰椎错骨缝 第1～4旋转型腰椎错骨缝	骶棘肌筋出槽

续表

诊断病名	可能合并的错骨缝	可能合并的筋出槽
股骨头缺血性坏死	错大胯 落小胯 倾倒型第10胸椎错骨缝 第10肋椎关节错骨缝	隐神经筋出槽
膝关节骨性关节炎	髌骨错骨缝 膝关节错骨缝 胫腓近端关节错骨缝 第3腰椎倾倒型错骨缝 第3腰椎旋转型错骨缝	膝内侧肌腱筋出槽 膝外侧肌腱筋出槽 隐神经筋出槽
腓总神经卡压综合征	胫腓近端关节错骨缝 髌骨错骨缝 膝关节错骨缝	
跖管综合征	胫腓远端关节错骨缝	
踝关节扭伤	胫腓远端关节错骨缝 距骨错骨缝 跟骨错骨缝	腓骨肌肌腱筋出槽
增生性脊椎炎	寰枕关节错骨缝 寰枢关节错骨缝 第3～7颈椎错骨缝 倾倒型胸椎错骨缝 肋椎关节错骨缝 嵌夹型腰椎错骨缝 倾倒型腰椎错骨缝 旋转型腰椎错骨缝 错大胯 落小胯	骶棘肌筋出槽
骶髂关节炎	错大胯 落小胯 第5腰椎倾倒型错骨缝 第5腰椎旋转型错骨缝	

续表

诊断病名	可能合并的错骨缝	可能合并的筋出槽
脊椎相关疾病	寰枕关节错骨缝 寰枢关节错骨缝 第3~7颈椎错骨缝 倾倒型胸椎错骨缝 肋椎关节错骨缝 嵌夹型腰椎错骨缝 倾倒型腰椎错骨缝 旋转型腰椎错骨缝 错大胯 落小胯	骶棘肌筋出槽

（注：肩周炎与第9胸椎、肋椎关节错骨缝有关，肱骨外上髁炎与第3、5胸椎、肋椎关节错骨缝有关，膝关节骨性关节炎与第三腰椎错骨缝有关，股骨头缺血性坏死与第10肋椎关节错骨缝有关。这些是根据中医“八虚”理论，肩关节与肝，肘关节与肺、心，髋关节与脾，膝关节与肾相关而来。详见《筋伤手法治疗术》）。

这表明，矫正“错骨缝”与“筋出槽”是消除退行性改变、椎间盘突出、先天性畸形等临床症状的实质；也是治疗临床诊断病名的必要考虑和选项。

由此可见，“错骨缝”与“筋出槽”在临床中的意义，已经大大超出其本身，而是遍及所有软组织损伤和疾患之中，成为诊断和治疗时必不可少的一部分。

三、全书涉及的43种错骨缝和18种筋出槽

1. 全书涉及的43种错骨缝

别卡型颞下颌关节错骨缝、旋转型颞下颌关节错骨缝；

胸肋关节错骨缝、胸锁关节错骨缝；

肩锁关节错骨缝、肩胛胸壁关节错骨缝、下移型肩肱关节错骨缝、嵌夹型肩肱关节错骨缝；

旋转型肘关节肱尺部错骨缝、错移型肘关节肱尺部错骨缝、嵌夹型肘关节肱尺部错骨缝；

肘关节桡尺部错骨缝、肘关节肱桡部错骨缝；

桡尺远侧关节错骨缝、桡腕关节错骨缝、腕骨间关节错骨缝、腕掌关节错骨缝、掌骨间关节错骨缝；

掌指关节错骨缝、指间关节错骨缝；

错大胯、落小胯；

髌骨错骨缝、膝关节错骨缝、胫腓近端关节错骨缝；

胫腓远端关节错骨缝、距骨错骨缝、跟骨错骨缝；

足舟骨错骨缝、楔骨错骨缝、骰骨错骨缝、跖骨错骨缝、跖趾关节错骨缝、趾间关节错骨缝；

寰枕关节错骨缝、寰枢关节错骨缝、第3～7颈椎错骨缝；

倾倒型胸椎错骨缝、肋椎关节错骨缝；

嵌夹型腰椎错骨缝、倾倒型腰椎错骨缝、旋转型腰椎错骨缝；

骶尾错骨缝。

2. 全书涉及的18种筋出槽

肩胛提肌筋出槽、三角肌筋出槽、肱三头肌筋出槽、桡侧腕伸肌筋出槽、骶棘肌筋出槽、下后锯肌筋出槽；

肱二头肌长头腱筋出槽、肱二头肌短头腱筋出槽、掌长肌肌腱筋出槽、膝内侧肌腱筋出槽；

膝外侧肌腱筋出槽、腓骨肌肌腱筋出槽；

枕大神经筋出槽、副神经筋出槽、臀上皮神经筋出槽、隐神经筋出槽、腓浅神经筋出槽腓深神经筋出槽。

四、目前在“错骨缝”与“筋出槽”诊疗中存在的问题

1. 未纳入学术主流，尤其是在教学和临床中，以致严重影响了它的推广和发展。

2. 诊断依据不够明确，诊断方法欠缺直观，诊断结果重复性差、过于依赖经验。

3. 对临床应用的理解，仅狭义地局限于“错骨缝”与“筋出槽”本身，未能广义地扩展到软组织损伤和疾患范畴。

4. 安全性尚有待进一步提高，尤其是脊椎错骨缝的矫正。

5．尚未将“对患者最小的心理和生理干扰，取得最佳治疗效果”的中医微创理念，作为“错骨缝”与“筋出槽”治疗的核心理念。

6．扩大化倾向急需遏制。

7．过于微观及量化的研究趋势，不利于发展；过于依赖影像学诊断，不利于临床应用。

8．忽视中医传统诊断方法（脉诊、舌诊等），不察虚实，不明补泻，纯用手法治疗的现状，急需纠正。正如《正体类要》序中所说：“肢体损于外，则气血伤于内，营卫有所不贯，脏腑由之不和，岂可纯认手法，而不求之脉理，审其虚实，以施补泻哉。”

9．挖掘民间诊断与治疗“错骨缝”与“筋出槽”的传统绝技，加以整理和提高。

上篇

错骨缝

第一章　错骨缝概论

第一节　中医学伤科文献中有关错骨缝的论述

在浩瀚的医学典籍和文献中，骨伤科专著所占比例甚微。其中，常可散见既非骨折、又非脱位、也非伤筋的所谓“骨缝开错”“骨缝参差”“骨缝裂开”以及“骨节间微有错落不合缝”等记述。“错骨缝”是“错”和“骨缝”的组合，“错”指不正确、不对、与事实不符；“骨缝”源自现存最早的一部中医骨伤科专著《仙授理伤续断秘方》：“凡左右损处，只相度骨缝，仔细捻捺，忖度便见大概。”骨缝是关节间隙，泛指关节面间相对位置。据此，不正确的关节面间相对位置即“错骨缝”。与“关节微小移位”“关节解剖位置紊乱”名异实同。

比较有代表性的论述如下：

一、《仙授理伤续断秘方》相关论述

《仙授理伤续断秘方》是现存最早的一部骨伤科专著，其中有“凡左右损处，只相度骨缝，仔细捻捺，忖度便见大概”的记载。可知，“骨缝”泛指关节间隙，使用这一名称至少始于唐代；同时，它强调伤后要重视对“骨缝”（亦即关节面间相互位置）的检查。

二、《医宗金鉴·正骨心法要旨》相关论述

1. 错骨缝概念的提出　比较确切提出错骨缝一症的，大概应该首推《医宗金鉴·正骨心法要旨》里的一段文字：“若肿痛已除，伤痕已愈，其中又或

有骨节间微有错落不合缝者，是伤虽平，而气血之流行未畅，不宜接、整、端、提等法，惟宜推拿以通经络气血也。”

分析这段话的意思，可以理解为：

（1）骨缝是由外伤引起，包括其他损伤合并错骨缝，只治疗其他损伤，而遗有错骨缝的情况。

（2）病变的部位在“骨节间”，即所谓的骨缝处。病理改变是“错落不合缝”“气血循行不畅”。其特点是“微有”，即病变轻微。

（3）由于病变轻微，不必用“将已断之骨合拢一处，复归于旧”的接、整、端、提等法，仅用“以手推之，使还旧处也”的推法和“两手一手，捏定患处，酌其宜轻宜重，缓缓焉以复其位”的拿法即可。

（4）手法的目的是使错开的骨缝复位吻合，“以通经络气血”，消肿止痛、恢复功能。

2.“或因跌扑闪失，以致骨缝开错，气血郁滞，为肿为痛，宜用按摩法，按其经络，以通郁闭之气，摩其壅聚，以散瘀结之肿，其患可愈”。认为错骨缝的临床表现是肿胀和疼痛，治疗宜用按法（“谓以手往下抑之也”）和摩法（“谓徐徐揉摩之也”）通气散瘀。当然，必须是在手法复位之后，按摩方可奏效。此外，按法和摩法也有矫正骨缝开错的治疗作用。

3.“若脊椎筋隆起，骨缝必错，则不可能俯仰”“若脊筋隆起，骨缝必错，则成伛偻之形”，都认为脊椎骨错骨缝的症状和体征是：身体前屈位，俯仰受限，局部可摸到异常隆起的筋肉。

4.“胯骨，即髋骨也，又名髁骨。若素受风寒湿气，再遇跌打损伤骨错者，臀努斜行，宜手法推按胯骨复位。”认为原有风、寒、湿痹的人，稍遇外伤就容易发生髋关节的错骨缝，其体态是撅着臀部、拧着身躯行走。提示素受风、寒、湿气，是造成错骨缝的一个潜在因素，当然还需要有跌打损伤为诱因。此外，臀努斜行的姿势颇似腰椎间盘突出症的患姿。

5.“髃骨者，肩端之骨若被跌伤，手必屈转向后，骨缝裂开，不能抬举，亦不能向前，惟扭于肋后而已宜将突出之骨向后推入合缝，再将臑筋向内拨转，则臑、肘、臂、腕皆得复位矣。”认为肩关节错骨缝的一种类型是肱骨头移位于肩关节盂之前方，患肢置于旋前后伸位，不能抬举及活动，患肢扭于肋后，不能向前，需用手法推顶合缝并理顺筋肉。提示错骨缝与筋离位可以同时发生，治疗前要诊断明确。

三、《伤科汇纂》相关论述

“脊背腰梁节节生，原无脱髎亦无倾，腰因挫闪身难动，背或伛偻骨不平。大抵脊筋离出位，至于骨缝裂开崩，将筋按捺归原处，筋若宽舒病体轻。”分析这段话的意思，可以理解为：由于脊椎结构特点，脱位的可能性较小，临床上大多是挫闪伤筋。伤筋（即软组织损伤）包括离位（即解剖位置紊乱）都可能导致骨缝裂开，当治疗了伤筋和（或）理筋回复原位，裂开的骨缝随之自行复位或仍需推、拿手法复位，这样治疗后，症状缓解，肢体即感轻松舒适。

四、《伤科补要》相关论述

1.“若坠车马手掌着地，只能伤腕，若手指着地，其指翻贴于臂者，腕缝必开以两手捉其手背，轻轻回翻之，令其复位。仍按摩其筋，必合调顺，内服人参紫金丹，外敷混元膏”。认为跌仆时腕关节背伸位手掌触地，大多使腕关节软组织扭伤；而当手指极度背伸位触地时，腕骨之间可以发生骨缝错开，复位手法是牵引中轻轻回翻掌屈患腕，复位后还要按摩舒筋并内服“人参紫金丹”以及外敷“混元膏”等药物。

2.“跗者，足背也，其受伤不一，轻者仅伤筋肉易治，重则骨缝参差难治。先以手轻轻搓摩，令其骨合筋舒，洗八仙逍遥汤，贴万灵膏，内服健步虎潜丸及补筋丸可也。”认为错骨缝较伤损筋肉严重而且难治，应先用手法舒筋合骨；继而，外洗和外敷活血散瘀之剂；并适时内服强筋补气、舒筋止痛的药物。

3.“若骨缝叠出，俯仰不能，疼痛难忍，腰筋僵硬。”书中介绍的治法是：“使患者两手攀索，两足踏砖上，足下叠砖三块踏定，将后腰拿住，各抽去砖一块，令病人直身，又各去一块，如是再三，其足著地，使气舒淤散，陷者能起，曲者可直。”这种错骨缝，极似脊椎的后关节紊乱或滑膜嵌顿。所用方法，即是利用身体重力进行牵引的一种牵引方法。

应该特别提出，经口传心授沿袭至今的传统中医正骨医生和民间捏骨师，都有“错骨缝”之说，虽没有见诸于文字图形，但有相应的推、拉、捻、拽等复位手法，治法简便常，获立竿见影、手到病除之效，千百年来深令广大伤者倾倒叫绝。正是因为他们，“错骨缝”这一源远流长、确具显效的古老疗法得以传承。

五、《时氏家传正骨术》相关论述

1. “上膊错缝，无特异之形状，臂不能上举，旋转而生疼痛。令病者坐椅上，或傍几侧立，用圆针拨点肩端上下左右之筋，并臂全部各处之筋，令气血流动，端平其臂，置医者肩上，以两手大指紧托腋下上方之臂骨，余指共扣肩上，意外拽向内托举，再略向前胸扣合，托臂高举（高举时，令臂略向胸部举之）则错缝自合。”

2. “错位者错在何处，何处即现高凸形，起剧疼且发炎，审定脱在何处，或上推下推，左右推，再以手指按错处上下，或前后左右扣合，余指扣腿屈处，挑动令屈而又伸之可，但未施术前，须先行圆针拨点法为要。”

第二节　现代医学对关节解剖位置紊乱的论述

现代医学中没有错骨缝之说，但其关节解剖位置紊乱与错骨缝有很多类似之处，虽不是完全一致，却也可以互相借鉴。从广义上讲，甚至可以相提并论。尤其是关节解剖位置紊乱中半脱位、滑膜嵌顿、滑脱、交锁、软组织介入关节内等的病理变化，对研究错骨缝很有指导意义。比较有代表性的论述有：

一、《矫形外科学纲要》相关论述

“两个关节面部分移位，但仍保留一些相互之间的接触时，即是关节半脱位。”那么，最轻微的半脱位，它们两个关节面之间的移位是多少呢？Erhard

Ahrer认为，仅仅只有1毫米的移位。他拿胫距关节为例说：“如果韧带撕裂，就会引起程度不等的距骨以及足的半脱骱。倘若我们不能识别这种情形或者低估了它的意义（这和不能识别所起的不利影响是完全一样的），那么就会形成动摇关节。此外，还有下述后果，如有疼痛的关节病、严重的运动障碍，以及因为常常伴有摇摆运动而起的疼痛等。”

以颈椎为例，“滑脱是上一个颈椎一般向下一个颈椎的前方自发性移位，有三种类型由下列因素形成由于既往的外伤或类风湿关节炎所致的不稳定。”由于其特点是自发性移位，这就解释了为什么有的病例根本没有或仅有微不足道的外伤，结果也发生了错骨缝这样一个棘手的问题。尤其是“颈椎任何平面的外伤性骨折、脱位或半脱位，均可引起持久性不稳定，在外伤数月或数年之后，易于缓慢产生再脱位”。

软组织介入关节内可使关节的平滑活动受到阻塞，最常见的、起障碍作用的软组织是关节内软骨，特别是膝关节的半月板。除此之外，有些关节软骨盘在关节内位置暂时异常，也能起到障碍作用。这种平滑活动受到阻塞的关节，在进行运动时常出现涩滞的摩擦声响和不吻合的捻搓感。

在某些病例提出的另一种解释是，“关节面或关节内的结构有轻度移位（即使在X线上不能证明），推拿的作用是为了使移位恢复正常的对合”。

二、《椎间盘及其他椎间组织损害》相关论述

正因为有的半脱位极其轻微，E·J·Crisp和大多数学者都认为：“半脱位在X线摄影中是不可能发现的。”他们还特别指出，“在运动范围较大的关节，半脱位的发生率可能较一般所想象者为大。”所谓滑膜嵌顿，“即在前屈与旋转运动的同时动作中，可能使关节隙开张，滑膜进入关节间隙，以至于伸直时被嵌顿于关节面之间”。滑膜为什么会进入开张的关节间隙，继而被嵌夹呢？不少学者认为，是关节腔内的负压力将其吸入的。

交锁，是指关节某方向的活动不能充分进行，而其他方向的活动仍可进行的一种体征。在医师们的谈论中，时常听到如“整复了一个交锁的后关节等，但实际上，他们所整复的，多半是被嵌顿的滑膜缘。一般认为来自半脱位的症状，时常是因滑膜嵌顿所引起的”。

三、Dayies Colley教授的相关论述

早在1922年，他就首先叙述了一种称为“滑脱性肋骨综合征”的疾病。他指出：“下肋间关节的异常活动性，引起疼痛可能并不罕见。此症本身是很轻微的疾患，但却引起最讨厌的症状。”对于病理变化，“真正的原因不明”。但是，观察“切下来的肋骨标本，除常可证实不完全性关节脱位外，其他是正常的”。从手术探察的结果来看，证实了肋软骨间关节不完全脱位的存在，这对错骨缝的存在，无疑是较科学的证明。

四、Holmes教授的相关论述

他认为，滑脱性肋骨综合征的病因是“转身或上举所致的间接创伤多于直接创伤，内脏性质的疼痛，可能系由于肋间神经与交感神经的传入系统邻近，刺激腹部脏器所致”。对于治疗效果，认为“保守疗法和肋带制动，很少有益”。

五、J · Cranford教授的相关论述

“医学发展交流了一个阐释，即若干病例关节内结构的两关节面间存在微小移位（Miron Di splacement），尽管它很少能被X线检查显示出来，但推拿手法可以有效地恢复其正常位置。”

六、叶衍庆教授的相关论述

运用现代医学知识来解释和论证错骨缝，国内学者叶衍庆教授作出了开拓性的贡献，早在1964年他就经过观察肯定了错骨缝的存在，并将病理机制作了科学的分析，还对骶髂关节错位的形成，以及手法作用机制作了专题论述。他认为：“暴力加在任何关节上，既能使一部分韧带受伤，亦可使关节移位。移位的关节可使一部分未断的韧带受到牵拉而发生紧张，它们的弹性可能将关节面交锁在一个不正常的位置上。于是病人感到疼痛，而关节的正常生理运动，亦要受到限制。在X线摄片上只有1～2毫米的移位，常不易看出。但是当复位时，常有一弹响发生，随之病人感到舒适。所以，中医所谓错位，虽然

在X线摄片上常常无根据，但是在临床上这是事实。”

对于上述各种紊乱的病理改变是否成立，由于未经更深入研究，目前还不能给予科学的证明。但多数学者支持“除滑膜嵌顿外，后关节亦可能发生半脱位，二者皆可有滑膜急性反应，引起疼痛和痉挛”的说法。另外，也有学者对“腰椎后关节、肋脊关节或肋骨横突关节是否可以发生半脱位或交锁”表示怀疑，但他们却对“此种情况皆对推拿疗法有良好反应”这一事实，无法给予圆满解释。

七、冯元桢教授的相关论述

冯元桢教授创立的生物力学，是近二三十年发展起来的新兴学科，是将力学与生物学，力学与医学、力学与生物医学工程学等学科相互结合、相互渗透起来的一门边缘学科。

生物力学对关节微小移位最重要的概念是，在软组织损伤的初期阶段（即纤维微破坏阶段），关节的不正常移位就已同时发生，随着软组织损伤程度的逐渐增加，关节的不正常移位也随之加大。如果给予有效的治疗，则关节复位疾患痊愈；如果忽略或未给予有效的治疗，则遗留并维持关节微小移位状态，出现一系列的症状和体征。此外，关节微小移位常隐藏在软组织损伤之中，并随之发展，而且相当一部分的软组织损伤治愈后，仍遗留有关节的微小移位，使症状和体征不能彻底消除，而且大大加强了复发的可能和复发的密度。

（一）主要病理改变

研究认为，由于关节周围的韧带、关节囊、肌肉等稳定关节的因素受到削弱或破坏，以致造成关节微小移位。从生物力学的观点出发，其主要的病理改变有以下几点。

1. 胶原组织的微破坏　由于关节活动时产生的拉伸载荷和肌肉收缩时在肌腱上产生的拉伸载荷都作用在韧带上，所以韧带是骨骼系统周围的胶原组织中稳定关节的主要因素。如果它受到破坏，其稳定活动着的关节以及防止关节过度活动的功能，就会不同程度地减弱，造成关节面间不同程度的位移，位移的多少取决于保持胶原组织强度与刚度的胶原纤维的破坏程度。如果韧带的胶原纤维部分断裂，其刚度和强度减少50%左右时，可发生关节的半脱位；当韧带的部分胶原纤维发生只有借助光电显微镜才能观察到的微细破坏（即所谓的微破坏）时，则会造成关节的微小移位。它们各自的特点见表1-1。

表1-1 微小移位与半脱位的特点

类别	所受载荷（N）	破坏程度	位移程度（mm）	疼痛程度	关节不稳
微小移位	600 ~ 850	微破坏	1 ~ 4.5	轻微	无
半脱位	850 ~ 1000	部分胶原纤维断裂	5 ~ 8	明显	1. 麻醉下检查不稳 2. 一般情况下检查无不稳（被肌肉保护所掩盖）

上表提示我们，韧带胶原纤维的微破坏极其细微，临床上只显示轻微的疼痛。然而，此时关节的微小移位已经发生。

2. 肌肉贮存的能量减少　研究认为，由于疲劳减低了肌肉的张力，从而削弱了其稳定关节的功能，生物力学的变化过程见图1-1。

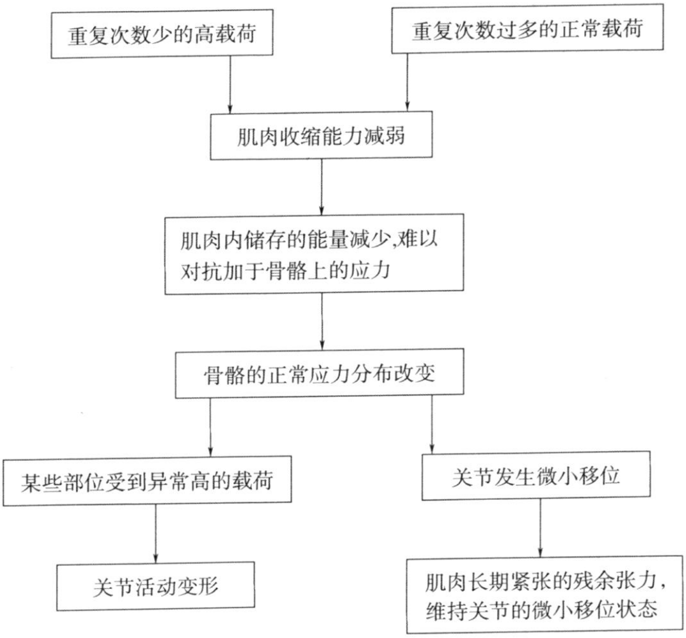

图1-1　关节错位的生物力学变化过程

3．软组织蠕变　当软组织受到持续异常的低载荷作用一段时间后，就会逐渐产生变形（即蠕变），在加载后的最初6～8小时内，蠕变最为显著；但在以后的数月中，蠕变将以很低的速率进行；如果更长时间持续施加异常的低载荷，则将成为恒定变形，使软组织伸长、松弛。

慢性软组织损伤中的部分软组织蠕变，将减弱维持关节稳定的功能，并可继发关节微小移位。

4．关节囊损伤使关节面间吸引力减弱　试验表明，切除吊起尸体的髋关节周围软组织，仅保留完整的关节囊，虽然有下肢的重量作为外力，但关节间由于大气压力所产生的吸引力使它们保持接触，不会被外力拉开。而当切破关节囊，空气进入关节腔时，关节面随即分开。可见，关节囊的损伤对关节稳定性的削弱有不可忽视的影响，是造成关节微小移位的主要原因之一。

5．小结

（1）外伤、劳损和畸形以外伤为诱因，是造成关节微小移位的主要原因。

（2）保持关节稳定的因素被削弱，尤其是胶原组织中韧带的微破坏，是关节微小移位主要的病理改变。

（3）慢性软组织损伤中常合并有关节的微小移位，临床上极易忽略。

（4）微小移位的关节，继续被迫围绕异常瞬时中心轨迹运动时，将会通过以下两种方式之一逐渐适应，并出现临床症状：

1）韧带和支持结构被异常拉伸，出现关节不稳定和自觉疼痛不适感。

2）在关节面上造成异常高的压力，出现涩滞不吻合的摩擦声或研磨感。

（5）关节解剖组合的细小改变，即可有不良反应，由于任何损伤所致的运动学和结构约束力丧失，均可显著改变关节的负重情况和影响载荷峰值，严重影响关节的稳定性，并可导致关节面对合不良，后者又可造成进一步的病理改变。

（二）软组织损伤与关节微小移位之间的因果关系

上述研究表明，软组织损伤造成关节的微小移位，同时也正是软组织损伤维持了关节的微小移位状态，不仅造成局部及周围疼痛，感觉异常和功能障碍，也可影响周围神经、中枢神经、交感神经及有关动脉、静脉和椎管内组织，造成所谓的脊柱相关疾病、周围神经卡压综合征等疾患。临床观察也显示，慢性软组织损伤合并关节微小移位的病例占相当大的比重，而且单纯治疗慢性软组织损伤往往疗效不够理想，复发率也高，这大概是忽略了并发的关节微小移位之故。反之，一些手法矫正关节微小移位有困难或矫正后短时间内又再次移位的病例，却是忽略了软组织损伤阻碍微小移位矫正及易再次引发关节微小移位之故。传统疗法强调的“筋骨并重”“筋骨兼治”，就是对软组织损伤与关节微小移位之间的因果关系及治疗方法的概括。

八、脊柱推拿治疗的相关论述

近年来，重点研究脊柱微小移位的按脊疗法风靡全球，虽然取得了显著疗效，但研究资料表明：“目前，尚无法证明一些脊柱病变，如半脱位的确切病理机制和病变过程。”其主要观点如下：

1. 脱位（subluxation） 脊柱或椎体的位置异常与脊柱功能之间相关的临床表现（现象），统称为脱位。一个含义是，与脊椎关节结构相关的生理、解剖和动力学以及生物力学性质发生了变化；另一个含义是，相邻脊椎的排列顺序发生了微小改变。其中，包含了“骨错缝”（即脊柱的偏歪学说）和脊柱的固定学说两种。是脊柱推拿手法的理论基础。

2. 半脱位 一种定义是，“相邻两个脊椎的上位或下位脊椎，或者这两个脊椎间的正常毗邻关系出现异常，但还未达到完全意义上的脱位”；另一种定义是，“脊椎运动单位活动功能的异常（活动度增大或降低）”。

3. 固定学说 即脊柱各阶段固定学说，认为脊柱固定或僵硬，可导致脊神经的功能障碍。

4. 固定假说（fixation theory） 如果出现脊椎固定（即脊柱运动单位活动度减小，属关节半脱位范畴），就有可能刺激伤害或疼痛感受器，一旦刺激强度超过阈值，就会通过神经反射弧引起躯体自主神经反射和痛觉，这就为脊柱推拿治疗一些疼痛综合征提供了理论基础；当投射至脊髓后角内的伤害感受器和躯体感觉神经时，可影响自主神经系统和内脏的功能，这就为脊柱推拿治疗脊柱相关疾患提供了理论基础。各型机械感受器的分布、特点和功能，见表1–2。

表1-2 各型机械感受器的分布、特点和功能

类 型	分 布	特 点	功 能
1	关节囊纤维（主要分布于外层）	感受静态和动态刺激；低阈值；慢适应	感受颈、肢体、下颌和眼肌张力性反射；感受姿势性和动力性刺激；感受痛觉
2	深层关节囊纤维；关节脂肪垫	感受动态刺激；低阈值；快适应	颈、肢体、下颌和眼肌的反射性活动；感受颈、肢体、下颌和眼肌张力性反射
3	不在脊柱关节囊内	高阈值；慢适应	
4	关节囊全层；关节囊血管；脂肪垫		由感受伤害刺激的神经末梢构成，感受疼痛刺激；感受呼吸和心血管反射

脊椎关节固定，可产生低于4型感受器小体感受疼痛刺激阈值以下的骨骼肌异常张力。因此，当感受器兴奋时，冲动可使远离损伤关节部位的肌肉张力增高，甚至可影响到对侧肌肉张力。

5. 脊椎固定的模型　中枢神经系统控制着骨骼肌的收缩——外力作用使脊椎相互靠近，造成肌梭内感受器冲动的减少——中枢神经系统使神经元的兴奋性增强——由于骨骼肌的收缩，使得相互靠近的脊椎无法回到正常的位置；加之，重力和躯体姿势反射的作用牵拉着骨骼肌，使得复位更加困难。肌梭，是一种感受牵拉刺激的特殊的梭形感受装置，中枢神经系统通过肌梭控制着骨骼肌的功能，如收缩或舒张等。

近年来，对脊柱微小移位的研究突飞猛进，得到了长足的发展，形成了“整脊医学”，还有了国际整脊大学和教科书。矫正脊柱微小移位的脊柱手法治疗，在美国、加拿大、日本、意大利、法国、英国等国家中也非常盛行，不少其他学科的医生改换专业从头学习整脊医学和脊柱手法治疗，足见这一古老疗法强大的生命力。

九、近10年国内“错骨缝、筋出槽”的研究进展

“错骨缝，筋出槽”是中医骨伤科、推拿学科的常见病、多发病，也是对部分关节及软组织发病病机的高度概括。中医古籍中有“骨缝开错”“骨缝裂

开”“骨缝参差”“筋缩”“筋强”等病名。“错骨缝”是指骨关节正常的间隙或相对位置关系发生了细微的异常改变，并引起关节活动受限。临床上多见于脊柱小关节的错位，其中又以颈椎小关节较多。西医学将其归纳为“脊柱小关节紊乱”“脊椎小关节脱位”的范畴。“筋出槽”是指软组织筋的形态结构、空间位置或功能状态发生了异常改变，可表现为筋粗、筋强、筋走等多种形式。韧带、肌腱、椎间盘、滑囊、滑膜、肌筋膜、软骨和关节囊等软组织均属于“筋”的范畴。“错骨缝”与“筋出槽”相互影响、互为因果，二者通常合并存在，可引起局部肿痛、麻木、屈伸不利等表现。

近10年来学者们开展大量“错骨缝，筋出槽”的临床与基础研究，本病相关的病理机制与手法作用机制逐渐从假说理论向客观依据发展。以下主要对我国近10年（2007—2017年）有关“错骨缝、筋出槽”的病理机制探讨和手法治疗研究文章进行综述。

1．临床实验的病理机制探讨

（1）“错骨缝、筋出槽”与颈椎病相关性：张明才等将符合颈椎病诊断标准的333例患者和健康受试者组30例纳入研究，探讨颈椎“错骨缝、筋出槽”与颈椎病临床发病的关系。分别从症状体征、动态触诊、X线评价3方面进行综合判断，结果颈椎病组“错骨缝、筋出槽”的发生率为87.99%，健康受试者组仅有10.00%，差异有统计学意义（$P<0.01$）。既往一直以椎间盘变性、膨出或突出及其继发性病理改变作为引起颈椎病等椎间盘病症临床发病的直接原因。此研究提示颈椎“错骨缝、筋出槽”是颈椎病的临床发病的关键病理环节之一。颈椎错骨缝是颈椎小关节的微小位置改变，可依据关节间隙对称性、轴线平行性、骨突共线性等特征应用影像学进行观测。张明才等研究团队将比值法引入影像学测量中以消除投射条件、个体差异等因素影响。分别从颈椎开口正位、正位、侧位、双斜位X线片详细规定观察指标和测量方法。结果寰枢关节“错骨缝”的比值测量法的灵敏度为96.88%，符合率为89.36%，特异度为73.33%。提示引入比值测量法观测寰枢关节骨错缝具有很高的灵敏度和特异度，客观反映颈椎病患者普遍存在寰枢关节骨错缝，此改良方法可测量错缝程度和为评价手法矫正寰枢关节错骨缝的疗效提供客观量化依据。

（2）“错骨缝、筋出槽”与胸椎小关节功能紊乱相关性：李百鑫等选取

30例顽固性呃逆患者进行X线检查，显示全部患者均有胸椎中下段多个小关节错缝、错位，胸椎局限性侧弯，多数伴局限性生理曲度变直。通过肘顶振颤手法治疗后均在2周内痊愈。其病理机制可能是：膈外周部上、下面的胸膜和腹膜由下6对胸神经支配，交感神经周围部的椎旁节与椎前节借交通支连接对应脊神经，胸椎小关节出现错位、紊乱、错缝，特别是胸6以下小关节紊乱可使膈肌周围的支配神经激惹而使膈肌不自主产生痉挛引发呃逆。周学龙等以符合痞满脾胃虚弱证标准患者为调查对象，结果在100例患者中有32例具有胸椎棘突偏歪、后突和棘突旁压痛或肌紧张等胸椎小关节紊乱，以胸5～8节段为主，经手法复位后总有效率为87.5%，其病理机制可能是：胃的交感神经来源于脊髓胸6～10节段，其节前纤维随相应脊神经穿过椎间孔后构成交感神经节并附丽于肋骨小头，其节后纤维参与调节胃肠道的舒缩和分泌功能；胸椎小关节的错动移位及其周围软组织的损伤，使交感、副交感神经的平衡失调，进而影响着胃的蠕动和分泌功能。

（3）“错骨缝、筋出槽”与骶髂关节紊乱相关性：师宁宁等选取104例骶髂关节紊乱的患者拍摄骨盆片和腰椎侧位片，发现髂骨是旋转移位，内外旋转频率高，前后旋转幅度大；骶骨是倾斜紊乱，左右倾斜频率高，前后倾斜角度大。骶、髂骨紊乱是复杂的耦合移位，而且髂骨旋转移位常伴有骶骨倾斜移位，使腰腿痛的症状更加复杂和顽固。杜春林等纳入50岁以下急性下腰部疼痛患者进行X线、CT检查，且行侧卧斜板手法治疗后症状基本消失。X线测量有病变棘突中线偏离者48例，占82.7%，小关节间隙不等宽49例，占86.2%，小关节模糊不清8例，占13.8%，脊柱侧弯41例，占71%。其病理机制可能是急性胸椎小关节紊乱导致的滑膩嵌顿引起下腰痛。

2. 基础实验的病理机制探讨　陈博等在西方按脊医学“半脱位”动物模型的启示下建立了具有中医学特色的“错骨缝、筋出槽”实验动物模型。利用雄性SD大鼠腰椎$L_{4\sim6}$节段建立椎体外部连接固定模型，该模型可以分为单纯固定模型和旋转固定模型。单纯固定模型就是在造模之后将$L_{4\sim6}$节段连为一体，以体现功能受限和椎间隙的变窄，旋转固定模型是在单纯固定模型的基础上通过在L_5棘突螺丝上添加垫圈的方式造成L_5棘突的扭转，以进一步形成椎体更大的移位，造成L_4、L_5、L_6棘突事实上的不共线，从而最大程度地模拟和反映临床实际。腰椎椎骨错缝可引起大鼠血浆黏度的上升，导致血脉瘀阻；可抑制下丘脑中P物质的镇痛作用，促进背根神经节中P物质的合成和传递，从而引起或加剧疼痛。

孔令军等观察大鼠腰椎亚脱位（“椎骨错缝”）动物模型脊柱造模节段刚度及其脊髓前角尼氏小体的变化。脊柱病变节段方面，刚度是一项重要的触诊指标。通过病理学方法观察尼氏小体的分布和状态，来判断神经元是否发生病理变化。结果发现大鼠造模节段刚度随连接时间延长而增加，且脊髓前角神经元尼氏体发生病变。进一步为亚脱位提供生物力学和神经生物学方面的证据支持。

3. 手法治疗及作用机制探讨

（1）特色手法治疗：石印玉、詹红生、张明才等团队结合“石氏伤科”百年传承创新的临床实践经验，秉承中医学的理论、观点和方法，结合现代研究技术和手段，在脊柱慢性病损的中医病机认识方面，率先提出“骨节错缝，筋骨失和，痰瘀痹阻，气血不通”的观点，以手法诊治颈椎病可实现对“错骨缝、筋出槽”进行“定性、定位、定向”的诊断与治疗，已形成“石氏伤科”关于颈椎“错骨缝、筋出槽”手法矫正技术操作规范。

刘氏伤科是由刘济川、刘秉夫父子创始，再由周时良、苏中和、邹文浩、王心支等共同改良创造而成。手法治疗“错骨缝、筋出槽”的理论是他们几代人在长期的临床实践中，摸索总结出的一套治疗小关节紊乱和软组织损伤的手法。手法对治疗肩、肘、膝关节的“筋出槽”以顺筋手法为主，对颈椎、胸椎、腰骶小关节“错骨缝”以手法及时复位为主。

林氏正骨推拿则是由我国岭南名老中医林应强教授根据30多年正骨临床经验及武学所创，后经其弟子吴山教授不断完善总结而成，其手法具有医武结合、简便高效的特点。基于“错骨缝、筋出槽”理论，颈性眩晕的手法治疗，首先以弹拨理筋及颈椎拔伸手法纠正前后错缝为基础，治疗靶点为高位节段（寰枕部及寰枢椎）采取微屈位颈椎提拉旋转斜扳法治疗旋转或平移式错缝；中段颈椎采用颈椎定位旋转斜扳法；下段颈椎选择过屈位提拉旋转斜扳法纠正旋转或平移式错缝。腰椎间盘突出手法治疗已形成核心技术规范，如提拉旋转斜扳手法（适用$L_5 \sim S_1$），立体定位斜扳手法（适应$L_{4\sim5}$）坐位定点旋转手法

（适用高位）。

雷言坤、诸波等以范炳华教授所创“蛙式扳法”治疗骶髂关节源性下腰痛，第1步自体牵引，第2步极度屈髋，第3步蛙式扳法，第4步后伸扳法，结合局部理筋手法。此种治疗方法以骶髂关节解剖结构和运动特点为设计基础，充分松动骶髂关节的上下、内外及前后等多个关节面，完成骶髂关节的6个自由度的耦合运动，为关节面的重新咬合创造了条件，使失衡的解剖学稳定系统得到整合重建。

（2）手法作用机制

1）颈椎的解剖位置和神经电生理机制：张明才等将关节突关节“错骨缝”致椎间孔狭窄的59例神经根型颈椎病患者随机分为手法组和牵引组，两组均治疗3个疗程，观察临床症状、体征和颈椎间孔矢状径变化情况。结果两组临床症状、体征均改善，差异有统计学意义（$P<0.05$）。手法组治疗前后椎间孔矢状径比率差异有统计学意义（$P<0.05$），牵引组无明显变化。手法矫正关节突关节错缝矫正程度与疗效之间呈正相关关系（$P<0.01$）。提示手法能有效矫正关节突关节“骨错缝”，松解滑膜嵌顿，从而解除关节突关节错缝导致的椎间孔矢状径狭窄对颈神经根的物理性压迫刺激。

朱清广等应用三维重建技术观察推拿手法干预前后颈椎关节的CT三维空间变化，以揭示推拿治疗颈椎“错骨缝”的机制。将20例患者随机分为理调组和理筋组，另设正常组10例。理调组以理筋手法结合颈椎调整手法，理筋组、正常组均采用理筋手法。治疗前后采用CT进行颈椎骨骼三维重建，比较3组颈椎C_2、C_3、C_4椎骨三维空间变化。结果显示理筋手法对正常人的颈椎关节也具有一定的调整作用，对颈椎病患者的调整作用大于正常人，理筋手法联合颈椎调整手法对颈椎关节的调整幅度最大，调整手法可以调整关节面位置，增加关节灵活度，削减肌肉痉挛，改善姿势和运动。

庄接林纳入神经根型颈椎病患者60例分为治疗组（陈氏改良整脊手法）和对照组（传统整脊手法），观察两组VAS评分、疼痛分级、患侧上肢常规肌电图及F波传导速度检测。结果两组均能有效缓解颈肩背部疼痛、上肢及手指的放射痛等症状，且治疗组优于对照组。F波传导速度能够准确检测颈椎节段的感觉、功能细微变化，其速度越慢，神经根损伤越严重。陈氏改良整脊手法可改善颈椎内源结构功能紊乱，及正中、尺神经F波传导速度。

2）胸椎的解剖位置和神经电生理机制：陆森伟等纳入腰椎小关节紊乱症患者100例分为治疗组和对照组，治疗组采用四步一体法，对照组采用放松类手法，2个疗程后进行腰部功能评分和CT扫描对$L_{4\sim5}$左右关节间隙进行测量。结果治疗组有效率高于对照组，差异有统计学意义（$P<0.01$），两组患者的$L_{4\sim5}$两侧椎间隙的CT测量值大于治疗前，且治疗组高于对照组，差异有统计学意义（$P<0.01$）。四步一体法主要是利用对角杠杆原理，调整使腰椎后小关节张开，让嵌顿的滑膜顺利滑出关节。

刘宇平纳入128例胸椎小关节紊乱引发的心律失常患者分为观察组（中医正骨＋中药）和对照组（倍他乐克），观察组的整脊手法为膝顶复位、双手叠按法。2个疗程后观察组心电图恢复正常76例，总有效率为97.4%，对照组总有效率为50%，差异有统计学意义（$P<0.05$）。手法的作用机制可能是通过纠正小关节错位，增宽变窄的椎间隙，解除软组织痉挛和心交感神经压迫。

3）腰椎的解剖位置和炎症因子机制：周楠等纳入10例腰椎间盘突出症患者分为理筋组（理筋手法）和理调组（理筋手法加调整手法），另设正常组5例（理筋手法）。应用ITK重建软件重建腰椎椎体并进行有限元分析，比较三组手法干预前后腰椎椎体三维位移变化情况。结果发现理调手法比理筋手法更能调整失稳或退变节段的空间位置，使腰椎椎体产生水平及旋转移位，而非上下移位，对纠正腰椎“错骨缝”产生重要作用。

马永健等纳入120例腰椎后关节紊乱所致腰背肌筋膜疼痛综合征患者，分为治疗组（手法整复）和对照组（精氨酸布洛芬颗粒＋乙哌立松片），观察治疗前后症状、体征及血清IL-1含量的变化。结果治疗组总疗效优于对照组（$P<0.01$），两组均能降低血清IL-1含量，但两组差异无统计学意义（$P>0.05$）。其作用机制可能是手法整复腰椎关节紊乱，减轻脊神经后内侧支的刺激、压迫，消除腰背肌筋膜的无菌性炎症及疼痛。

4．小结　通过综述近10年“错骨缝，筋出槽”的临床与基础研究，可见本病相关的病理机制与手法作用机制已逐渐从假说理论向客观依据发展。结合X线、CT、心电图、ELISA等辅助检测手段，和椎骨关节、软组织等的生理结构进行病理机制与手法作用机制探讨。同时已建立了具有中医学特色的“错骨缝、筋出槽”实验动物模型，为今后的进一步研究提供了新的载体。中医手法治疗“错骨缝，筋出槽”已得到大量的临床验证，随着特色治疗手法的规范化，能有效提高临床疗效和适用各种不同特点的关节紊乱与软组织损伤。展望今后能结合更多现代医学手段进行更深入、深层次的机制探讨，促进中医手法治疗的应用推广。

第三节　关节的基本结构、分类与功能

错骨缝都是发生在骨与骨的连结处，在研究错骨缝之前，有必要对韧带学中有关关节结构的内容进行简要的复习。骨与骨之间是凭借纤维结缔组织、软骨或骨组织相互连结的，具体可以分成关节和不动关节两类。

一、关节

关节，系指两骨之间间接相连，其连接组织中有腔隙这样一种骨连接的形式，人体大部分骨的连接都属于此种类型。

（一）关节的结构

包括关节的主要结构与辅助结构两部分。

1. 关节的主要结构　这些结构是每个关节都有的。

（1）关节面：相关关节的两个关节面，多为一凸一凹，表面覆盖一层关节软骨。关节面的周缘，常有浅沟或深沟环绕，沟内为关节囊的附着部。

（2）关节软骨：覆盖在关节面上，多数由透明软骨构成，少数为纤维软骨，表面光滑，深部则与关节面紧密相连。其厚薄因不同的关节和不同的年龄而异，而且在同一关节中，也往往不同。其平均厚度约为1～2毫米，在较大的关节中，可达4～7毫米，成年人的较厚，老年人的则较薄。关节软骨使粗涩不平的关节面变为平滑，以减少关节面的摩擦。由于软骨富有弹性，因此，运动时可减轻两关节面的震动与冲击。另外，关节软骨还可以使两个关节面更为吻合。

（3）关节囊：系由结缔组织构成的膜囊，附着于关节的周围，密封关节腔，可分为内外两层。

1）纤维层：居外层，厚而坚韧，由致密的结缔组织构成，含有丰富的神经和血管。其浅层的纤维多呈纵行排列；深层的则主要为环行纤维。纤维层的厚薄，各个关节不完全相同，即使是在同一关节中，各部也不完全一致。一般在运动范围较小或负重较大的关节中，均较厚而紧张；反之，在运动灵活的关节，则较薄而松弛。有的部位，纤维层甚至可以完全缺如，仅有一层滑膜层，有的却明显增厚，形成韧带。

2）滑膜层：衬附于纤维层的内面、关节内韧带及通过关节内的肌腱表面，薄而柔润，由疏松结缔组织构成，其周缘附着于关节软骨的边缘。滑膜表面常形成许多小突起，称为滑膜绒毛，多见于关节囊附着部的附近。滑膜层还可以穿过纤维层呈囊状向外膨出，形成黏液囊，常位于肌腱与骨面之间。有时，滑膜层膨出不明显，仅呈深窝状，称为囊状隐窝。滑膜能分泌滑液，同时也有吸收作用。

（4）关节腔：系滑膜与关节面所围成的腔隙，形状及大小均不一致。腔内含少量透明的黏液，称为滑液，其中含有黏液素、蛋白、细胞、脂肪滴和酶类等，有润滑及营养关节软骨的作用。关节腔内为负压，这对维持关节的稳定性有一定的作用。但是，对将关节囊吸入并嵌夹于关节间隙，造成滑膜嵌顿，也起到了相当主要的负面作用。

2．关节的辅助结构　除了每个关节都具备的上述各种结构外，有些关节还有以下的辅助结构。

（1）韧带：由致密的结缔组织构成，分布在关节的周围，有连接两骨及限制关节运动超越正常范围的作用。韧带可分为囊内及囊外韧带两种，分别位于关节囊的内部和外部。

（2）关节盘：由纤维软骨构成，一般都成圆板状，其中部较薄，周缘略厚。关节盘位于两骨的关节面之间，周缘与关节囊愈合，因此，它把关节腔分为上、下两个部分。有的关节盘呈半月形，称为关节半月板，其外侧缘肥厚，内侧缘锐薄。有的关节盘在关节运动过程中，本身也发生微小的移动，如果最终仍未回到正常位置，则因为它的异常位置而致关节紊乱。关节盘能缓和外力对关节的冲击和振荡，并有调节关节面的作用，使关节面之间更为适合。另外，由于关节盘分关节腔为上、下两部，因而使单关节变为双关节，可增加关节的运动范围。

（3）关节盂缘：为纤维软骨环，底部较宽，附着于关节窝的周缘，其游离缘锐薄，向着关节腔。关节盂缘可加深关节窝及增大关节面，使关节更加稳固。

（4）滑膜皱襞：系由有的滑膜层变异，并突入关节腔而形成皱襞，它有填补空隙和扩散滑液的作用。此襞有时甚为肥厚，内含脂肪。

（二）关节的分类

一般按构成关节的骨数、运动轴的数目、运动的方式及关节面的形状进行分类。

1. 按构成关节的骨数，可分为单关节与复关节：

（1）单关节：仅由两块骨组成，一个为关节头，另一个为关节窝，如肩关节、指间关节等。

（2）复关节：由两块以上的骨构成，共同包在一个关节囊内，如肘关节、桡腕关节等。

2. 按运动轴的数目，可分为单轴关节、双轴关节及多轴关节：

（1）单轴关节：只有一个运动轴，关节只能向一个方向运动，如指间关节等。

（2）双轴关节：有两个互相垂直的运动轴，可以出现两个运动方向，如桡腕关节等。

（3）多轴关节：有两个以上的运动轴，关节可做多个方向的运动，如肩关节等。

3. 按关节的运动方式，可分为单动关节和联合关节：

（1）单动关节：能单独进行运动，如肩关节和膝关节等。

（2）联合关节：由两个或两个以上的关节同时进行运动，如两侧的下颌关节或桡尺远、近侧关节等。

4. 按关节面的形状，可以分为以下8种：

（1）球窝关节：关节头较大，呈球形，关节窝小而浅，因此接触关节头的面积不到三分之一。球窝关节属多轴关节，其运动轴通过关节头的中心，关节沿这些运动轴，做屈、伸、内收、外展、旋内、旋外和环转运动，如肩关节等。

（2）杵臼关节：与球窝关节相似，但关节窝很深，包绕了关节头的大部分，虽属多轴关节，但运动范围受一定的影响，如髋关节等。

（3）椭圆关节：关节头及关节窝的关节面均呈椭圆形。有额状轴和矢状轴两个运动轴，沿额状轴可做屈、伸运动；在矢状轴上，进行内收及外展运动；另外，还可做环转运动。如桡腕关节和寰枕关节等。

（4）鞍状关节：两骨的关节面均呈鞍状，彼此互成十字交叉接合，类似握手，因此，每一骨的关节面既是关节头又是关节窝。鞍状关节有额状轴和矢状轴两个运动轴，如第一腕掌关节。

（5）屈戌关节：关节头呈横柱形，关节窝为横沟状。在横贯关节头中心的额状轴上，可做屈、伸运动。由于关节头的中部有沟，与沟相应的关节窝上有嵴，因此，二者相合限制关节的侧方运动，如指间关节。

（6）蜗状关节：为屈戌关节的变形，关节面偏斜，其运动轴与骨的长轴不成直角，如肘关节。

（7）车轴关节：由圆柱状的关节头与凹面状的关节窝构成。关节面位于骨的侧方，骨围绕与骨长轴平行的垂直轴旋转，如桡尺近侧与远侧关节。

（8）平面关节：两骨的关节面均平坦光滑，而且大小一致，可做轻微的滑动及回旋，如跗跖关节。

（三）关节的运动

主要有滑动、屈、伸、内收、外展、旋转及环转运动等。

1. 滑动　一骨的关节面在另一骨的关节面上滑动，如跗跖关节等。

2. 屈伸运动　当关节沿额状轴运动，出现相关节的两骨之间的角度减小和两骨互相接近时，称为屈；相反，称为伸。这只是一般而论，在某些关节上，就不一定很确切，例如第一指间关节的屈伸运动，其运动轴不呈额状位，而呈矢状位。

3．内收与外展运动　当关节沿矢状轴运动，使运动骨向正中面的运动，称为内收；反之，称为外展。

4．旋转运动　运动骨围绕垂直轴或自身的纵轴进行旋转，前者如寰枢关节，后者如肩关节。有时，运动骨也可沿与骨的纵轴不相平行的运动轴进行旋转，如手在旋前与旋后时，桡骨围绕尺骨的运动。

5．环转运动　运动骨的上端在原位活动，下端则做圆周运动。凡具有额状轴与矢状轴的关节，均可做环转运动，如肩关节及髋关节等。

（四）关节的动脉

关节的动脉相当丰富，主要来自附近的动脉分支，彼此互相吻合，在关节周围形成致密的动脉网。自动脉网发出分支，分布到关节囊的纤维层与滑膜层，并与附近骨膜的动脉吻合。纤维层的动脉也互相吻合形成动脉网，比较大的动脉，一般都呈纵行排列，彼此间有横行的吻合支。滑膜层的动脉比纤维层的丰富。含疏松结缔组织较多的滑膜，其动脉分布尤其丰富，彼此吻合成相互重叠的动脉网，自动脉网发出分支分布到滑膜的内面。滑膜皱襞的动脉，一般都自基底部进入，反复分支形成树枝状的动脉丛，分布到整个皱襞。较细小的绒毛常常无动脉，较粗大的则有中央小动脉。关节软骨没有动脉，关节盘的动脉一般均分布在周缘的部分。相比之下，韧带的动脉比较丰富。

（五）关节的淋巴管

关节囊纤维层的深浅层和滑膜层均有淋巴管网，彼此借小淋巴管相吻合，同时与附近骨膜的淋巴管也吻合。关节囊的淋巴液，通过数条淋巴输出管，回流到关节深部的淋巴结。关节软骨无淋巴管。

（六）关节的神经

关节的神经主要来自附近的神经分支，但各部的分布不同。一般关节囊的纤维层，或运动范围较广的关节及韧带等，神经的分布均较丰富。关节软骨则无神经分布。

二、不动关节

两骨之间，以少量结缔组织直接相连的，称为不动关节。此类关节的运动范围极小或完全不活动。根据骨间的连接组织的不同，又分为韧带联合、软骨联合与骨性联合三种类型。

1．韧带联合　两骨之间借纤维结缔组织相连，结缔组织呈索状、短板状或膜状，附着于两骨的表面，有相当的韧性和坚固性。韧带联合可分为三种：

（1）纤维性韧带联合：两骨之间由胶质纤维相连，如前臂骨间膜等。

（2）弹性韧带联合：两骨之间由弹力纤维相连，如胸、腰椎之间的黄韧带等。

（3）缝：两骨的边缘借少量的结缔组织相连，见于颅骨。由于骨缘的形状不同，又有锯状缝、鳞状缝、平缝和嵌合之分。

2．软骨联合　两骨之间以软骨组织相连，多见于幼年时期，如胸骨三部的结合等。随着年龄的增长，软骨结合的大部分都将发生骨化，形成骨性结合。但也有终生不变的，如胸骨与第一肋软骨的结合。

3．骨性结合　两骨之间以骨组织相连，一般是由韧带联合或软骨结合发生骨化后形成的，如缝的骨化或蝶枕软骨结合的骨化等。

三、影响关节稳定的因素

1．关节囊及辅助韧带　运动量大的关节，其关节囊也相应宽大，因而虽有稳定关节的作用，但起不到强劲的主要作用，如肩关节。为此，在很大程度上需要依靠韧带来加强关节，同时起着制动作用，以限制关节内相连骨的活动性。例如踝关节跖屈时，三角韧带的前部紧张；背屈时，三角韧带的中部和后部紧张；当踝关节处于中立位时，整个三角韧带都参与加固踝关节。应该强调，锻炼尤其是系统的训练，能增强韧带的弹性，同时还可以加大关节的运动幅度，从而更为积极地起到了稳定关节的作用。

2．肌肉　各个关节附近的肌肉，对增强关节的稳定有特殊重要的作用，特别是对活动性很大的关节更是这样。

3．关节面间的黏着　在具有一致的曲度半径，彼此互相紧密贴连的关节面间，由于分子的吸引力，对维持关节面的接触有一定的意义。所以，当受到过度牵拉使关节面间隙加宽时，关节的稳定性就被削弱，容易发生相对位置的改变。

4．滑液　滑液在关节面间起着粘着作用。同时，还由于减少了摩擦而促进了关节活动的滑利自如，不致于在突然受到外力作用时，由于反应迟缓而造成关节面间位置的改变。

5．大气压力　大气压力对保持关节面的相互接触具有重要意义，在关节囊完整的关节里，接近真空的状态足以保持关节面的相互接触，甚至肢体本身的重量也不能使它们分开。而当关节囊受损或猛力牵拉时，空气即进入关节腔，关节面随之分开，此时产生的负压力经常将少量关节囊吸入，嵌夹于关节面之间。

从另外一个角度考虑，稳定关节的因素也是影响关节微小移位矫正的因素，我们在矫正关节微小移位之前，重视对病变的稳定关节的软组织的治疗，既可易于矫正又能减少复发。这种从过去只重视骨关节的病理改变，转变为以重视稳定关节的软组织的病理改变为主、骨关节与稳定关节的软组织的病理改变并重的观点，是关节微小移位研究的重大飞跃。

四、颈椎及腰椎活动范围

颈椎及腰椎活动范围见图1–2、图1–3。

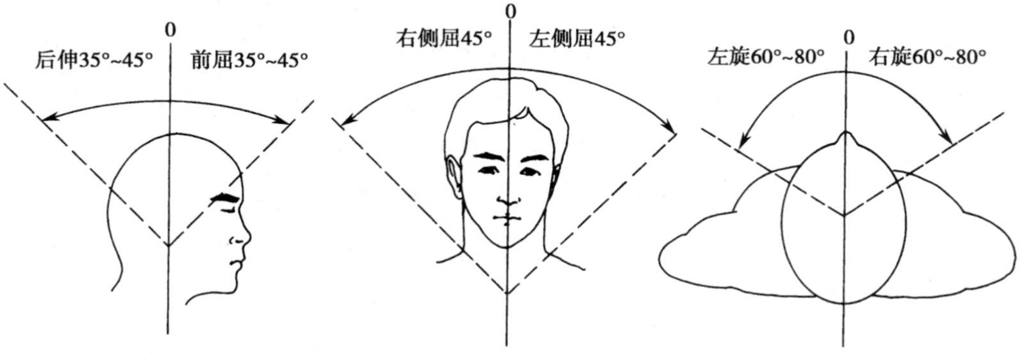

图1–2　颈椎活动范围

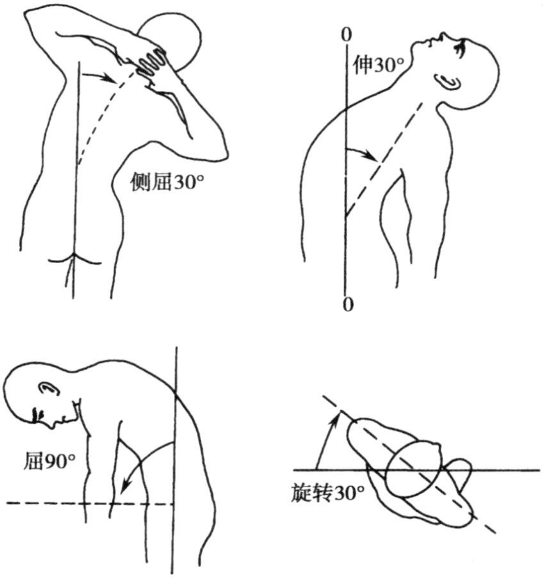

图1-3 腰椎活动范围

第四节 病因、病机及其相关因素

一、病因

伤病是人体在一定的条件下，对外界损害因素作用的反应，这种反应是通过人体内在的变化而反映出来的。因此，导致伤病发生、发展的因素，必须作用于人体，通过人体的反应，才有可能构成伤病。同时，人体对于各种外界损害因素的反应，固然有它共同的规律，但由于人们所处环境的不同，生理特点与病理因素的不同，这就产生了人体对外界损害因素反应的各种特殊性。

中医认识病因，除了了解可能作为致病因素的客观条件外，主要是以病证的临床表现为依据，也就是通过分析疾病的症状、体征来推求病因，从而提供治疗方法和立方用药的根据。

前人曾对病因作过归类，有的分为阴阳两类，“夫邪之生也，或生于阴，或生于阳。其生于阳者，得之风雨寒暑。其生于阴者，得之饮食居处，阴阳喜怒”（《素问·调经论》），有的认为疾病的发生有三个途径，即“一者，经络受邪，入脏腑，为内所因也；二者，四肢九窍，血脉相传，壅塞不通，为外皮肤所中也，三者，房室、金刃、虫兽所伤”（《金匮要略》）；还有“千般疢难、不越三条”的三因学说，即六淫邪气所触为外因，五脏情志所伤为内因，饮食劳倦、跌仆金刃以及虫兽所伤等为不内外因。

骨伤科疾病发生的原因，可分为外在因素和内在因素两个方面。属于骨伤科疾病范畴的错骨缝的病因，也不外内因和外因这两个方面。

（一）外在因素

外在因素是指从外界作用于人体的致病因素，主要有：

1. 直接暴力　跌仆、撞击、轧挫、戳顶等暴力，直接作用于受伤部位。如撞击胁肋，使肋软骨间关节错骨缝。

2. 间接暴力　坠堕、扭捩、拉闪、拧别等暴力作用于人体某个部位，通过传递或扭转，间接地作用于距该部较远的伤处。如小腿扭伤，引起胫腓近侧关节错骨缝。

3. 持续劳损　长期持续地行走、站立、握持、举重、超强度用力等，造成累积性、疲劳性损伤。如频繁用腕关节工作，容易发生桡尺远侧关节错骨缝。

4. 肌肉瞬间猛力自主收缩　肌肉突然紧张，猛力收缩，使肌腹或肌肉起、止点腱附着处受牵拉致伤。如躲避车辆，股四头肌突然猛烈收缩，引起髌骨向上方移位，造成错骨缝。

5. 诊疗不当　包括缺乏对错骨缝的认识而失治，检查不细致而漏诊，以及治疗时未尽其法或未得其宜等医源性的原因。

（二）内在原因

所谓内在原因，是指脏腑不健、先天缺陷等内部的因素，促使错骨缝的发生或加重错骨缝的程度。

1. 身体素弱、先天不足、后天不壮者，他们平时即倦怠力弱，若稍事劳动。必勉力应付，容易强拉硬拽而造成错骨缝。

2. 体胖恶劳、缺乏锻炼和运动者，他们身体沉重、动作欠灵活、肌肉疲软无力，应变能力差，稍遇暴力，肌肉不能立即防卫保护，身体也不能及时做出应急反应，因而极易致错骨缝。

3. 醉后入房，汗出当风伤脾者；多愁善感，恚怒暴躁伤肝者；持重远行，久坐湿地，强行入水伤肾者；以及素受风寒湿气中痹者，由于脏腑虚损，其肌肉、筋骨等的功能均不同程度受到影响，以致不能发挥正常的防卫、保护、应变的功能，稍遇暴力即易受伤。例如，伤肝者，其肝血必然不足，因为肝主筋，血少则筋无所养，筋无血养则燥，遂不能束骨而屈伸自如。不能屈伸自如的骨节，容易因伤受损而发生错骨缝。

4. 骨、软骨或软组织先天性畸形者，因不合理的异常结构，而容易因伤受损而发生错骨缝。

5. 骨、关节退行性病变关节间隙狭窄者，其活动范围均不同程度减小，稍不注意，无意而超越时，就容易因伤受损而发生错骨缝。而椎间盘明显退行性改变者，因失稳其活动范围均不同程度加大超限，也容易因伤受损而发生错骨缝。

6. 习惯性或反复发作的关节脱位者，由于保持关节稳定的软组织不同程度遭到破坏，不是关节自行发生错骨缝，就是复位时不能保持在正常位置而遗有错骨缝。

（三）内外因素的关系

错骨缝的发生，外在因素是主要的。不同的外在因素可以引起不同类型的错骨缝，而同一外在因素在不同的内在因素前提下，错骨缝的轻重、治法和预后又可有不同。但是，应该强调，内在因素不能单独致病，都要有一定的外在因素作为诱因才能发生错骨缝，有时这种外在因素极其轻微，以致常被患者所忽略。例如，长期从事旋转前臂的工作，肘关节桡尺部劳损关节面间接触变松，只要稍微不协调地旋转一下前臂即可发生错骨缝，而没有劳损的患者却要有较大的猛力或过度旋转前臂才会发生；又如，素有腕部劳损的患者在桡尺远侧关节错骨缝后，不但需要用“护腕”固定数月，而且还会多次复发，而没有劳损者，只需固定两周而且一般很少复发；再如，胫腓近侧关节的关节面的形状可分为水平型和斜面型两类，水平型的人由于关节稳定性好，不容易发生错骨缝，而斜面型的人却由于关节稳定性不好，稍受外伤即可发生错骨缝；此外，凡是有股骨外髁嵴低平、膝内外翻或胫骨外旋、高位髌骨以及膝关节囊松弛或髂胫束挛缩等解剖变异的人，都容易发生髌骨错骨缝，而正常的人发病率较低。

二、病机

所谓病机，就是疾病发生、发展与变化的机制。骨伤科疾病的病机，总的来说，多是由于皮肉受伤或筋骨病损，引起经络阻塞，而气血凝滞，出现肿胀、疼痛等症状和精津亏耗，继而导致脏腑的不和。正如《正体类要》中所说："肢体损于外，则气血伤于内，营卫有所不贯，脏腑由之不和。"同时，也可反之由于脏腑不和，引起经络、气血、精津病变，导致皮肉或筋骨病损。

错骨缝的病机，虽然是包括在骨伤科疾病病机的范畴之中，但也有它的侧重点。

1．错骨缝的发生，主要是关节面的解剖关系和关节内结构位置的紊乱，所以解剖学方面的改变，是错骨缝病机的重点。

2．只有当保持关节稳定的功能受到削弱或遭到破坏时，才可导致错骨缝的发生，所以对起到保持关节稳定作用的关节囊、辅助韧带、肌肉、大气压力因素等在致病机制中尤为重要。

3．劳损对错骨缝的发生影响很大，而筋骨与肌肉的劳损又跟脏腑的虚损互为因果。

4．外力迫使关节向某一方向直线或旋转地超越正常活动范围，结果将发生两种情况，一种是关节面移出正常位置，最终也未能恢复，造成关节面间相互关系的轻微错移；另一种情况是，瞬间超越正常活动范围后，关节受正常组织的保护性紧张而立即恢复原位，但是，已把部分关节囊、韧带过度延展，发生局部的断裂或撕裂，这就造成了该部位力量减弱，使关节不稳，日后稍遇外伤即易发生关节面间位置的错移。这是错移型错骨缝和旋转型错骨缝的发病机制。

5．过度的或不协调的以及某些特殊姿势的活动，增宽了关节间隙，减弱了其稳定性，可把关节盘固定在一个异常的位置上；或者由于空气进入关节间隙所产生的负压力的吸引，将部分关节囊滑膜层以及韧带等嵌夹于关节面之间。这些病理改变，也都属于错骨缝的范畴，分别称为嵌夹型和异位型。

6. 关节脱位或半脱位以后，虽经手法整复，但复位不够完全，还遗留有关节面间相对位置的轻微错移。

7. 扭挫伤有可能将软组织延展、断裂或撕裂，如系过度揉捏、未予制动、活动过早等治疗不当等原因，都会使损伤组织在延展位愈合，松弛无力，削弱了关节的稳定性，而容易继发错骨缝。

8. 长期劳损、静力性或累积性的慢性损伤，使软组织发生无菌性炎症改变，失去或降低了正常的弛张功能，减弱了对关节的保护作用，以致很容易发生错骨缝。

9. 骨、软骨或软组织的先天性畸形，使局部的力学和解剖结构异常，造成部分正常功能丧失或受限，而成为发生错骨缝的一种重要的内在因素。例如：

（1）一侧椎间关节为冠状位排列、另一侧为矢状位排列的腰骶椎先天性畸形，由于两侧排列的不对称，容易在弯曲转动时发生嵌夹型错骨缝。其原因在于，腰椎后关节面的正常排列应该是矢状位，这种排列限制了过度的侧方运动，使脊柱的稳定度较大；反之，冠状位排列的关节面，各种运动范围都较大，关节囊也较松弛，因此在前屈与旋转运动同时进行时，也就更容易使关节间隙张开，部分滑膜进入关节间隙，而致在伸直时被嵌夹于关节面之间。

还有少数更严重的情况，腰椎所有一侧的关节面都是矢状位排列，而对侧却都是冠状位排列，这些变异除了一定会在不同程度上、尤其是在旋转方面影响腰椎的正常活动，并可引起骨性关节炎改变外，错骨缝发生的可能性也会是较大的。

（2）股内侧肌先天性肌力减弱，相对地增大了股直肌、股中间肌和股外侧肌的力量，从而容易发生错移向上、外方的髌骨错骨缝。

（3）膝关节半月板的先天性畸形，尤其是呈小而薄型的变异，比较容易处在不正常位置而发生膝关节错骨缝。

10. 关节退行性病变，使两关节面间隙变窄，除影响活动范围，及在试图正常活动时容易发生错骨缝外，还有另外一种情况，即由于胸椎退行性变使两椎体间的肋凹变窄，可将相应的肋骨后端挤出肋椎关节，而造成错骨缝。

11．身体素弱或体胖少动者，关节不固、肌肉无力，在瞬间发生位置超限错移时，不能依靠肌肉保护性收缩使其恢复原位，而造成错骨缝。

12．骨折、脱位、伤筋等损伤后，必致恶血妄行，甚至由表及里伤及经络、脏腑。治疗时如果不通过药物内调脏腑、外通经络，只一味施用手法，则会使血气受阻，不能够正常循行，筋肉得不到血的濡养而燥，燥则不能束骨，骨节失去约束就容易发生位置超限错移，造成错骨缝。

13．脏腑虚损，尤其是原发性的肝、肾、脾脏的虚损，最容易引起错骨缝。中医理论认为：肝虚则筋弱、肾虚则骨不坚、脾虚则肌肉无力，筋、骨、肌肉均弱而无力，当然削弱了关节的稳固。中医理论的“八虚”说阐释，常发生错骨缝的肘、腋（肩关节）、髀（髋关节）、腘（膝关节）分别与肺、心、肝、脾、肾相表里，又都是真气所过、血络所游的机关之室，若相应的脏腑虚损，则会由里达表使这些关节不固，发生错骨缝。反之，当这些关节受伤，也可以由表及里伤及脏腑。后又反过来由里达表伤关节，使之失束不稳，这就是造成“肿痛已除、伤痕已愈，又或有骨节间微有错落不合缝者”的病机。

14．痹证是由风、寒、湿三气杂至合而成病，其侵入人体的途径，一是由皮、筋、骨、肌、脉等体表传入，二是由五脏之俞、六腑之合侵入。故可以根据风、寒、湿三气的侧重和侵入部位不同，而分成行痹、痛痹、着痹、热痹、肢体痹以及肝痹、心痹、脾痹、肾痹等。其中，肢体痹者容易发生错骨缝。

肢体痹，又分筋痹、脉痹、肌痹、皮痹、骨痹等类。筋痹者，肢节疼痛、伸屈不利、筋挛拘急；脉痹者，血凝流缓、腰脊空痛、肌肤发凉畏寒；肌痹者，肌肤不仁、疼痛紧困；皮痹者，皮肤麻凉、知觉迟钝甚至消失；骨痹者，筋骨钻痛、酸楚不适、活动障碍。上述症状均不同程度影响正常功能，当外力作用时，常因反应迟缓、保护不力而发生错骨缝。

综合有关资料，错骨缝的发病机制有以下10项：

1．错骨缝是由于风寒湿邪侵袭、外伤或退行性变等因素引起的骨与关节脱离了正常的解剖位置，从而导致疼痛或功能障碍的临床表现。

2．目前学者们一致认为，错骨缝既存在影像学检查的结构异常，又存在不同程度的功能障碍。也就是说，错骨缝的诊断从单纯的脊柱筋、骨、节等结构解剖位置关系异常（结构异常）发展到“结构异常”与脊柱关节生理活动功能异常（功能异常）两方面的结合。

3. 胸椎作为稳定性最好的椎体，发生错骨缝的可能性很小，但随着年龄的增长，韧带和肌肉的松弛，椎间盘纤维环与髓核的脱水变性等原因会导致胸椎的稳定性下降，从而发生错骨缝。

4. 临床研究表明，腰椎病患者大多存在关节解剖位置异常。如腰椎间盘突出症、腰椎小关节紊乱症均与腰椎错骨缝有密切联系。

5. 骶髂关节是连接脊柱和下肢的枢纽，是重力传递的重要环节。如果骶髂关节韧带松弛，再加上外力的作用，容易导致骶髂关节的微小移位。

6. 陈博等应用椎体外部固定装置建立大鼠腰椎“骨错缝，筋出槽”模型，发现腰椎“骨错缝，筋出槽”可抑制下丘脑中脊髓P物质的镇痛作用并促进背根神经节P物质的合成，从而引起或加重疼痛；在另外一项研究中，他们还发现腰椎“骨错缝，筋出槽”可导致大鼠血浆黏度上升。

7. 张明才等根据颈椎“错骨缝”患者CT资料建立错缝节段有限元模型，发现错缝节段存在一定的后仰位移，并且对上下节段相邻的椎间盘和小关节产生异常应力，可致颈椎失稳，加重对血管神经的刺激。

8. 椎动脉型颈椎病与“错骨缝”的关系，有学者结合X线、磁共振血管造影、MRI检查对53例椎动脉颈椎病患者进行椎动脉走行及管径异常等因素的研究，发现椎动脉异常走行中，局部迂曲狭窄者占47.18%，而其成因以椎间关节错缝为主者占43.41%，表明椎动脉型颈椎病与椎间关节的“错骨缝”有一定的相关性。

9. 错骨缝是指脊柱关节的不完全脱位，关节面的关系改变，关节本身有轻微的排列异常，但关节面仍保持接触。错骨缝实际上是一种脊柱关节正常的解剖、力学和生理关系的改变，是由于外力使关节的一部分韧带损伤而致关节移位。移位的关节可使一部分未断的韧带受到牵拉而发生紧张，韧带的弹性可将脊柱关节交锁在一个不正常的位置上，于是在脊柱上就产生了错骨缝的临床表现，不仅在脊柱的相应部位出现症状，也可直接刺激神经、血管或间接通过神经反射影响四肢和内脏器官。解剖学已经证实，椎体错位是引起脊柱及脊柱相关疾病的原因之一。

10. 寰枢关节错骨缝是引起颈性眩晕的一个重要病因。寰枢关节错骨缝所致颈性眩晕是指由于外伤、慢性劳损、炎症、退行性改变等因素造成寰枢关节的正常解剖位置发生病理性变化，产生错动，使椎动脉受到压迫或刺激椎动脉周围的交感神经丛而反射性地引起椎－基底动脉血管痉挛，造成椎－基底动脉供血不足，引起前庭迷路缺血，造成空间关系的定向或平衡感觉障碍，从而引起以眩晕为主，伴颈项痛、头痛、失眠等一系列临床症状。

三、相关因素与问题

造成错骨缝的一些相关因素主要有以下方面。

（一）软组织无菌性炎症

外伤、劳损或退行性改变，损害了软组织，同时破坏了关节的力学平衡和（或）关节的稳定，使两关节面间的解剖关系发生了轻度的三维立体改变，或使关节内结构的位置发生微小的异常，并出现临床症状和体征称为错骨缝，也可称为关节微小移位症或关节解剖位置紊乱症。如果未因此出现临床症状和体征，不应诊断为错骨缝，也可称为关节微小移位或关节解剖位置紊乱，无须矫正。

软组织无菌性炎症致痛学说，是宣蛰人在6000多例软组织松解手术实践的过程中，逐渐形成的新概念。其核心，“在损害性疼痛部位的软组织（特别是肌肉、肌腱）附着处都存在无菌性炎症病变”，是软组织外科学的理论基础。

归良祯等通过144例手术切除的病理标本检查发现，无菌性炎症软组织的病理改变主要是，非特异性的纤维变性和炎性反应以及不同程度的纤维化。病变严重的可出现钙化、软骨化生，甚至骨化生。认为，软组织损伤后由于炎性反应纤维化以致瘢痕形成，可刺激局部感觉神经和运动神经末梢，致使肌肉张力持续增强，甚至痉挛，如此即可诱发疼痛；另一方面，在病变中期以后，广泛胶原纤维增生和组织损伤也可释放出多量多肽类及单胺类物质，作用于痛觉神经而出现疼痛。以上过程可形成恶性循环，促使病情进一步加剧，肌肉张力增强及挛缩既可引起疼痛，又可加重局部血液循环障碍，而进一步加剧病理变化及病情，进一步形成恶性循环。软组织无菌性炎症的主要病理改变如下：

1. 病理形态学的变化过程 反复的牵拉力→损伤软组织纤维→部分纤维断裂→反复断裂、修复、断裂（这一循环过程中，继续损伤的过程＞修复的过程）→出血或渗出机化→组织瘢痕形成→瘢痕累积→炎性细胞侵入→吞噬坏死组织→形成无菌性炎症→纤维化及瘢痕组织刺激局部的感觉和运动神经末梢→局部疼痛和肌肉张力持续增强→出现痉挛性疼痛→压迫软组织内血管→出现缺血性肌痛→加剧肌肉张力持续增强→形成恶性循环。

2. 病理生理学的变化过程 病程中期→损伤组织的胶原纤维增生→释放多肽类及单胺类物质→刺激痛觉神经末梢→疼痛→肌挛缩→痉挛性疼痛及缺血性肌痛→肌挛缩→形成恶性循环。

3. 生物力学变化过程 肌肉内高压及储存的能量增多→新鲜血液（主要是营养成分和氧）不能正常进入→代谢产物不能正常排出→细胞外液积聚→肌肉内压增高→肌肉重量增加（约20%）及肌肉痉挛→压迫伴行的感觉神经末梢及血管→出现神经性肌痛和缺血性肌痛→加重肌肉痉挛→局部或区域性力平衡失调→在诱因作用下导致关节微小移位→肌肉痉挛的力平衡失调持续关节微小移位状态。

可以说，软组织无菌性炎症的生物力学变化过程是，在肌肉内高压及储存的能量增多的前提下，因缺血及代谢产物积存所致的局部微循环障碍。与其他领域的研究不同之处在于，提出局部微循环障碍的关键是肌肉内高压及储存的能量增多，以致强调治疗时须以减压为重点，在减压的基础上改善局部微循环障碍。

4. 发病机制 一种是急性损伤治疗不彻底而后遗或慢性劳损形成，称为原发性发病因素；另一种是由原发性发病因素所致的疼痛引起的早期肌痉挛及晚期肌挛缩，称为继发性发病因素，其中肌痉挛属早期继发因素，而肌挛缩属晚期继发因素。

5. 临床表现

（1）肿胀：局部炎性渗出及增生。

（2）疼痛：组织肿胀，压迫或牵拉感觉神经末梢及多肽类等炎症介质刺激。

（3）功能障碍：肿胀、疼痛或组织变性。

（4）沿神经路线放射性麻木：变性组织机械性压迫正常的神经根或神经干。

（5）沿神经路线放射性麻木和疼痛：变性组织机械性压迫有慢性无菌性炎症的神经根或神经干。

（6）局部酸麻胀重感：慢性无菌性炎症病灶处。

（7）局部酸麻胀重合并疼痛：严重的慢性无菌性炎症病灶处或病灶中心部位。

（8）头、颈、背、肩、臂、腰、骶、臀、腿等处的软组织慢性无菌性炎症改变，除了主要是引起软组织疼痛及功能受限等症象外，还会并发头痛、头昏、眩晕、眼胀痛、视力减退、耳鸣、耳痛、重听、齿龈浮肿、牙痛、舌增粗、舌麻木感，话说不清、吞咽不适、张口受限、声音嘶哑，三叉神经痛，前胸闷痛、心悸、“心绞痛”、腹胀痛、腹泻、尿频尿急，大小便失禁，痛经、月经不调，生殖器痛以及性功能减退等五十多种类似内科、心血管科、胸科、骨科、腹外科、泌尿外科、妇科、五官科、口腔等科疾病中的一些相似症象。对软组织的慢性无菌性炎症施以有效的治疗，这些相似症象也会随之减轻或消失。此外，由于软组织损伤与关节微小移位的关系密切，所以软组织慢性无菌性炎症病变也常常有规律性地继发相应脊柱节段或四肢关节的微小移位。

（二）失稳是破坏关节稳定的主要病理改变

关节的稳定性受到破坏，称关节失稳。在错骨缝中，造成关节失稳的主要原因是椎间盘退变，而失稳的关节主要是脊椎的后关节。

1. 运动节段　把包括两个脊椎及其间的连接结构看成是一个功能单位，从功能的整体看，把脊椎的功能概括为一运动节段（motion segment）。其前部是两个椎体、椎间盘和纵向韧带，后部是相应的椎弓、椎间关节、横突、棘突以及其间的韧带。造成关节的稳定性受到破坏，主要是源于两个脊椎间连接结构的椎间盘。

2. 椎间盘退变　由于外伤、劳损、年龄及遗传等原因，椎间盘可发生明显的退行性改变，髓核的水结合力逐渐下降，弹性功能逐渐减退，并逐步丧失贮藏能量和传递和扩散应力的能力，从而减少了抗负荷的力量。观察可见，椎间盘基层已减少，内层纤维环有断裂，软骨板变薄及变形，甚至两端的软骨板细胞和纤维环细胞均衰退，椎间隙变窄和骨唇形成。

椎间盘退变后，上下两椎体因髓核脱水、容积压缩等原因而靠近，并因退变进行而靠得越近。这时，由于椎间隙变窄，其他软组织随之松弛，椎间小关节松动，造成运动节段生物力学失衡，继发椎体间解剖位置紊乱，出现临床症状。如果，在椎间盘退变基础上椎体间生物力学失衡或解剖位置紊乱，则会损伤椎周软组织（肌肉、韧带、关节囊等），除出现临床症状外，还进一步加剧失稳，形成恶性循环。

（三）关节面三维立体解剖关系的改变

生物力学阐释，在矢状、冠状和水平面上同时发生改变，称为三维立体改变。任何关节的活动，都是同时发生在矢状、冠状和水平三个平面内，但其中一个平面的活动范围较大，而构成关节活动的大部分。同样，关节的肌肉力虽由多块肌肉产生，但单个肌组（其组成随所进行的动作而变化），所产生的力占作用于关节上的肌肉力的大部分。因此，基本的生物力学分析，可简化为只限于一个平面内的活动和单个肌组所产生的力，简化后仍能得出合理的关节活动数据和主要的力值。

错骨缝的移位方向同样适用于这个阐释。提示在诊断错骨缝时，首先要根据此关节主要活动平面及损伤情况，分析主要移位方向。在治疗错骨缝时，则无需三个平面内都进行矫正，而只矫正主要平面内的移位即可。显然，如果主要移位平面选择错误，矫正则“力倍功半”，相当困难，反之则“力半功倍”，应手复位。

资料可查的关节主要的活动平面是：胫股关节矢状面，髌股关节冠状面，胫距关节矢状面，腓距关节矢状面，颈椎后关节水平面，胸椎后关节矢状面，腰椎后关节水平面。

四、关节内结构位置的微小异常

包括关节囊滑膜层极小部分被嵌夹在关节间隙内（如颈、胸、腰椎后关节滑膜嵌顿），关节内软骨板位置微小异常（如胫股关节半月板异位），关节内软骨盘被挤压（颞下颌关节软骨盘被挤压）等。

据生物力学实验数据，错骨缝一般只有1～2毫米的错移，甚至更少，中医称为“错落”；严重者也比关节半脱位的错移要小得多，中医称为“参差”。

除比较严重或个别部位的错骨缝能在一般X线片或特殊投照位置的X线片上显示出来外，大部分病例都不能观察到改变。但通过仔细触摸、比较，能够觉察出微小的骨结构的变化，再参考症状和其他体征，不难对错骨缝作出准确的诊断。

错骨缝的相关问题可以表现为以下几点：

1．手法复位过程中弹响声的意义　在手法复位过程中，术者常可听到“咯噔”的弹响声，及有关节滑动复位的感觉，术后患者的症状大减或立即轻松舒适，体征也随之消失，被视为复位成功；如果术中没有听到“咯噔”的弹响声，但有关节滑动复位的感觉，术后患者的症状大减或立即轻松舒适，体征也随之消失，也应被视为复位成功；但是，只是在术中听到“咯噔”的弹响声，其他都没有，则不能被视为复位成功，响声多与气体进入或逸出有关，真正原因尚待研究。

2．错骨缝与软组织损伤的关系　不论是运动范围大的或运动范围小的关节，就连不动关节也都可以发生错骨缝。其发病率远较现在人们所认识到的为多，只不过由于病理机制、诊断依据和疗效标准至今还没有能够应用科学的方法和数据来证实，容易把错骨缝混淆于扭伤、劳损之中，或者由于缺乏认识而被忽略。

3．错骨缝研究和临床应用　错骨缝是中医骨伤科传统的、特有的诊断病名，它源远流长、疗效卓著。目前虽已为多数中医、部分西医所接受并应用于临床，但在病理机制、诊断依据、治疗机制等方面的实验研究还有很大差距。但是，错骨缝的研究和临床应用，对发扬祖国宝贵医学遗产，把处于失传边缘的治疗方法继承下来，把关节和软组织损伤的诊断和治疗提高到一个新水平，有着重要的现实和长远意义。

4．对错骨缝治疗现状的见解　虽然传统方法历史悠久、疗效卓著，但还是要从津津乐道中清醒，务实地思考和拨乱反正，以期与时俱进、再创佳绩。在目前治疗错骨缝现状中，以下问题值得讨论：

（1）诊断依据不明，试验性治疗比率较高；复位标准含混，有效率难以估计。

（2）既然是微小移位，方法正确就应该不难复位，而传统的反复多次整复的必要性就值得质疑。

（3）认为所有声响都是复位标准，虽已被无数事实否定，但临床上仍坚持追求，甚至不惜以过度损伤为代价。

（4）门诊上比比皆是的微小移位，是否有扩大化倾向。

（5）关节微小移位是在软组织微细破坏基础上发生的，理应先治疗软组织损伤再矫正关节微小移位，但临床上却本末倒置，“松解复正”的原则没有得到重视。

（6）扳动手法不仅旨在矫正关节微小移位，也有牵拉或复正软组织解剖位置紊乱的作用，二者外观操作近似而细节处理不同，不可不加以强调，以免误导。

5. 错骨缝研究方向应重视以下几点：

（1）要以简约、普及为研究方向，不宜以复杂、高精为研究重点。

（2）应以生物力学、信息医疗学、运动学为基础，更深化地加以研究。

（3）重视研究软组织损伤在错骨缝病因、病理、治疗中的重要作用，指导临床应用。

（4）复位手法的研究除继续强调安全、有效外，重点应放在阶段性（而不是每一个椎体）、通用性（而不是每一种移位方向）、多效性（而不是仅仅矫正关节微小移位）的手法术式研究上，应避免诸个椎体、不同移位方向特异复位手法的研究。

（5）以不扳动的“软法复位”为研究重点，并逐渐取代“硬法复位”。研究准确、简易、重复性强的诊断依据和复位标准。

第五节 临 床 分 类

为了便于在临床上诊断、鉴别和治疗，一般按关节面间解剖关系紊乱的形式，把错骨缝分成以下几种类型：

1．错移型　一个关节面直线地稍微移位于另一个关节面的前、后、左、右或前左、前右、后左、后右等某一个方向，造成相互之间呈错移形式的错骨缝。可发生于各类关节，尤其是关节面较平坦、杵臼形状不太明显的关节。

2．旋转型　一个关节面顺时针方向或逆时针方向旋转移位于另一个关节面，或一个脊椎的椎体在水平面上旋转移位，以及两个椎体同时在水平面发生相同或不同方向旋转。这种以旋转形式错移的错骨缝，称为旋转型错骨缝。多发生在活动范围较小的关节和颈椎、腰椎等。

3．倾倒型　胸椎和腰椎的一个椎体，在矢状面上发生向前或向后的旋转移位，或两个椎体同时在矢状面上发生相同或不同的向前或向后的旋转移位，称倾倒型错骨缝。沿矢状面向前旋转移位的称前倾型，沿矢状面向后旋转移位的称后倒型，一般只发生在胸椎和腰椎，并以胸椎为多。

4．侧摆型　颈椎和腰椎的一个椎体，在冠状面上发生向上或向下的旋转移位，或两个椎体同时在冠状面上发生相同或不同的向上或向下的旋转移位，称侧摆型错骨缝。一般只发生在颈椎和腰椎。

5．别卡型　以联合形式进行运动的两个关节，因它们分别发生一上一下或一下一上相反方向的错移，使之成为“别卡”状态，称为别卡型错骨缝。一般只发生在颞下颌关节。

6．嵌夹型　关节囊的滑膜层或附着于关节周缘的韧带，极少的一部分被嵌夹在关节面间的间隙中，造成因嵌夹所致关节面间隙被阻塞形式的紊乱。多发生在运动范围较大、关节囊较松弛的关节，如肩关节和髋关节等。

7．异位型　能够随关节运动而移动的关节盘或半月板等，异位于它们在关节内的正常位置，称为异位型错骨缝。多发生在胸锁关节、膝关节和颞下颌关节。

上述各种，仅是关节紊乱的基本形式，在临床上常可发生两种甚至更多种基本形式共有的情况，例如错移中带旋转，嵌夹中兼错移等。不过由于错移极为微小，而且在主要的紊乱矫正过程中，兼带的紊乱也随之复正，所以只矫正主要的紊乱即可，无需逐一矫正。

就脊柱来说，所有微小移位都是三维、立体的旋转移位，即既有矢状面，又有冠状面，还有水平面上的共同旋转移位，其中有一个主要的微小移位方向，当这个主要方向的微小移位矫正时，其他次要方向的微小移位则随之复位。生物力学试验的结果表明：颈椎和腰椎以水平面上旋转微小移位为主，而胸椎以矢状面上旋转移位为主，临床实践也支持这一结果，这就大大简化了治疗，减少了盲目性。类似情况还很多，如颈椎前屈位旋转时自动带有侧屈，复位时即可省去侧屈这一环节，解决了侧屈度掌握不准影响复位这一难题等。这些都提示，需要我们深入学习生物力学，并用于“整脊医学”的理论研究和临床实践中去。

第六节　诊断与鉴别

一、诊断

目前只能主要依靠触诊的感觉，配合分析症状和体征的方法进行诊断和鉴别。X线检查只适用于某些移位比较大或能够显示的错骨缝病例，对大部分错骨缝还都不能作出明确诊断。CT、MRI虽能诊断部分错骨缝，但不宜在临床上普遍使用。所以，如何利用规范的、直观的、科学的以及显示充分的方法确诊，是今后研究错骨缝的主要课题之一。

这里要强调一下术者的手感问题，用手触摸来分辨骨节间微小的错移存在与否、方向如何、程度怎样，确实是困难的。但是，在了解骨、关节和软组织解剖结构的基础上，熟悉各个体表标志，经过长期的实践和体验，达到“手摸心会”“心明手巧”“以手扪之自悉其情”的水平，还是完全可能的。古代、近代和现在，都不乏“知其体相，识其部位，一旦临症，机触于外，巧生于内，手随心转，法从手出”的医林高手，他们的这些宝贵经验，是继承和发扬传统中医骨伤科的重要内容之一。

要特别注意有轻微外伤或者患者忽略的外伤作为诱因的发病因素。此外，错骨缝与伤筋的症状类似，容易混淆；错骨缝还常与撕脱性骨折、裂隙骨折、嵌入型骨折并发，容易漏诊，但通过仔细的触摸和检查、比较，还是不难鉴别的。

目前，比较直观的诊断方法首推影像学，常用的有以下几种。

（一）脊柱损伤的机制及X线检查技术

1．脊柱损伤的机制　脊柱损伤除直接外力如枪伤、炸伤、直接打击伤外，绝大多数是间接外力致伤，如跌伤、碰伤、撞伤和自上向下的冲击伤等。强大的暴力，迫使脊柱骤然猛烈的前屈、后伸或侧弯都可以引起脊柱的骨折、脱位或“错骨缝”和“筋出槽”。根据脊柱损伤的机制，可分为前屈型、后伸型和侧弯型3个类型。

（1）前屈型损伤：最为常见。高处跌下，足或臀部着地，脊柱猛烈前屈，可造成椎体的压缩性骨折，并发生棘上、棘间韧带撕裂，甚至累及后纵韧带和椎间盘的损伤。站立弯腰或行走时，重物从后方砸于头颈或腰背部，迫使脊柱过度前屈，可造成前屈型“错骨缝”和“筋出槽”，严重的可造成椎体压缩性骨折或粉碎性骨折脱位，椎体附件骨折，以及椎间盘，椎间关节、韧带、脊髓神经和血管的广泛损伤。

（2）后伸型损伤：较少见，从高处跌下，头颈后仰着地，或腰背部仰卧摔倒于障碍物上等，都可造成脊柱过度后伸。可造成后伸型“错骨缝”和“筋出槽”，严重的可造成后伸型脊柱损伤，最易发生棘突、椎板、关节突骨折，严重者椎体裂开，甚至损伤脊髓，造成截瘫。

（3）侧弯型损伤：更为少见，站立时外力猛烈从侧方冲击，或伴有旋转，可造成侧方型“错骨缝”和“筋出槽”，严重的可造成椎体侧方压缩骨折，或发生侧方骨折、脱位，小关节突侧方绞锁。

2．脊柱损伤的X线检查技术

（1）颈椎X线检查

1）水平侧位X线片：病人仰卧摄水平侧位片，其诊断价值最大，能看清楚椎体和脊椎后部结构。

应观察脊椎排列，椎间隙以及椎前软组织变化情况等。正常情况下颈椎排列从上到下呈弧形排列，椎间隙为等宽，椎前软组织在第2颈椎前方至咽后间隙距离＜7mm。颈1前下方至气管后壁的气管间隙，成人＜22mm，15岁以下儿童＜14mm，椎前脂肪带与前纵韧带在颈平面紧密平行，脂肪带前移时则意味有脂肪带下出血或水肿。

2）前后位X线片：此片对了解颈椎有无旋转和侧屈最有用途，也利于观察椎体纵形骨折。应观察正位脊柱的排列情况，有否斜颈和棘突偏位以及棘突间距离。

张口正位片能清楚地观察寰椎侧块，齿状突和枢椎体之间的关系。摄片时中心线沿头颅中线矢状面，对准张口的中心。要延长曝光时间，让病人反复张口闭口。此外，对准颅骨基底的waters位片也能很好显示第1、2颈椎。

3）斜位和椎弓位片：用无滤线器暗盒平放在台面上，尽量与病人颈部贴紧，即可照左、右30°斜位片，此位置适于显示椎弓骨折和小关节绞锁。向足侧倾斜25°～30°的前后椎弓片则特别利于排除关节块的压缩性骨折。

4）站立侧位X线片：适于观察椎间隙情况。颈椎屈曲和仰伸位片适用于观察后纵韧带断裂。

（2）胸椎和腰椎检查

1）前后位X线片：在摄取胸椎前后位片时应考虑到上半和下半胸部前后径的差异，可利用楔形滤片，或将上半部和下半部胸椎分开检查。前后位X线片用于观察胸腰椎正位形态，骨质改变及椎旁软组织结构。

2）侧位X线片：胸椎侧位片一般适用于观察$T_{3\sim12}$侧位片，用于观察胸腰椎侧位形态、排列曲度、骨质改变、椎间盘变化及棘突、关节突、椎间孔等。

3）斜位X线片：斜位片是观察胸肋椎关节和小关节面、腰椎椎弓峡部、上下关节突及其关节间隙、椎体的斜位影像。

3. 脊柱损伤的造影检查　脊髓造影是将造影剂注入蛛网膜下腔来检查椎管内病变的一种影像技术，造影剂有碘水、碘油和气体三种，目前临床上最常用的造影剂为非离子水溶性造影剂。

（1）碘水脊髓造影：水溶性碘造影剂分离子和非离子型两大类，离子型造影剂如Conrary60和Dimer对神经均有一定的毒性，特别是对脊髓毒性更大，因此仅用做腰骶段椎管造影。随着非离子型水溶性碘造影剂的相继问世，目前，离子型水溶性碘造影剂已被淘汰。

非离子型碘造影剂，没有离子型碘造影剂的高渗透性和离子带电荷的缺点，从而大大降低其对神经的毒性，几乎具备理想造影剂的所有特点。包括第一代的Metrizamide，第二代的Ommipaque和第三代的Isovist。

碘水脊髓造影用于诊断椎管内各种占位性、阻塞性病变，及脊柱和脊髓的先天性畸形。

（2）碘油脊髓造影及空气脊髓造影：随着非离子型水溶性碘造影剂的广泛应用，碘油脊髓造影及空气脊髓造影已极少采用。

4. 硬脊膜外造影术　将水溶性非离子型造影剂注入硬膜腔外，使造影剂充盈腹侧硬膜外腔，用于检查椎管、椎间孔、硬膜囊外形和神经根袖，它可补充脊髓造影的不足，在显示椎间盘是否有突出方面比脊髓造影更为直接。

（二）脊椎损伤的X线诊断

1. 常规检查　除非特殊需要，脊椎不用透视方法检查。因此常规检查就是照X线平片检查。

摄片通常是正侧位，视需要摄斜位、功能位以及颈椎寰枢椎之张口位等。必要时做体层摄影。体层摄影能显示常规摄片所不能显示的细小骨质破坏，有利于早期诊断；对左右重叠部位如下颈上胸椎的侧位常规摄片，往往不易满意显示，采用体层摄影能有所帮助。

胸腰椎的常规X线照片一般书籍已叙述较详细，颈椎的X线照片检查要求较复杂，所需观察、测量的项目亦较多，一般书籍较少记载，故作者曾对100个正常人（经询问病史及临床检查证实未患颈椎病者）进行X线照片分析。

（1）正常人颈椎X线照片100例分析：随机选择无颈椎病5个年龄组100例，每组20人。5个年龄组为：13～19岁；20～29岁；30～39岁；40～49岁及50岁以上者。每人照正、侧、张口位及左、右45°斜位片各1张。

1）X线片投照方法

①前后位：胶片为5寸×7寸。滤线器“+”，距离为1米。投照体位是患者仰卧于摄影台上，两臂伸直置于身旁。头部正中线对台面中线，头稍后仰，使听鼻线与暗盒垂直。管球向头5°。中心线对准喉结。曝光时令患者屏住气。

②侧位（左侧位）：胶片为5寸 ×7寸。滤线器"—"，距离为1.8米。投照体位是患者侧立于摄片架前，两足分开，使身体站稳，颈部长轴与暗盒长轴平行，头部稍向后仰，双手各提一沙袋，使两肩尽量下垂，暗盒上缘高于外耳孔一横指。中心线对准喉结，曝光时屏住气。

③斜位（后前斜位）：胶片为5寸 ×7寸。滤线器"+"，距离为1米。投照体位是患者俯卧于摄影台上，下颌稍抬起，使颈椎长轴与暗盒平行，将其摆成标准头颅侧位。靠台面侧腿伸直，然后将对侧肩部及髋部抬起，膝部、肘部弯曲，支撑身体，尽量使对侧肩部下垂，并使上胸前壁与台面成45°。暗盒上线平外耳孔。中心线从喉结垂直摄入。曝光时屏住气。

④线口位：胶片为4寸 ×5寸。滤线器"—"，距离为75cm。投照体位是患者仰卧于摄影台上，双臂放于身旁，头正中线对片盒中线，枕外隆凸放于暗盒中心，头稍后仰，使上颌门齿咬合面至乳突尖和枕外粗隆三点连线与片盒垂直，然后嘱患者尽量张口。中心线：对准上下牙齿中点与片盒垂直射入。曝光时屏住气。

2）X线片分析标准：分析X线片的统一标准如下：

①寰底线：寰椎两侧下关节突最外缘连线（线口位）（图1–4）。

②寰椎轴线：寰底线中点的垂直线（张口位）（图1–4）。

③齿状突轴线：齿状突尖端与基底部中心的连线（张口位）（图1–4）。

④寰枕线：枕骨大孔后界外板之一点与寰椎前结节下缘一点的连线。寰枕线与齿状突轴线的交角正常在70°～80°，小于此值为后脱位（图1–5）。

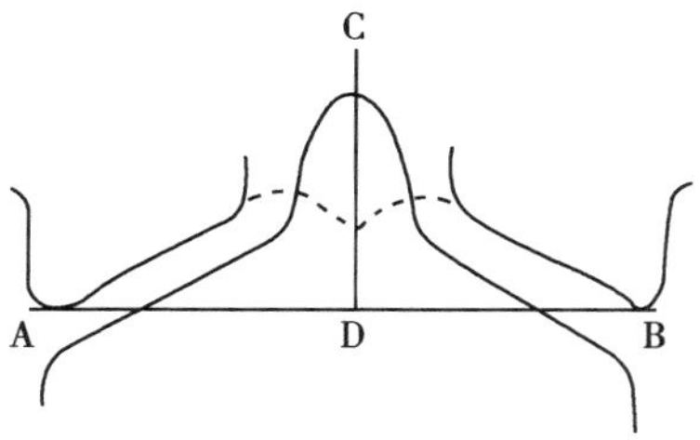

图1–4　寰底线、寰椎轴线及齿状突轴线

AB线为寰底线，CD线为寰椎轴线，齿状突轴线是从齿状突尖端与基底部中心的连线（张口位片），该线通常与CD线相重合

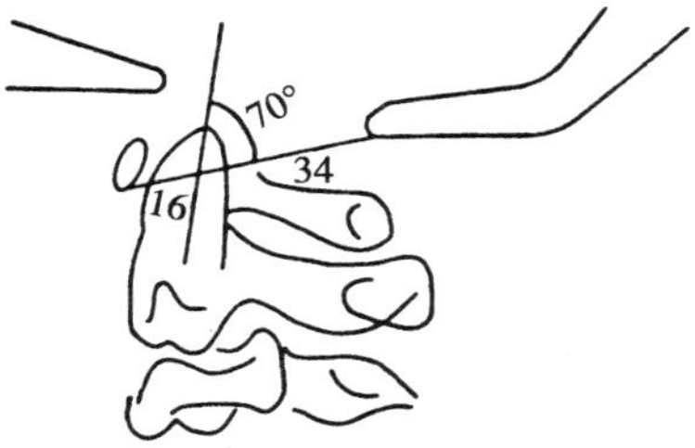

图1–5　寰枕线

⑤寰齿间距：齿状突后缘一点至寰椎前结节下缘的距离，此距离正常时为寰椎前结节下缘的距离，此距离正常时为寰枕线全长的1/3，上下差数不应超过4毫米（侧位）。

⑥寰齿间隙：寰椎前弓的后缘与齿状突前缘之间距。

⑦棘突偏歪的测量标准：相邻的数个正常棘突叉沟或顶线的连线为测量基线，偏歪的棘突要测出左、右偏的毫米数。

⑧分叉变异：指棘突分叉的两侧形状及大小是否不对称。

⑨正位片椎间距的测量：距中心轴线两旁各5毫米处，测上下两椎体缘间隙的距离。

⑩椎弓根间距离：在两侧椎弓根内缘的相对应点测量。

⑪钩突长度测量：椎体上关节面线至钩突尖的垂直距离。

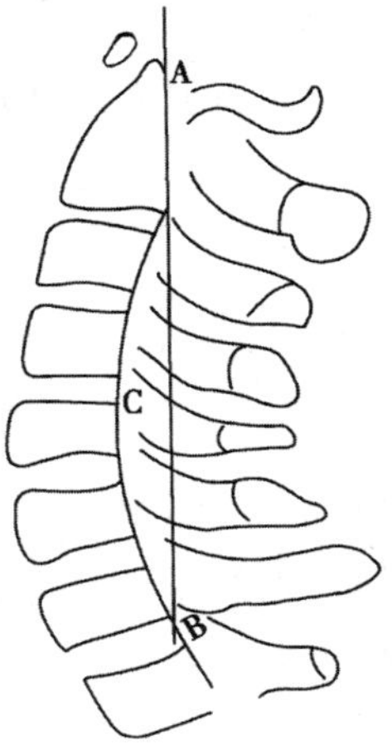

图1-6 颈椎生理曲度

⑫生理曲度：齿突后缘最上点与C_7后下缘点连线所成的弓和椎体后缘连线间最宽处之距离正常为（12 ± 5）mm。中国曹英山等测定为（11.4 ± 4.9）mm（图1-6）。

⑬侧位片椎体间隙测量：测量相邻椎体上下缘前后角的距离。

⑭椎体缘增生：指在相互比较的情况下，椎体后或前角变尖，密度增高，在增生部位的椎体不超过椎体前后缘连线。

⑮椎间孔测量：纵径（上下椎弓切迹的最低点），横径（上位椎体后下角至下位椎体上关节突的距离）。

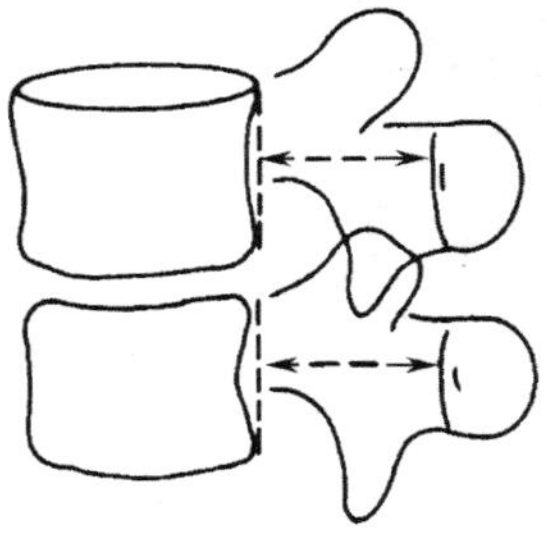
图1-7 颈椎管矢状径（箭头所指部位）

⑯椎管矢状径：侧位片椎体后缘中点至棘突根部中点的距离（图1-7）。

⑰寰枕间距：寰椎后结节最高点至枕骨外板的最近距离。

⑱寰枢间距：寰椎后结节最低点至枢椎棘突上缘的最近距离。

3）颈椎X线照片对颈椎病诊断的意义

①颈椎X线照片对诊断颈椎病是一项重要的参考资料，又可作鉴别诊断，但不能作为唯一的根据，一定要结合临床症状及体征作诊断。例如棘突偏歪问题，本组100例中，有22例41个棘突偏歪，而并无颈椎病症状。单个椎体沿矢状轴、冠状轴和中心轴线倾斜或旋转，或有多个轴线旋转者，有人认为是颈椎病的根据之一，而本组正常人100例中，有倾斜者亦有6人。关于颈椎体连线的曲线，正常人属向前凸之弓形的生理弧度（12±5）mm，如变直、消失、中断、反张、成角均被作为诊断的依据，而本组100例中变直者30例，中断者8处，成角者4处，反张者4处。对椎小关节的观察，一般认为椎小关节面模糊或因颈椎负重力线后移使某一关节负重增加，或长期异常活动摩擦使小关节出现压迹亦常认为是颈椎病的征象，而本组关节面模糊者29例，有关节压迹者4例。所以我们认为X线照片检查一定要结合临床下诊断，切不可孤立、片面地看问题。

②骨质增生随年龄而增多是普遍存在的现象，一般认为可能是机体一种抗平衡失调的生理现象。本组100例中有29例骨质增生，但无症状，故不能把有骨质增生作为唯一的诊断依据。只有骨质增生突入椎间孔、横突孔或椎管才可致病。

③关于颈椎管矢状径的测量，1956年Wolf，1957年Payne与Spillane等对正常颈椎管的矢状直径与颈椎病方面曾有报告。但是他们的正常对照组以欧洲人为最多。日本人于1974年测量51例，比欧洲人报告的数字要小2.25毫米。中国作此调查报告的尚不多，本组将测量结果提供作为参考资料。因是从中国正常人中实际测量所得，有一定的参考价值。

④关于椎间孔的形状问题。一般认为是椭圆形，本组观察1000个椎间孔中，椭圆形者为77.1%，圆形者为8.3%，肾形者为5.9%，不规则形者为8.7%，正常人亦有此不同形态，以供参考。

⑤钩椎关节增生问题。钩椎关节可从X线斜位片中得到较好的观察，如有增生唇状突起，致使椎间孔变小，或形状不规则后可引起颈椎病。本组100例中有30例发生增生性改变，但无临床症状与体征，可能尚未刺激到神经根、椎动脉弧或使其脊髓前动脉受压。

⑥寰椎与枢椎关节问题。100例张口位X线照片，显示寰齿问题两侧不等宽者占50%，齿轴与环轴不相重叠也占50%左右，而寰枢关节面平行的在90%

以上。上述说明诊断寰枢关节脱位或半脱位，不能只看两侧寰齿问题是否等宽，尚应看寰枢关节面的情况，更主要的是结合病人的受伤史和临床体征。

⑦从测量和分析的各项目中可以看到，除寰齿间隙、椎体间隙、椎体骨质增生、韧带钙化、小关节压迹与年龄有关外，其余各项，与年龄差异不大。

⑧凡颈曲改变、棘突偏歪、骨质增生、椎小关节压迹，以及韧带钙化等，多分布在下位颈椎，是否为下段颈椎负重大，活动多，有慢性累积性损伤，而显示出的机体代偿功能，有待实践中进一步探讨。

（2）异常脊椎X线表现：本书有关章节已将脊椎解剖逐一介绍，脊椎X线正常解剖就不再在此叙述。兹将脊椎部分常见病变X线所见作一概述。

1）颈椎病：颈椎病一名，争论颇多，看法不一致。前面在叙述正常人颈椎X线照片100例分析中已经指明，无症状者也可以出现异常X线改变，因此仅有颈椎骨性关节病改变，而无神经系统症状时，不能定为颈椎病。就是说X线诊断必须结合临床。不考虑临床，只注意X线表现，轻易诊断颈椎病不妥；有一系列症状，有某些异常X线表现，可提出符合颈椎病的意见，也可作其他适当描述。

关于椎体骨刺与椎间盘狭窄，学者们认为前者不是后者引起的，指出椎间盘狭窄较骨刺发生为迟，椎间盘狭窄不是造成骨刺的原因，可能对骨刺生长有一定的促进作用。

临床实践表明，一些疾病同颈椎病密切相关：像脊髓型颈椎病与颈椎椎管狭窄，颈椎X线侧位片显示椎管前后径＜10毫米者，则出现脊髓型颈椎病症状的可能性大；脊髓型颈椎病取后纵韧带骨化，其骨化厚度若占据椎管前后径的30%以上时，多出现脊髓症状；颈椎病常引起肩、肘痛，据临床观察，顽固性肘痛近半数源于颈椎病。总之，对颈椎病要全面认识，北医三院杨克勤教授则概括为颈椎病是全身性疾患的一种局部表现。

在以上认识的基础上，颈椎病X线表现（平片）为：

①颈椎曲度改变（侧位观）：显示为变直、反张或成角（图1-8）。一般粗略观察当可明确，也可用测量方法检查。A线为齿状突后上缘至C_7椎体后下缘连线；B线为各颈椎椎体后缘连线；C线为B线的顶点至A线的垂直距离。颈椎曲彼线弧弦距正常为（12±5）mm，须注意排除投照姿势的影响（按前述投照位置要求进行）。此值如＜7毫米属于变直，甚至变为负数呈反张现象，为

颈椎病早期征象之一（图1–8）。

②椎间隙变窄：与相邻椎间隙比较，较易确定（图1–9）。

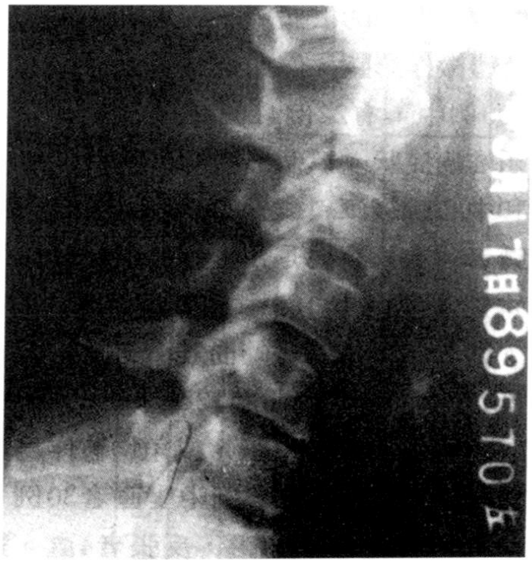

图1–8　颈椎曲度改变

颈椎侧位片，显示颈椎生理曲度失常，C_6以上各椎体呈现前屈，称“反张”现象。$C_{5\sim6}$椎间隙略窄，轻度骨质增生

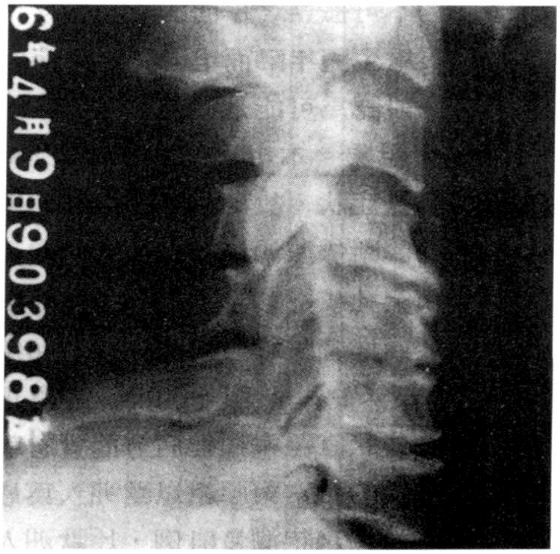

图1–9　椎间隙狭窄

颈椎病侧位片，$C_{4\sim7}$椎间隙狭窄，椎体边缘骨质增生

③骨质增生：椎体前缘、后缘骨质增生，或在钩状突呈不同程度（长短）骨质突出，须注意与假阳性改变区别，一般不难确定。骨质增生包括椎小关节及钩椎关节之增生改变（图1–10）。

④颈椎不稳：椎体可轻度前后滑移，导致颈椎生理曲线出现中断及椎间孔狭小变形等。

⑤椎体后下缘至相对的椎板内缘联合部之距离若＜12毫米（即椎管狭窄），可发生脊髓及神经根受压症状。

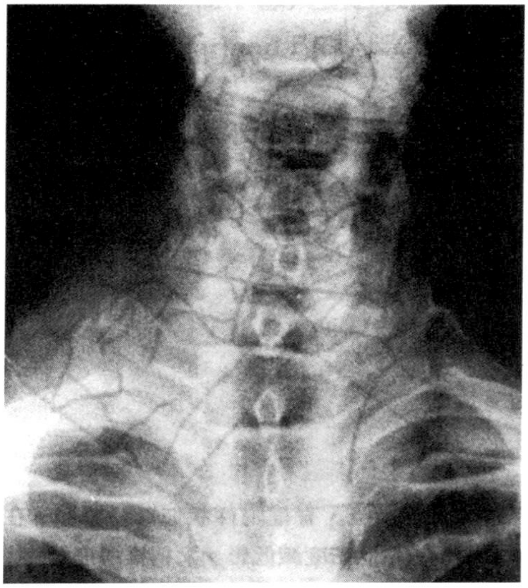

图1–10　骨质增生

颈椎病正位片，示$C_{4\sim6}$椎体外上角变尖，部分外展伸长，为钩状突增生

⑥项韧带及椎体前、后纵韧带钙化，均属软骨变性、无菌性炎症导致修复钙化。后纵韧带钙化须注意椎管前后径测量。

⑦椎体后缘“双边”或上下关节突“变突”征：正常情况下，侧位片上椎体后缘呈一条边影，如椎体发生旋转移位，则出现双边影。双突影也是由于椎体发生旋转移位，双侧关节突在侧位相上无法重合一致所造成（图1–11）。

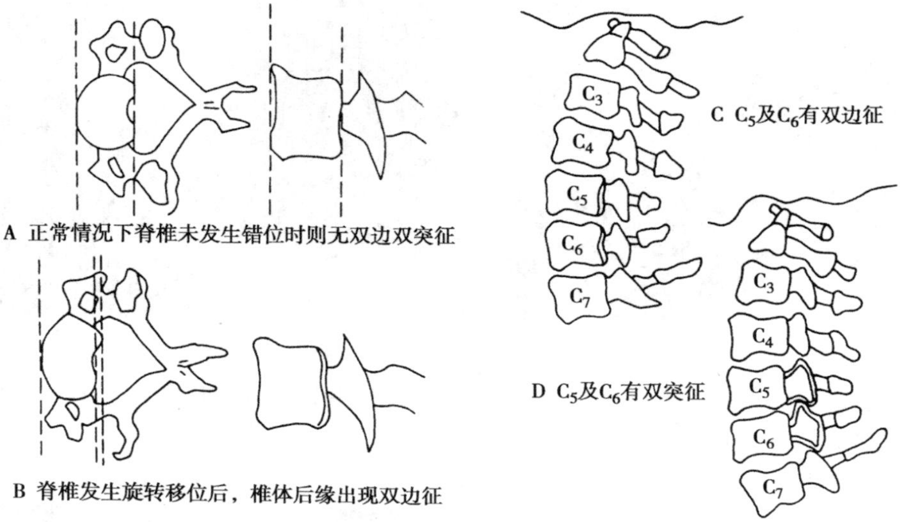
A 正常情况下脊椎未发生错位时则无双边双突征
B 脊椎发生旋转移位后，椎体后缘出现双边征
C_3
C_4
C_5
C_6
C_7
C C_5及C_6有双边征
D C_5及C_6有双突征
图1–11　双边、双突征

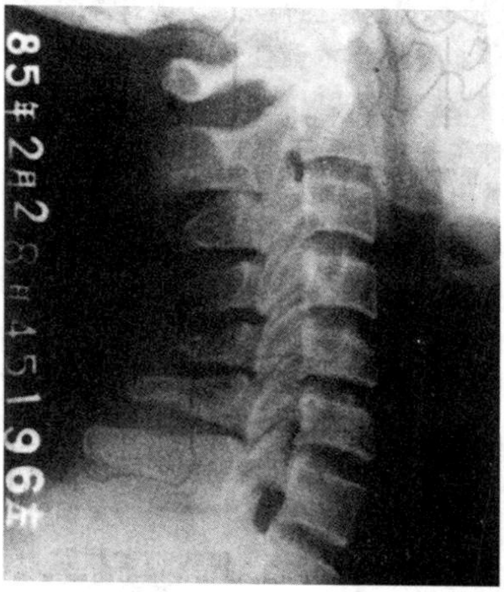
图1–12　切凹图

颈椎侧位片，显示C_7上关节突根部有微小骨质凹陷，与之相对之下关节突变尖，形成轻微“切凹”现象

⑧椎弓部分“切凹”“增生”征：侧位观表现为上关节突触及上位颈椎椎弓根下方，或下关节突压及下位颈椎棘突上方根部，即产生“切凹”“增生”征象（图1–12）。

2）脊椎前移或滑脱症：脊椎滑脱症，是指某一椎体脱离其下方椎体向前滑移，常发生在第5腰椎及第1骶椎之间，也可发生在其他椎体之间。

本病病因有先天性和外伤性两种，多倾向于前者。Galluccio认为某些椎弓峡部由于先天发育缺陷具有潜在的薄弱因素，当遇到外伤后出现缺损。临床上多见于30～40岁之间的成人，主要症状为腰痛，可向髋部、骶尾部或下肢放射，卧位休息，症状可以减轻。明显滑脱使棘突向后上方隆起，其上部出现一陷窝，触按隆起之棘突则有压痛。

①检查方法：摄患部正侧位及左右斜位片。

为便于识别患椎结构，Lachapele将斜位片上椎骨描述成狗的形态，即狗嘴为横突，狗耳为上关节突，前足为下关节突，狗脖子（颈部）即上下关节突之间的峡部，狗体为椎弓，狗的后半部属对侧的椎弓及上下关节突（图1-13）。

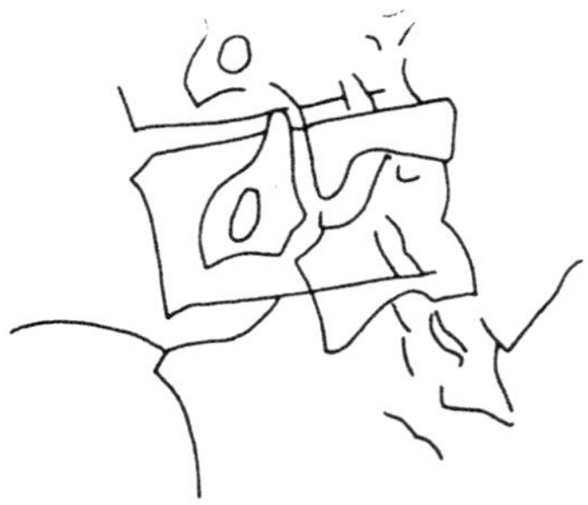

图1-13　腰椎斜侧片所见，脊椎附件状似“猎狗”形，在狗颈部显示有带状密度减低影，又称椎弓崩解症

斜位片：如果狗颈部像戴了一个项圈时，就说明峡部有不连存在——椎骨脱离（Spondylolysis），两侧均断裂时侧位片显示清楚。

侧位片：约有84%可见到裂隙，移位愈明显，裂隙愈宽，显示愈清楚。

前后位片：多不易显示，有时在椎弓根下方显示一斜行密度减低影，该影内侧端略高或取水平走行。若滑脱明显，则下缘常显示模糊。

前后角度位（中心线向头侧倾斜35°）、过度前屈侧位及直立侧位。前后角度位将第五腰椎体移向上方，使下关节突拉长，便于显示裂隙。立位侧位片，加以手持重物能加剧滑脱程度便于识别。过度前屈侧位片，因裂隙更为分离，显示更清楚。

②滑脱程度测定

Garland法：当第五腰椎滑脱时，自第一骶椎前缘向骶椎平面做一垂线。正常或仅有裂隙而无滑脱时，则第五腰椎椎体前下缘在垂线之后方约1～8毫米。有滑脱时，第五腰椎前下缘与垂线接触或位于垂线前方，称Garland征（图1-14）。

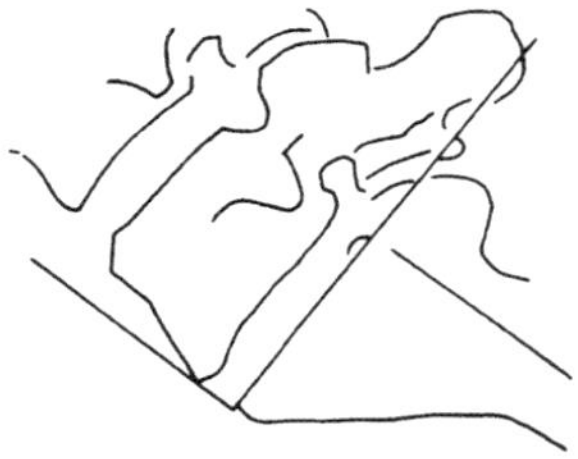

A 第5腰椎前下缘已与垂线接触

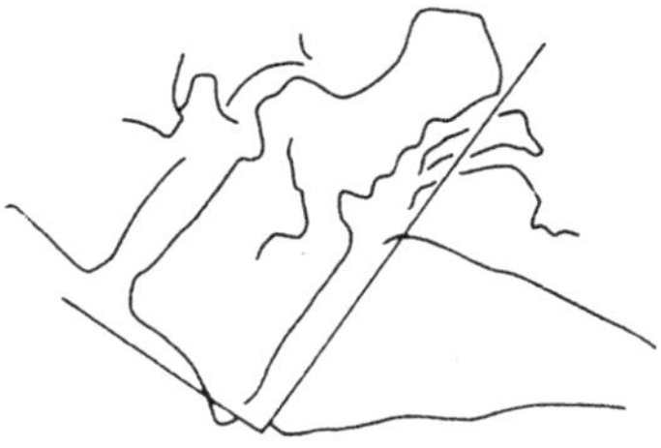

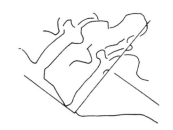

B 第5腰椎前下缘已位于垂线前方

图1-14　第5腰椎向前滑脱Garland测定法

Meyerding法：将第一骶椎上面纵分为4等份。正常时第五腰椎与第一骶椎之后上缘构成一连续弧线。有滑脱时，第五腰椎前移，根据第五腰椎后下缘在骶椎上缘前移的位置分成1～4度滑脱（图1–15）。

Meschan法：系根据两条直线的相互关系以测定第5腰椎的滑脱程度。一条线为第4腰椎体后下缘与第1骶椎体后上缘连线；另一条线属第5腰椎髓后上缘及后下缘连线。两线可相交或平行。正常时，两线相交角度不大于2°，交点在第4腰椎以下。若两线平行，其间距不超过3毫米。有滑脱时交点均在第4腰椎下界以上。该法根据两线相交角度的大小或平行距离的远近将滑脱分为3度（图1–16）。

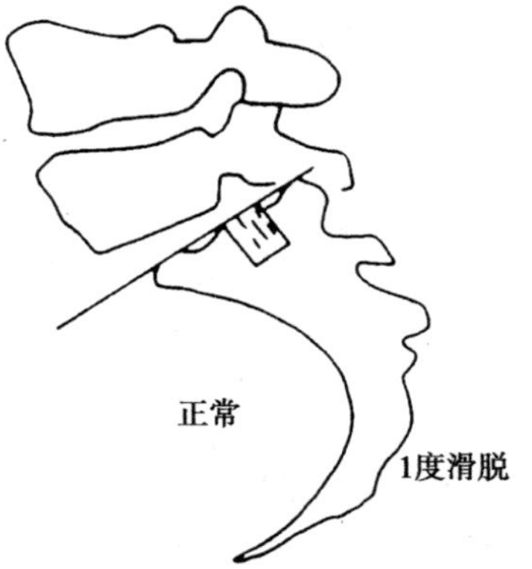

图1–15　第5腰椎向前滑脱Meyerding测定法（本图提示有1度滑脱）

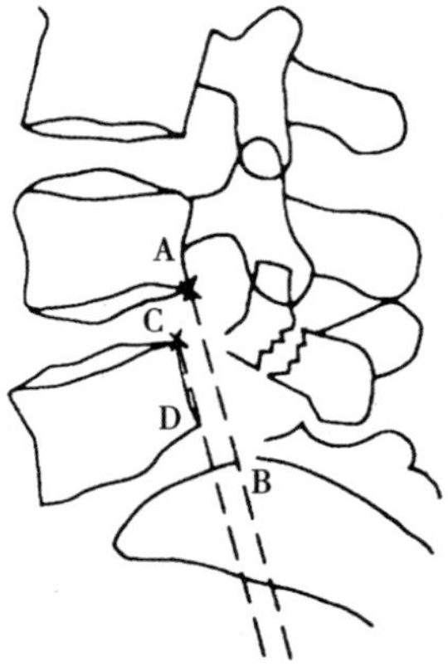

图1–16　第5腰椎向前滑脱Meschan测定法 本图提示AB线与CD线已平行并超过3毫米，说明第5腰椎已向前滑脱

（三）脊柱创伤的CT检查

自1972年CT问世以来，较广泛地应用于颅脑与胸腹部，因骨与软组织间具有良好的自然对比。传统的放射诊断在骨关节系统一直占有较重要地位，然而随着医学科学的发展，CT在骨关节系统的应用也日趋受到重视，尤其对人体复杂部位的骨关节创伤，CT检查能提供准确的诊断依据。是检查脊柱和脊髓病变的重要手段，特别是对脊柱创伤已成为不可缺少的检查办法。临床实践证明，CT在评价脊柱创伤方面有着重要作用。与常规X线检查方法比较，

CT有如下优点：①CT检查要求病人移动最小，这对脊柱创伤病人来说更为安全。②CT检查速度快，操作容易。③在不搬动病人的情况下，可同时检查身体的其他部位。④CT可以显示各种脊柱骨折。⑤由于CT有良好的密度分辨率，因而可同时观察椎骨和椎管内外的软组织。⑥CT横断面图像可排除常规X线检查中的重叠因素，能清楚显示脊椎骨质，椎管、被膜、脊髓、神经根诸结构及其相互关系。⑦CT横断扫描能证明未愈骨折，骨碎片，小关节紊乱，旋转型半脱位，骨性椎管狭窄及椎管内血肿。⑧经过矢状面和冠状面影像重建，CT可以获得脊椎多平面投影，而不需要额外地移动病人和再曝光。

1. 脊椎的正常CT断面解剖　颈椎、胸椎及腰椎的结构相似，但各段椎骨的大小、形态及相对位置均有差异，现以两相邻椎骨上、下椎弓根之间代表性层面分别介绍如下：

（1）腰椎：以$L_{4\sim5}$椎间盘为例：

1）椎间孔上部切层：显示$L_{4\sim5}$的椎间孔上部。椎间孔前缘为第4腰椎椎体后面，下关节突向内汇于椎板，两侧椎板汇于中线，于中线上见棘突。

2）椎间盘平面切层：显示$L_{4\sim5}$之间的椎间盘。椎间盘边缘与相邻椎体边缘一致，椎间盘边缘部密度高于中央部，CT值为80～120Hu。腰椎间盘最厚为8～12mm，前部较后部厚，因此，椎体上面终板的后部常出现在椎间盘层面上，该层面还可以见L_5的下关节突，椎板、棘突和L_5的上关节突。

（2）胸椎：以$T_{5\sim6}$为例：

1）椎间孔平面切层：显示$T_{5\sim6}$之椎间孔。椎间孔前缘为T_5椎体后面，椎间孔前外缘为T_5的肋骨颈，后缘为$T_{5\sim6}$的小关节，关节前面是T_6上关节面，后面是T_5下关节面，后者为T_5椎板向外延续。此层面还可见T_5棘突起始部。

2）椎间盘平面切层：显示T_5与T_6之间的椎间盘。胸椎的肋骨头是椎间盘水平面的重要标志，此层显示的T_6肋骨头，T_6横突自关节向外、向上及向后伸出，与胸肋骨头并行，末端与肋骨结节构成肋横突关节。后面中线上可见T_5棘突。

（3）颈椎：以$C_{5\sim6}$椎间盘为例：

1）椎间孔上部切层：显示$C_{5\sim6}$椎间孔的上部。椎间孔向椎管前外伸出，其前内缘是C_5椎体的外后方，后缘是颈$_5$下关节突。

2）椎间盘平面切层：显示$C_{5\sim6}$椎间盘、颈$_6$椎体的后上缘及钩突；椎体的前下缘可同时出现在这一层面上。此层面还通过$C_{5\sim6}$椎间孔下部，该层面的椎间孔前内缘为C_6钩突，后缘是$C_{5\sim6}$小关节，C_5的下关节面在C_6的上关节面后方。

（4）椎管内CT断层的解剖结构：椎管内CT断层的解剖结构包括硬膜囊、神经根鞘袖、脊髓、神经根、椎内静脉丛、硬膜外脂肪及黄韧带。

1）硬膜囊：硬膜囊由硬脊膜及蛛网膜共同构成。在硬膜外脂肪的腰骶椎管，硬膜囊外形清晰，其横截面呈圆形或三角形，密度均匀，CT值为0～+30Hu。在硬外脂肪稀少的颈段椎管和胸段椎管，平扫CT难以辨认硬膜囊，在CTM图像上才能显示。

2）脊髓：行CTM检查方能显示脊髓。可见脊髓呈椭圆形，下颈段及下胸段脊髓最粗大。$C_{1\sim7}$脊髓矢状径为6～8mm，中颈段略小；横径在C_1，为8～11mm，C_7及T_1脊髓为7～10mm；C_5脊髓最宽，可达12～15mm。$T_{1\sim9}$脊髓矢状径为7mm；横径约9mm，$T_{10\sim12}$脊髓变宽，然后缩小为脊髓圆锥。

3）神经根及神经根鞘袖：神经根鞘袖包绕神经根，在硬膜囊外脂肪对比下成影，其影像呈均一密度，CT值高于硬膜囊的CT值。腰骶段神经根自椎间盘下缘水平出硬膜囊，然后沿相应椎骨的椎弓根内缘（即侧隐窝）下降，向外向前斜行，自椎间孔上部走出椎管。在CTM图像上，可显示鞘袖内的神经根。腰骶段的背根、腹根呈两个并列的低密度小点，在颈段及上胸段可见背根、腹根自脊髓发出及在椎间孔处汇合。

4）椎内静脉丛：前椎内静脉丛较粗大，常出现下腰骶段，位于椎体及椎间盘后方，硬膜囊前方，其密度近似椎间盘，切勿误认为是椎间盘突出。

5）硬膜外脂肪：腰骶段硬膜外脂肪最丰富，是椎管内密度最低的结构，CT值为负值，两侧对称分布，可见四个部位：①硬膜囊前方及两侧方；②硬膜囊后方、两侧黄韧带之间；③两侧侧隐窝内；④两侧椎间孔内。

6）黄韧带：呈对称的细带状依附于椎板内侧面，以腰段者最厚，为3～5mm；在颈段者及胸段者较薄，分别为1.5mm及2mm。

2. 脊柱CT的检查技术

（1）CT平扫：对不同部位、不同性质的病变采用不同的检查方法。脊柱

CT检查时病人取仰卧位，颈段CT扫描采取颈屈曲位，腰段采用双膝屈曲位，行横断面扫描，先做扫描定位平片，以确定扫描平面，扫描范围，切层厚度及间隔等。凡欲检查椎间盘病变时，扫描层面需与椎间隙平行，其厚度为3mm，间隔3～4mm；而颈椎椎间盘较薄，多采用2mm薄层扫描。若重点观察骨结构，应采用1.5～5mm的薄层，以提高图像的空间分辨率，也适合多平面影像重建。如主要了解软组织情况，应采用5～10mm层厚。观察图像时要注意调节窗宽和窗位，用以显示骨结构和软组织结构。一般窗宽为300～400Hu，窗位为35～40Hu，如观察椎体及附件可用骨窗。

（2）CT脊髓造影：CT脊髓造影（computed tomographic myelography，CTM），是将少量非离子型水溶化造影剂，注入蛛网膜下腔后行CT扫描，显示出硬膜囊形态及其内的脊髓等结构。

CTM具有CT平扫及普通脊髓造影的双重特性。

1）CTM比CT平扫更清楚地显示椎管内细微的解剖结构，便于观察诸结构之间的位置关系。特别是对缺乏硬膜外脂肪组织的颈段椎管和胸段椎管，CTM明显优于CT平扫。

2）CTM弥补了普通脊髓造影的某些不足，例如，明确脊髓造影失败的原因，是梗阻性或非梗阻性原因；鉴别硬膜囊内病变（脊髓水肿）和囊外病变（如椎间盘突出）；直接发现椎管内软组织异常，如脊髓血肿、脊髓裂和脊髓囊肿；有时在脊髓造影梗阻区以外能发现造影剂；横断面能观察脊柱压迫性病变的轮廓以及证明脊髓造影不能发现的硬膜漏和神经根撕脱等。

（四）正常脊椎X线片

1. 寰、枢椎的X线片　其前间隙之距正常是：成人≤2mm，儿童≤3mm，且无“∧”或“∨”形改变；齿突上缘略低于寰椎上缘的水平；寰、枢椎与整个颈椎的轴线保持一致，开口位片中寰椎、枢椎位于口腔中央，寰椎双侧的侧块等大对称，齿、侧间隙及寰、枢间隙左右对称，寰、枢椎外侧缘或其关节面的内侧缘左右对称；齿突轴线至枢椎双外侧缘之距相等，并与寰椎的中轴线重叠；寰、枢关节面对称偶合，枢椎双侧上关节面的大小及倾斜度对称，双侧关节面延长线的相交点应落于齿突轴线；枢椎棘突居中，基本与齿突的轴线重叠。

2. $C_{3\sim7}$正位X线片　各颈椎椎间隙均匀一致。两侧钩椎关节排列整齐。棘突位置正中，上下棘突相连成一直线，棘突与两侧椎板外侧缘的间距相等。

3. 颈椎侧位X线片　椎体前后缘呈整齐的弧线连线，C_1、C_2前间距在正常范围内。$C_{3\sim7}$双侧关节突相重叠呈一个骨骼影像：上关节突上端在上一椎体后缘后面，棘突间呈均匀的间距。

4. 颈椎斜位X线片　正常椎间孔呈光滑的卵圆形。

5. 颈椎相关疾病X线片

（1）寰、枢椎错位的X线片表现：开口位片中寰椎中两侧的侧块不对称；寰齿侧间隙及寰、枢关节间隙左右不对称；寰、枢椎外侧缘或其关节面的内侧缘左右不对称；齿状突轴线与寰椎的中轴线不重叠，二轴线互成夹角或有分离；枢椎棘突偏离齿突中轴线。侧位片寰、枢前间隙成人＞2mm，小孩＞3mm。

（2）倾位或仰位式错位：侧位片见椎体棘突间距不等，上宽下窄为仰位错位，而下宽上窄为倾位错位，如果再加上寰椎旋转，就出现混合式错位。正位片见倾位错位椎的棘突与上椎棘突之距离变窄，与下椎棘突距离变宽；而仰位错位时棘突变化则相反。

（3）左右旋转式错位：正位片见棘突偏向移位一侧，棘突中线不在脊椎棘突连线之上，该侧椎板外缘至棘突间距变窄，对侧增宽，两侧的钩椎关节间隙不对称。侧位片见错位椎体双边、双突影，或椎体后缘连线中断，成角或反张。斜位片见椎间孔内钩椎关节或后关节移位而致椎间孔变形变窄。

（4）侧弯侧摆式错位：正位片见颈轴侧弯，或相邻两椎间钩椎关节不对称（侧摆），病程长见钩突变尖。

（5）前后滑脱式错位：侧位片见错位椎体后缘连线中断，上一椎体向前或向后滑脱。

（6）混合式错位：兼有上述2种或2种以上者。

（7）钩椎关节错位：正位片见错位椎体侧摆，相邻椎间钩椎关节偏歪不对称，病程长者见钩突变尖。斜位片见椎间孔变形缩小，椎间孔前壁由卵圆形变成阶梯状（椎间孔前壁由钩椎关节组成，后壁由后关节组成，后壁由卵圆形变成阶梯状为后关节错位表现）。

（8）后关节滑膜嵌顿：侧位片见错位椎间关节和椎间隙后缘增宽。

（9）颈曲变直、反张、成角，颈椎生理曲度改变：齿突后缘最上点与C_7后下缘点连线所成的弓和椎体后缘连线间最宽之距离正常为12mm ± 5mm，此值＜7mm为变直，变为负数是反张。正常颈椎间隙是前宽后窄，若错位后呈前窄后宽，生理曲度变成反张，椎体后缘连线向后形成一个交角为成角，是颈椎病早期症状之一。

（10）椎间隙变窄：这是椎间盘变性的表现。

（11）骨质增生：椎体前缘、后缘或钩椎关节、椎小关节骨质增生呈唇样、鸟嘴样、变尖或成骨折。

（12）颈椎不稳：椎体可轻度前后滑移，致颈椎生理曲线出现中断及椎间孔狭小变形等。

（13）椎体后下缘至相对椎板内缘联合部之距离若＜12mm（即椎管狭窄），可发生脊髓及神经根受压症状。

（14）项韧带钙化及椎体前、后纵韧带骨化，均属软骨变性、无菌性炎症导致修复骨化。后纵韧带骨化须注意椎管前后径测量。

（15）椎体后缘“双边”或上下关节突“双突”征：正常情况下，侧位片上椎体后缘呈一条边影，如椎体发生旋转移位，则出现双边影。双突影也是由于椎体发生旋转移位，双侧关节突在侧位片上无法重合一致所造成。

（16）椎弓部分“切凹”及“增生”征：侧位X线片表现为上关节突触及上位颈椎椎弓根下方，或下关节突压及下位颈椎棘突上方根部，就可产生“切凹”或“增生”征。

6. 胸椎相关疾病的X线片　胸椎相关疾病的X线片表现较少，主要观察正位片，从椎体的棘突、关节突、肋小头关节的排列是否左右对称，有无偏歪，单个椎体棘突偏歪为侧摆，相邻多个椎体棘突向同一侧偏歪为侧弯。侧位片观察椎体前缘有无增生。

7. 腰椎相关疾病的X线片　腰椎椎体较大，椎间盘高度基本一致，但L_4、L_5椎间盘较厚，L_5、S_1椎间盘较窄。腰椎与骶椎形成的腰骶角，正常为34°。腰椎横突变异大，以第3腰椎横突为最长。正常无旋转时正位X线片显示腰椎两侧椎弓根及上下关节突左右对称，且与椎体边缘距离基本相等，棘突居中。

（1）腰椎侧弯、侧摆、旋转式错位：椎弓根移位，如凸侧椎弓根离开椎体边缘，凹侧椎弓根靠近椎体边缘，为Ⅰ度；凸侧椎弓根靠近中线，另一侧位于椎体边缘上，为Ⅱ度；凸侧椎弓根位于中线，而对侧椎弓根消失，为Ⅲ度；凸侧椎弓根越过中线为Ⅳ度。除此之外，亦可以根据棘突位置测量，将椎体分为6等份，棘突移位一个宽度为Ⅰ度，2个宽度为Ⅱ度，3个宽度为Ⅲ度，棘突移位消失为Ⅳ度；或移位达椎体1/6者为有旋转，达2/6者为极度严重旋转。正位片可有侧弯，后关节左右不对称，侧位片见椎间孔变窄，上关节突进入椎间孔，出现双边、双突、双凹征。

（2）腰椎变直、反张：腰椎曲线的正常弧弦距为18～25mm。间距缩小提示腰椎变直或反张，多见于腰肌劳损、椎骨错位或腰椎间盘突出症。正常腰椎间隙为前宽后窄，若变为前窄后宽时，即为腰椎反张。正位片可有侧弯，后关节左右不对称，侧位片见椎间孔变窄，上关节突进入椎间孔，出现双边、双突征。

（3）腰椎前后移位（滑脱）式错位

1）椎体前连线（过伸和过屈位）：沿L_4椎体前缘画线，正常者通过或贴近邻近椎体的上、下缘。腰椎后移常见于椎间盘脱出，在过伸侧位或直立侧位片，均可见上位滑脱的椎体向后移位，测其毫米数。但在过屈位片也可以恢复原位。

2）圆周试验：沿L_5椎体下缘和S_1上缘各画一直线，二线交叉于骨突关节的中心，以此为圆心画了圆弧，正常者经过L_5与S_1的前缘。

当过伸位时，L_5在S_1上面前移2～4mm，后缘轮廓不动，有时可因照片不清而易误诊，用圆周试验可得以纠正。

3）椎体滑脱与椎板峡部裂：侧位X线片上，在上、下关节突间见到后上向前下的裂隙，其宽度随椎体滑脱的程度而异。但因双侧附件影像重叠不易确定是单侧或双侧，可加拍双侧斜位片确定。若存在椎体向前滑脱，可判断滑脱的程度，最常用且简单易行的测量方法是将S_1椎体上面均分成4等份，正常时L_5与S_1椎体缘构成连续的弧线，在滑脱时则L_5向前移位，移动距离在1/4以下为Ⅰ度滑脱，1/4～1/2为Ⅱ度滑脱，以此类推。

腰椎45°斜位X线片可清晰显示椎体上下关节突、椎弓和峡部的骨质，观察峡部的形态或缺损的距离。由于峡部裂，使椎体、椎弓根、上关节突于下位椎体上面向前滑脱，即真性滑脱。仅有椎体向前滑脱，而椎弓完整者，为假性滑脱。

（4）倾位或仰位式错位：侧位片见椎体棘突间距不等，上宽下窄为仰位错位，而下宽上窄为倾位错位。正位片见倾位错位椎的棘突与上椎棘突之距离变窄，与下椎棘突距离变宽；而仰位错位时棘突变化则相反。倾式错位时错位椎体与下位椎体的椎间隙由正常的前宽后窄变为前后等宽，甚至是前窄后宽。如果有椎体后缘后翘或增生，椎体上、下端椎间盘压迹后移，椎间隙后方椎管内有碎骨片，椎体上、下端有向椎体内凹陷（施莫尔结节），其边缘密度增高的杯状影时，要考虑腰椎间盘突出。

（5）混合式错位：兼有上述2种或2种以上者。

（6）椎间隙变窄：与相邻的椎体比较，椎间隙变窄，这是椎间盘变性的表现。

（7）骨质增生：椎体前缘、后缘或上关节突、椎小关节骨质增生呈唇样、鸟嘴样，变尖变长或成骨桥。当骨刺位于椎体的前方或侧方，呈水平方向突起，基底部距椎间盘外缘1cm，为牵张性骨棘，提示腰椎失稳（常见的有创伤、肿瘤、退行性变、腰椎间盘膨出或突出，以及各种减压性手术均可导致腰椎失稳）。

（8）后关节紊乱：病程短者做X线检查无特殊表现；时间较长的慢性病者，患椎间缘可有骨质增生等X线征；如属椎体后移，棘突隆起者，可出现椎体后移的不稳或假性滑脱的改变。

8．骨盆相关疾病的X线片　骶髂关节半脱位是外伤、劳损等原因产生的骶髂关节耳状面的异常旋转移动的病变，近年来已被骨科界所认同，并有相关病例报道。

（1）正常骨盆X线征：骨盆左右大小对称，骶骨居中，双侧耻骨联合面对称，双侧髂嵴最高点边线及双侧坐骨结节连线相互平行，并与经过第5腰椎中点、骶骨中轴、耻骨联合面的连线相垂直。骶骨中轴线到两侧髂骨外侧缘的距离相等。

（2）骨盆矢状位X线片：被检查者半坐卧位于床上，使骨盆入口平面与床面平行，即耻骨联合上缘与L_5棘突与床面等距离。中心线置于耻骨联合上缘处投照的骨盆矢状位X线片显示两侧耻骨支对称，大小相等。

（3）当骨盆错位后，可以从三维坐标系X–Y–Z三坐标6个自然度发生改变，出现骶骨、髂骨或耻骨侧摆式错位，髂、耻骨旋转式错位，骶骨滑脱式错位和混合式错位4种形式错位。

1）骶骨、髂骨或耻骨顺（逆）时针错位为侧摆式错位。临床表现为一侧脚长，另一侧脚短。骨盆正位X线片显示两侧髂嵴、坐骨结节或耻骨支不等高。两侧髂嵴或坐骨结节连线与经腰5中点、骶骨中轴、耻骨联合面的连线不相互垂直。

2）髂骨、耻骨左（右）向前（后）旋转错位为旋转式错位。临床表现为阴阳脚，即双脚在仰卧时由正常的“V”形外旋变成一侧脚过度外旋（同侧髂骨外旋错位所致），呈阳脚；或一侧脚过度内旋（同侧髂骨内旋错位所致），呈阴脚。骨盆正位X线片显示双侧髂骨一大一小，从骶骨中轴到髂骨外侧缘的距离不等，双侧闭孔亦一大一小。旋前移位的髂骨横径变窄，旋后移位的髂骨横径变宽。而闭孔则相反，旋前侧的闭孔变大，而旋后侧的闭孔变小。骨盆矢状位X线片显示向前（后）旋错位的耻骨支向前（后）移位。

3）骶骨“点头”式错位或“仰头”式错位为滑脱式错位。临床表现为腰骶角增大（腰曲加大）或变小（平腰）。“点头”式错位时腰椎生理曲度加大，骶骨向后翘起。“仰头”式错位腰椎生理曲度消失，腰骶变平甚至反张。侧位腰椎X线片显示腰骶角增大（超过正常34°，甚至达54°），为“点头”式错位。而腰骶角变小，腰5骶1间隙由前宽后窄变成前后等宽，或变成前窄后宽为“仰头”式错位。

4）混合式错位为有以上2种或2种以上形式错位表现。

X线片是脊椎相关疾病定位诊断必不可少的方法，在阅片时首先注意排除骨折、脱位、脊椎先天性畸形、骨关节结核、肿瘤、嗜伊红细胞肉芽肿、化脓性炎症、严重骨质疏松或颈椎退变增生明显，有较大骨赘形成，导致椎间孔及横突孔明显变窄等病症，是手法治疗的禁忌证。

9．寰枕关节微小移位的X线片　枕寰、寰枢关节在三维空间6个自由度上有12个方向的运动。当这些关节运动障碍时，常规的正侧位X线片只能反映该关节在Z、X轴二维空间的变化，遗漏了在Y轴的改变。再者，如果外伤造成寰椎骨折，在颈椎正侧位及开口位X线片上难以清晰地显示。用CT三维重建虽可反映出椎体在三维空间中的异常运动，也可以看出骨折部位和类型，但成本高，基层医院难以广泛应用。如果在颈椎常规正侧位X线投照的基础上增加了对Y轴的投照，可较全面地了解以上关节移位的方向和程度，排除颈椎骨折，为诊断提供了依据，还可以在治疗的过程中指导脊柱的手法整复，观察治疗效果，这是治疗前后改变的客观指标之一，有助于疗效的评估。

（1）顶颌位（颌顶位）的枕寰、寰枢关节投照：在开口位的X线片可显示寰枢关节的错位及很小一部分的枕寰关节错位；但当患者枕骨位置较低时，寰齿间隙则难以显示，而枕寰关节就更难以显示。侧位颈椎X线片可示枕寰关节的前后移动，以及寰椎仰、俯、侧旋等改变。顶颌位（颌顶位）X线片不但能显示枕寰关节、寰齿间隙的改变，还可以诊断出开口位及颈椎侧位X线片无法显示的枕寰关节错位，以及寰枢关节错位，而且因被枕骨所遮挡的枢椎齿状突畸形，寰椎畸形也可以清晰地显示（这2种颈椎畸形都不是手法适应证），另外，如果外伤造成寰椎骨折或枢椎齿状突骨折也能看出，提高了诊断的准确性，有效地防止了手法意外。

（2）投照体位：被检查者俯卧，头尽量后伸，颈前伸，射线从顶骨向下颌投照，或被检查者站立位，头尽量后伸，射线从顶骨向下颌投照为顶颌位。若被检查者站立位（像拍开口位一样姿势），头尽量后仰，身线经下颌骨向顶骨投照为颌顶位。用颌顶位拍照较为方便，因为被检查者拍完后只要移动头部就可以拍开口位片。

（五）颈椎不稳的诊断

大多数学者都把神经系统的损害作为脊柱不稳的最重要表现，但脊柱不稳常与其他脊柱疾患同时存在。换言之，脊柱不稳常常是脊柱疾患病理过程的一个重要阶段，故其临床症状比较复杂且多无特殊性。物理检查往往难以发现颈椎的异常活动，因此通常依赖X线检查以确定诊断，上颈椎的先天性畸形、肿瘤、结核等引起的骨质破坏均需通过常规摄片得以发现，而退变引起的颈椎不稳常同时呈现牵张性骨刺、真空现象、椎间隙狭窄等征象。

一般认为颈椎动力性摄片不仅可发现椎体间相对位移的异常增大和脊柱的异常活动度，还可对颈椎不稳的程度作出定量评估，因而是诊断颈椎不稳的主要手段和依据。笔者单位常规颈椎摄片为正位片、张口位片和侧位伸屈片。但根据需要，尚可拍摄侧弯正位片、枕颈片、牵拉/压缩侧立片等，如能经麻醉后在无痛情况下摄片则效果更为理想。

颈椎不稳的诊断，必须有一个量的标准。由于个体差异和测量方法不统一，而且迄今为止尚未发现临床症状与X线征象之间量的相关。因此，应根据病史、临床表现、物理检查和影像学检查等进行全面综合分析，并充分顾及可能的影响因素，才有可能作出较为准确的诊断。必要时还应加摄断层片。CT扫描和MRI对于诊断也将有助于对神经组织的影响程度的判断。

下面对颈椎不稳部位分别加以叙述。

1. 枕颈不稳　颅骨与颈椎之间的连结主要凭借枕骨髁与寰椎上关节凹所构成的寰枢关节完成。除关节囊外，尚有枕骨与寰椎之间的前、后寰枕膜和寰枕外侧韧带。枕骨与枢椎之间的覆膜、翼状韧带和齿状韧带等参与维持枕颈部的稳定性。实验研究表明，当覆膜被切除后，枕寰枢椎的屈伸范围增大，而切断翼状韧带则可导致寰枕关节的脱位。

临床表现：创伤所致的寰枕关节脱位并非十分罕见，但因损伤多涉及延髓，患者常在抢救前即已死亡。先天性畸形也可导致枕颈不稳，如副枕骨畸形等。咽喉部各种炎症亦是造成颈部不稳的主要因素，尤其是儿童。外伤引起者多表现为枕骨相对寰枢的向前脱位，一般认为系由强大暴力所造成的广泛韧带断裂引起，小儿枕骨髁发育较小，故脱位机会相对较多。肿瘤结核引起者除表现有肿瘤的疼痛症状或结核的中毒症状外，多喜手托颈部，颈肌有不同程度痉挛，头偏向一侧，活动受限。多数患者有神经症状，多表现为四肢锥体束征。肌张力增高，反射亢进等，以下肢为重，行走时不稳，似有踩棉花感。上肢主要表现为手部精细动作障碍。四肢可有麻木疼痛及过敏等感觉障碍症状。多有位置觉及振动觉减退，后期则出现痉挛性瘫痪。

诊断及放射学特征：寰枕关节脱位的诊断主要按照Powers的测量标准（图1-17）。枕骨大孔前缘至寰椎后弓距离（AC）与枕骨大孔后缘至寰椎前弓距离（DB）之比值（AC：DB）正常值为0.77，当该比值为1时提示寰枕关节脱位。也可测量齿状突尖至枕骨大孔前缘距离（图1-18），成人＞5mm、小儿＞10mm时应怀疑有脱位。治疗应以非手术疗法为主，后期仍存在不稳时可考虑行枕颈融合术。

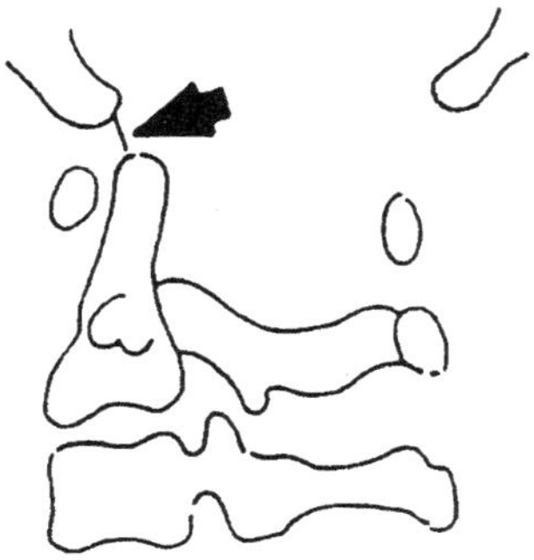

图1-17 Power比率的测定

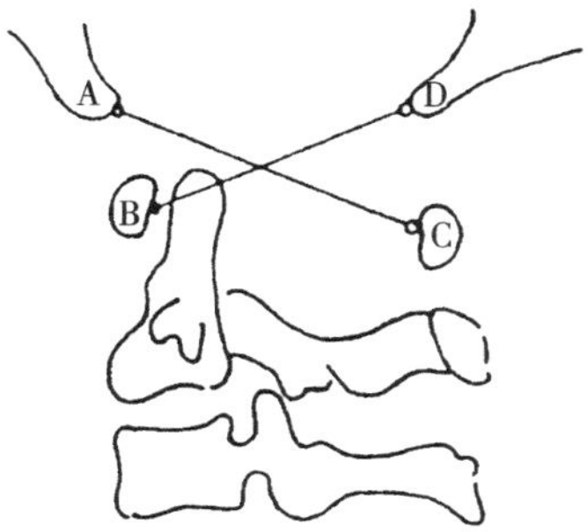

图1-18 齿状突尖到枕骨大孔前缘的距离测定

2．寰枢椎不稳　寰枢椎为头颅与脊柱的移行部位。在整个脊柱中结构最为复杂和特殊。枢椎齿状突是枕骨与寰枢椎连接结构的骨性中轴，而将其束缚于寰椎前弓内的黄韧带是维持寰枢椎稳定的最重要结构。

先天性发育异常是寰枢不稳的常见原因，如Klippel-Feil短颈畸形、齿状突发育畸形以及某些与染色体异常有关的畸形等。齿状突发育畸形一般分为五种类型：①齿状突游离小骨；②齿状突末端小骨；③齿状突基底部不发育；④齿状突尖端发育不全；⑤齿状突不发育。其中齿状突末端小骨应与齿状突骨折鉴别。除此以外，寰椎枕骨化（或称枕颈融合）也是枕颈不稳的原因之一。此主要由于在胚胎发育过程中枕骨节与第一颈椎骨节分节不全所致。有完全性和部分性之分。前者即寰椎的前弓与后弓同枕大孔边缘完全相连融合成一块状态。后者多表现为前弓处融合而后弓则不融合或局部融合；或表现为一侧性融合，而另一侧不融合。

在正常情况下，寰椎椎管矢状径大多超过20mm。其中前1/3为齿状突占据，中1/3容有脊髓，后1/3为代偿间隙。因此外伤等所造成的半脱位如未超过椎管矢状径的1/3时，则一般不易引起脊髓的受压症状。但由于寰椎及枢椎之小关节面均近于水平状，因此在遭受外伤时易引起完全脱位，以致脊髓受压引起瘫痪或致死。由于椎动脉穿行于横突孔并从寰椎上方穿出，过度活动可刺激椎动脉，以致出现椎–基底动脉供血不全症状。

创伤引起的寰枢不稳较常见，其主要类型包括：①寰椎椎弓骨折（Jefferson骨折）。如同时合并有齿状突骨折和（或）寰椎横韧带断裂则不稳程度更加严重。当X线片上寰椎两侧块向外分离移位距离之和＞6.9mm时，说明横韧带已完全断裂。②寰枢关节脱位和半脱位。一般认为X线片上寰齿间距（ADI）成人＞3mm、儿童＞4mm时，说明有寰椎向前脱位或半脱位（图1–19），如＞5mm则可诊断为黄韧带断裂。③齿状突骨折。其中Ⅰ型骨折稳定性较好，但不常见，Ⅱ型骨折最多见但稳定性差，晚期易发生骨不连。④枢椎椎弓骨折（Hangrnan骨折）。

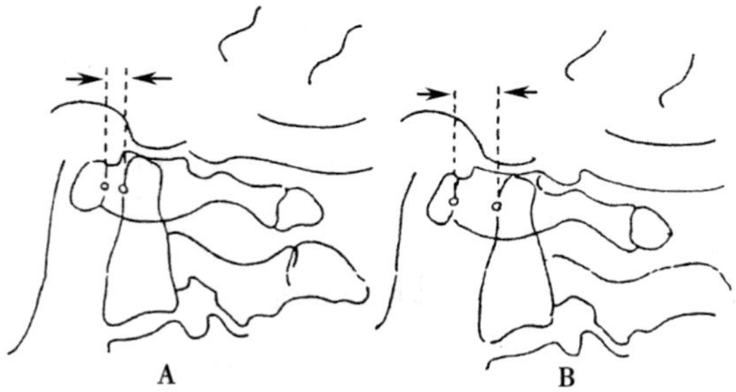

图1–19 ADI距离

A：正常距离为3～4mm；B：超过5mm表示黄韧带损伤

寰枢椎半脱位在类风湿关节炎中发生频率较高，多数情况下为寰枢向前脱位。有时也可发生寰枢的后脱位或侧方脱位。当寰枢椎关节受累时关节间隙变窄，而齿状突尖端因肉芽组织增殖相对变长，故可发生垂直脱位，当其与寰枢椎的水平脱位并存时后果将更加危险。

临床特征：由于造成局部不稳的原因、类型、部位及具体情况不同，其临床与X线改变差异较大。因器质性病变引起的不稳症状多较重。而仅仅由于动力性因素引起的不稳，症状较轻，多表现为椎–基底动脉供血不全症状。病程长者其症状较轻，而急性发生者则重。

颈部症状可为被迫体位，呈僵硬状，患者多取卧位，不愿多活动头部。颈部活动度明显减少，尤以旋颈时为甚，几乎可减少正常活动量的一半以上。枕颈部有痛感，压之尤甚，有时可出现电击样感觉，检查时应小心，切勿用力以防发生意外。

神经系统症状多表现为四肢锥体束征。上肢主要表现为手部精细动作障碍。下肢肌张力增高、跟膝反射亢进、行走不稳。感觉障碍有四肢麻木、疼痛及过敏。位置及振动觉多减退。Hoffmann征多阳性，有时可引起巴宾斯基征等病理反射。

诊断主要是依据既往病史，包括先天发育性畸形、外伤及咽喉部炎症等；此外还应结合临床症状特点，以及X线片或其他检查，包括CT扫描及MRI等。在临床上，可将上颈椎不稳分为两类：

（1）器质性不稳：包括自发性寰枢脱位（多因咽喉部炎症所致），外伤性寰枢脱位后遗症（急性期治疗不当或损伤严重者），肌源性不稳（累及颈部肌肉的疾患，包括高位脊髓侧索硬化症、肌营养不良症等均可造成上颈椎不稳）。先天性不稳（如颅底凹陷症），医源性不稳（主要指由于手法操作过重、牵引过度所致者）。

（2）动力性不稳：主要因黄韧带、翼状韧带或齿尖韧带及周围关节囊等松弛与不稳所致者，除可查出明显原因的器质性不稳症外，均属此类。这种不稳除可引起前后向或侧向（左右）不稳外（可分别从X线侧位及正位片上判定），应注意因一侧翼状韧带松弛所引起的旋转不稳。

鉴别诊断：本病除需与一般疾患鉴别外，在临床上主要应与以下几种病相鉴别。

（1）脊髓型颈椎病：脊髓型颈椎病也可有四肢运动和感觉障碍以及颈痛症状，易混淆。如能详细询问病史，并对上颈椎摄以功能位片，则不难鉴别。

（2）偏头痛：在枕颈不稳时由于第一颈神经受累而引起头后部剧痛，易被误诊为偏头痛。此时除可根据两者各自的临床特点加以鉴别外，对枕大神经行封闭疗法将有助于鉴别。

（3）颈部肿瘤：椎骨的肿瘤易被发现，但椎管内肿瘤，尤其是枕大孔附近处肿瘤则易漏诊。因此，凡疑及此种情况者，应及早行磁共振检查，以利于早期诊断。

（六）下颈椎不稳

凡$C_{2\sim3}$椎节以下的颈椎段椎节不稳定者，称为下颈椎不稳症。下颈椎不稳症在临床上十分常见，其病情相差甚大，致病原因有三，其中后天性因素起着较为重要的作用。退变对于颈椎不稳来说，退变的程度与颈椎不稳的程度不相一致，并表现为以下特征：①退变早期：纤维环及髓核刚开始脱水、体积变小、弹性降低，在此情况下必然出现松动，于侧位动性X线片上显示椎节轻度梯形变，这种松动易激惹后纵韧带及根管处的窦椎神经而引起局部症状。②退变中期：椎体间关节等退行性变进一步加剧，髓核明显脱水、破裂及位移，韧带骨膜下间隙形成，乃至引起椎节的明显松动、变位，严重者似半脱位状。此期椎节已明显失稳。在此情况下，视椎管的矢状径不同而在临床上有所差异。椎管大者，患者仅表现为窦椎神经受到刺激所出现的颈部症状，少有脊髓或神经根受激惹的症状。椎管小者，椎节位移所引起的脊髓、神经根或椎动脉受压征可表现出来。不仅具有颈型颈椎病症状。尚可出现根型、椎动脉型或脊髓型症状或体征。③在退变后期，主要由于前期的明显失稳引起椎间隙四周韧带骨膜下出血、机化、钙化或骨化，从而使失稳的椎节逐渐恢复原有的稳定。此期亦称失稳恢复期。尽管骨赘的增生可对脊神经根、脊髓造成持续性压迫，但椎节的稳定性反而能获得恢复。人体的这种自然防御机制既有利也有弊。对椎管大的患者来说，重新获得稳定，意味着症状的减轻和缓解；而椎管小者则十分有害，新的骨性压迫可引起更严重的症状。

除退变外，外伤与劳损也是构成颈椎不稳的因素之一。突发性外伤与头颈部的慢性劳损均可引起椎节程度不同的松动与不稳，产生与颈椎病早期或中期相类似的后果。

咽喉部的炎症反应可使椎节周围的韧带和关节囊松弛，加上椎旁肌肉亦受炎症的影响，功能减退，可加剧颈椎的不稳。先天性分节不全或手术后椎间融合，使相邻椎节应力加大，可加剧不稳的发生和发展。

临床特点：临床症状的出现与否及轻重程度同多种因素有关。不稳的程度、椎管矢状径大小、受累椎节的高低以及发病速度的快慢均影响临床表现。有些患者虽然X线片上有明显的椎节不稳，但并无临床症状。有些患者椎管明显狭小，即使少许松动也可引起严重症状。故应结合临床和影像学特征，进行综合分析。

一般来说，临床上主要表现为四个方面：①颈部症状，包括颈部不适、僵硬、活动不便和颈部疼痛。②根性症状，不稳的椎节由于椎节位移，继发根管狭窄时，使脊神经根遭受刺激或压迫而引起程度不同的根性症状。③脊髓症状，主要是椎节位移后椎体边缘刺激或压迫脊髓前方，或压迫脊髓前中央动脉，产生四肢的运动和感觉障碍。此类症状并不多见。④椎动脉供血不足，由于椎间松动和位移，钩椎关节变位刺激第二段椎动脉而发生痉挛，导致一过性供血不足，患者可有眩晕、猝倒等症状。

影像学特征：除常规颈椎正侧位与斜位片以外，X线侧位伸屈动力片对下颈椎不稳的诊断具有重要意义。椎体间位移＞3.5mm或相邻椎体间成角超过11°时（图1-20），均提示下颈椎不稳，其中椎体间成角应与相邻椎间隙进行比较。此外，尚应注意有无棘突间距增宽，有无颈椎前凸曲线消失等征象出现。

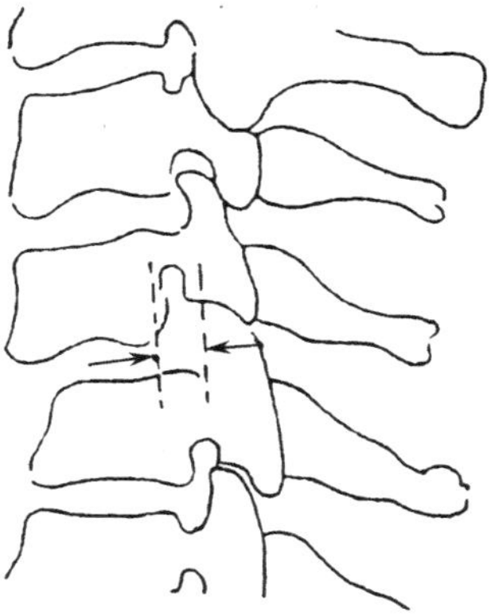

图1-20 相邻节段椎体位移距离超过3.5mm时，表示该节段不稳

颈椎过伸性损伤可造成椎体的向后脱位，但由于肌肉的痉挛收缩，脱位的颈椎可能恢复正常排列，给诊断带来困难。在严密监视下亦可行动力性摄片。若疑有脊髓或伴有脊髓症状者，应争取同时行MRI检查。

二、鉴别

1. 疼痛　除嵌夹型外，一般都不很剧烈，呈一种深在的钝痛或隐痛，多伴有酸、胀、沉、重、疲乏等不适感。躯干的错骨缝，则有活动转侧、呼吸咳嗽时疼痛加重，或伴有涉及周围部分的牵扯样或放射样的疼痛或不适感。

2. 肿胀与功能障碍　一般不肿，有明显外伤史者可有轻度肿胀。功能障碍：除嵌夹型外，功能障碍一般都不是很严重，多是个别方向的受限或轻度受限。

3. 涩滞不吻合的摩擦声或摩擦感　由于关节面间解剖关系紊乱，所以当关节活动时大多有涩滞不吻合的摩擦声或摩擦感，这是诊断错骨缝的重要体征。另外，由于错骨缝一经矫正，这种声音或感觉也随之消失，所以又常将此种特征作为判定复位与否的标准之一。

4．触诊异常　仔细进行局部触诊，并与健侧对比，可以觉察出错移、歪拧、旋转、倾倒及侧摆等紊乱改变。由于改变极其微小，又是隔着肌肉触摸，难免常有似是而非之感。为此，就要求术者首先要对错骨缝有明确认识，并熟悉解剖结构和体表标志，手感灵敏、认真细致，否则容易漏诊。

我们的经验是，运用脊椎错骨缝的触诊三个特征判断法，见下表：

假设移位方向	压　痛	异常改变	活动情况
棘突向右偏歪（即椎体在水平面上向左旋转移位）	左侧棘突旁有，右侧棘突旁也有	左侧棘突旁没有，右侧棘突旁有	头向左侧旋转正常，头向右旋转受轻度限

5．特殊的体姿　有的错骨缝呈一种特殊的体姿，可以以此作出推断。如腰椎嵌夹型错骨缝的屈腰俯身的伛偻形，肘关节肱桡部前错型错骨缝的前臂旋前状，以及后错型的前臂旋后体姿等。

6．特殊的体征　有的错骨缝具备某些特殊的体征，如溜胯的双下肢假性不等长、伴有骨盆倾斜，旋转型下颌关节错骨缝的上、下门齿齿缝不能对齐等。

7．X线片观察和画线测量　X线片一般不能直接看出关节面间紊乱的情况，但是以下方法有时可以测出：

（1）对比观察法：拍摄患侧与健侧的所放位置、屈伸角度、距球管距离，以及投照条件均相同的X线片，将二者重叠起来，有时可在观片灯或其他光源下，看出轻微的错骨缝改变。如儿童型肘关节肱尺部错骨缝，常可在对比观察侧位X线片时，看出肱骨远端骨骺与干骺端微小的错移改变。

（2）画线测量法：通过在X线平片上画线及测量，有时可鉴别出位置的轻度改变。如对肩肱关节错骨缝、寰枢椎错骨缝等都可使用。

此外，关节间隙的增宽与变窄，也是判断关节微小移位的一个重要指征。成年人四肢关节的正常宽度平均值，见表1–3：

表1-3 成人四肢关节正常宽度平均值

部 位	宽度（毫米）	部 位	宽度（毫米）
肩	4～6	踝	3～4
肘	3	距舟	2～2.5
腕	2～2.5	跗骨	2～2.5
腕间	1.5～2	跖蹈	2～2.5
掌腕、掌指、指间	1.5	蹈趾	2
胸锁	3～5	其他趾	1.5
髋	4～5	骶髂	3
膝	4～8	耻骨联合	4～6

（3）间接观察法：有的错骨缝虽然在X线片上不能直接看出错移情况，但可以间接地通过其他受累部位的异常表现来作为诊断的参考。如溜胯，局部的变化不能看出，但骨盆倾斜和腰椎代偿性侧凸，却可看到。应该指出，很多间接可见的异常表现往往都不是特异性的，其他病症也可能具备，所以还需要参考症状和体征，综合分析，以求得正确的诊断。

（4）特殊体位拍摄法：除常规的正、侧位片外，再拍摄诸如斜位、切线位等特殊体位的X线片，往往可以看出错骨缝的变化。如胸锁关节的切线位片、踝关节内斜位、舟状骨内翻位以及腰椎的斜位和脊柱的前屈位、后伸位等。特殊体位拍摄的部位及方法，见表1-4：

表1-4 特殊投照部位及位置

检查部位	投照位置	观察目的及临床应用	投照参看体位
锁骨圆锥结节	锁骨上下轴位	①观察圆锥结节与喙突间先天畸形 ②观察锁骨细微改变	1
肩胛骨喙突	喙突轴位	观察喙突病变及肩胛骨切迹	2
肩关节关节盂	肩关节斜位	观察复发性肩关节脱位，关节盂下缘有无骨质增生糜烂	3
	肩关节腋窝位	观察关节盂前缘、肩峰、喙突及肱骨头情况	4
肩胛骨体部	侧位	观察肩胛骨体部向前或后方生长病变	5
肩锁关节	手持重物后前位	肩锁关节脱位，此位置显示清楚	6

续表

检查部位	投照位置	观察目的及临床应用	投照参看体位
肱骨结节间沟	结节间沟切线位	观察结节间沟深度及骨质增生情况，对了解肱二头肌肌腱滑脱断裂及腱鞘滑膜炎很有价值	7
肱骨头颈侧位	穿胸位	检查肱骨头颈轴线关系，多用于肱骨颈骨折，观察对位对线情况	8
肱骨尺神经沟	肘关节轴位①	观察髁上骨折后伴有尺神经损伤患者的尺神经沟情况	9
尺骨喙突	肘关节斜位	为检查喙突骨折或病变之用	10
尺骨鹰嘴	肘关节轴位②	检查尺骨鹰嘴突病变及骨折，肱骨髁上骨折复位情况也可以观察	11
舟状骨	尺侧偏斜位	舟状骨骨折与病变在此位置较正位显示清楚	12
	腕关节后前斜位	舟状骨骨折与病变在此位置较正位显示清楚	13
大多角骨	腕关节后前斜位	对大多角骨病变及第一掌骨腕关节面病变检查均有价值	14
豌豆骨	腕关节前后斜位	检查豌豆骨病变及骨折	15
钩骨沟	腕关节轴位	腕部除月状骨外均能自轴位观察，钩状骨沟检查尤为清晰	与跟骨轴位位置相仿21
股骨颈	侧位	观察股骨头颈大粗隆情况，尤其股骨颈对位对线关系多用此位	16
股骨头	后前斜位（谢氏位）	检查股骨头后脱位极有价值	17
股骨髁间窝	屈膝位	用以观察股骨髁间窝病变	18
髌骨	轴位	用以观察正侧位像上所不能观察的病变及髌骨与股骨关节面情况	19
胫骨结节	侧位	查胫骨结节病变，只此一位即可，不需要正位	膝关节侧位中心在胫骨结节
胫腓关节及外踝跟骨载距突	内斜位	胫腓关节，外踝跟骨载距突均能显影良好	20
胫骨内踝	外斜位	胫骨下端骨折有时正侧位不能显示移位情况，此位置显影清楚	与20相反

续表

检查部位	投照位置	观察目的及临床应用	投照参看体位
跟骨	轴位	对跟骨体及跟骨各突均能满意显影	21
距下关节	安氏位	观察跟骨载距突与距骨侧突间先天畸形	22
舟骨	内翻位	鉴别舟骨副骨及骨折很有价值	23
足跖趾关节籽骨	轴位	用以检查跖趾关节籽骨病变，跖骨头病变，以及踇外翻籽骨移位情况	24

体位及方法

1. 患者仰卧，片盒立于肩上方，中心线向头侧倾斜20°～30°
2. 患者仰卧，上臂外展，中心线对准喙突向头侧倾斜15°～30°
3. 患者向被检侧转45°，前臂略分开，中心线垂直对准关节盂
4. 患者仰卧，前臂外展90°屈肘，片盒直立肩部，中心线垂直片盒或向头侧偏斜10°
5. 患者俯卧，身体倾斜，使肩胛体对准台面，中心线垂直肩胛骨内缘
6. 双手持重物，中心线对准第三胸椎
7. 患者仰卧，手掌向上，中心线向上倾斜10°～15°，向内倾斜20°～30°
8. 患者直立，患臂下垂，健臂上举。中心线垂直患侧肱骨上方
9. 患者屈肘，手心向上，肘尖放于胶片中心，X线垂直尺骨鹰嘴，再向外侧加20°，中心线仍通过鹰嘴
10. 肘关节呈前后位，手呈掌下位，中心线通过肘关节
11. 肘关节屈曲，中心线垂直鹰嘴上方2.5cm处或向肩部倾斜30°
12. 片盒前端垫高呈20°，腕部平放并向尺侧偏斜，中心线垂直对准桡骨茎突
13. 腕部倾斜45°，中心线垂直舟状骨
14. 手心向上，向拇侧倾斜，使拇指呈正位，中心线通过大多角骨
15. 掌心向上偏斜45°，中心线对准腕关节
16. 患者仰卧，片置股骨颈侧方（即上方靠近髂骨嵴下方与大腿分开45°～55°），中心线自股内侧垂直对准股骨颈及片盒
17. 患者俯卧，患侧髋部抬高35°～40°，中心线对准髋关节，并垂直于片盒
18. 患者仰卧，髋膝关节屈曲，足底平放于床上，中心线对准髌骨下缘，向头侧倾斜15°～20°
19. 患者仰卧，髋膝关节屈曲呈90°，片盒置于大腿下方，中心线对准髋骨下缘，自髋骨与股骨间射入暗盒
20. 患者足向内倾斜45°，中心线对准踝关节，垂直片盒
21. 踝关节极度背屈，中心线向足底倾斜35°～45°，对准第三跖骨底部，射入暗盒
22. 足侧位、外踝靠片，中心线通过跟距关节并向足尖倾斜25°，向胫骨纵轴倾斜30°
23. 足心向内向上倾斜45°，中心线通过舟状骨垂直于片盒
24. 各趾关节极度屈曲，中心线对准籽骨垂直于片盒

特殊投照方法极多，以上仅举常用投照位置及方法，如有需要，可参考《X线投照技术》。随着科技发展及检测手段不断更新，关节微小移位的诊断方法，又有一些新的内容。例如，运用CT检测出双侧骶髂关节间隙及位置变化，从而明确诊断出骶髂关节微小移位。在“落小胯”一节中，有六张CT照片，可以明显区别出一例骶髂关节微小移位患者双侧骶髂关节间隙宽窄和位置移动的变化。

又如：运用生物力学的瞬时中心轨迹测量关节紊乱的方法。结合其他体征检查，来确诊关节微小移位。具体测量方法以胫股关节为例说明如下：

为了测定关节在屈曲过程中的瞬时中心轨迹，先拍摄完全伸直位膝关节侧位X线片，然后每屈曲10°拍摄一张X线片。注意使胫骨平行于X线机检查台，并不让股骨旋转。膝关节屈伸受限的病人，就屈曲或伸展到病人能耐受为止。

瞬时中心定位的方法：①在屈曲80°的膝X线片上，标出股骨上易于辨认的两点。②屈曲80°的膝X线片与膝屈曲90°的X线片相比较，将相同的两点在后一X线片上标出。将两张X线片的胫骨影像相互重叠，画出每组两点连线。然后作这两条连线的垂直平分线。这两条垂直平分线的交点就是胫股关节在屈曲80°～90°活动时的瞬时中心。

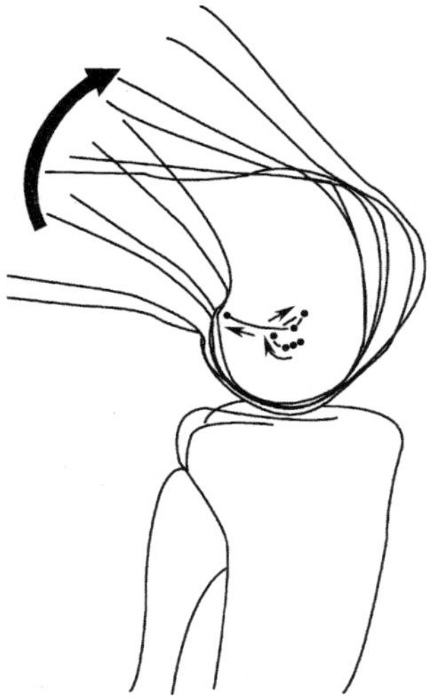
图1-21　异常胫股关节的瞬时中心轨迹

将两张X线片子中的胫骨影像重叠并进行比较。胫骨排列明显不同的X线片不能使用。画出股骨上两个位置上的标记点之间的连线，并作这些连线的垂直平分线。这些垂直平分线的交点就是胫股关节每做10°活动时的瞬时中心。这样就可以绘出膝在全屈伸范围内的瞬时中心轨迹。正常膝关节中，胫股关节的瞬时中心轨迹呈半圆形。

如果膝关节紊乱，胫股关节的瞬时中心轨迹则不呈半圆形，而是某一角度的瞬时中心远离相邻角度的瞬时中心，发生跳跃，使瞬时中心轨迹中断（图1-21）。

8．颈椎、腰椎的微小移位，可通过下述几种方法综合进行诊断：

（1）滑动触诊检查：发现棘突偏歪或横突侧摆。

（2）水平面上微小移位的三个特征判断法（以棘突向右偏歪为例）：

1）患椎棘突右侧有压痛及软组织异常改变。

2）患椎棘突左侧有压痛，但无软组织异常改变（有时有肌紧张）。

3）头颈向右侧旋转轻微受限，向左侧旋转正常。

（3）各阶段微小移位症状与体征鉴别，见表1–5、表1–6：

表1–5 魏征氏颈椎微小移位症状与体征鉴别表

节段	常见症状	功能障碍	横、棘突触诊	压痛点	软组织异常改变	控制部位及脏器
枕骨	前头痛（或全头痛）、眩晕	前屈、后仰	两乳突三维不对称	乳突下方	1. 肩胛提肌止点 2. $C_{1\sim2}$横突后缘	头、耳、鼻、喉、脸、交感神经
C_1寰椎	前头痛（或头顶痛）头晕、失眠、眨眼	旋转、侧屈	C_1两横突三维不对称	乳突与下颌角连线之间（寰椎侧块）	1. 同上 2. 同上 3. $C_{3\sim5}$棘突旁	耳鼻、喉舌、声带、口、眼、脸、交感神经、头
C_2	偏头痛（或后头痛）及耳周、耳内、下颌、枕部、麻木、耳鸣、失眠、舌咽不适、视力模糊、心悸	后伸、转头	C_2棘突偏歪，后关节突隆起	横突前后	1. 同上 2. $C_{2\sim3}$横突后结节	咽、颊、肩、横膈、耳鼻、喉、舌、声带、口、眼、交感神经
C_3	颈椎痛，肩背痛，头昏恶心，前中斜角肌紧张，臂丛神经受刺激（全手麻木）	后伸、耸肩	C_3棘突	横突前后、肱二头肌短头、胸大肌	1. 棘突旁 2. 横突后结节	头部肌肉、臂、咽、颊、肩、横膈、交感神经
C_4	沿桡神经分布剧痛、麻，握力降低，肩、上肢沉重	侧屈、前屈背痛	C_4棘突	横突前后，锁前上窝	1. 同上 2. 同上 3. 冈上肌、斜角肌	食管、气管、肘、手、臂、咽、头部肌肉

续表

节段	常见症状	功能障碍	横、棘突触诊	压痛点	软组织异常改变	控制部位及脏器
C_5、C_6	沿桡神经、正中神经分布，肩外侧痛，肩背冷、沉，冈上肌或肩胛肌萎缩或无力	侧屈，前屈背痛	C_5、C_6棘突	肩胛骨各部	1. 棘突旁 2. 小菱形肌 3. 三角肌	甲状腺、颈肌、腕、拇指、中指、食管、气管肘、肱肌
C_7、T_1	沿尺神经分布，胸闷、气短、哮喘	前屈、侧屈、旋转正常	C_7、T_1棘突	棘突旁、横突前后结节	1. C_7棘突、横突旁 2. 肩胛缝	心脏、气管、食管、甲状腺、肘以下、肱肌

表1-6 多节段脊神经所支配的脏器及单节段脊神经病变的症候

多节段脊神经所支配脏器		单节段脊神经病变的症候	
$C_{3\sim4}$	心脏、主动脉、胸膜、胃、肝、胆管	C_1	高血压、头痛、偏头痛、神经痛、失眠、健忘、倦怠、眼冒金星、眼花、痛风（眼、耳、咽喉、舌下腺、颚下腺）
$T_1\sim T_3$	主动脉、胸主动脉	C_2	眼疾、斜视、盲视、眼花、耳疾、脾、谵语、烦躁、头昏（头、眼、喉、舌下腺、颚下腺）
$T_1\sim T_5$	心脏、头与颈	C_3	神经炎、神经痛、湿疹、痘疹、粉刺、高血压、咳嗽、视物不清（心脏、肺、横膈膜）
$T_2\sim T_5$	上肢	C_4	咽喉腺膨胀、黏膜炎、鼻塞、牙痛、弱视、失聪（甲状腺、气管、食管、横膈膜、血管运动神经）
$T_2\sim T_4$	支气管与肺	C_5	咽喉炎、扁桃体发炎、喉痛、音哑、哮喘、口臭、火气大（甲状腺、心脏、气管、食管、横膈膜）
$T_5\sim T_8$	食管	C_6	脖子僵硬、五十肩、肩膀痛、上手臂痛、手麻痹、扁桃体炎、气管炎、百日咳（食管、气管、肺、心脏）
$T_6\sim T_7$	食管、肛门	C_7	伤风、甲状腺、阑尾炎、喉哽塞、吞咽不下、贫血、肩膀硬化（眼、食管、气管、肺、心脏）

续表

多节段脊神经所支配脏器		单节段脊神经病变的症候	
$T_7 \sim T_9$	肝及胆囊	C_8	口吃、斜颈、上肢肌肉酸痛、尺骨、环指、小指（眼、气管、支气管、肺、心脏）
$T_7 \sim T_{10}$	肝、胆管、胰腺	T_1	气喘、咳嗽、气短、呼吸困难、肩膀手痛、手软无力（眼、耳、支气管、肺、心脏）
$T_6 \sim T_{10}$	脾、胃、胰腺、糖尿病	T_2	心脏功能、胸腔、咳嗽气滞、肩膀硬化、手麻痹（支气管、心脏、肋间神经、胸膜、血管运动神经）
$T_5 \sim T_{10}$	腹膜	T_3	支气管炎、肺炎、胸膜炎、血管或器官堵塞、感冒、不安感、手软无力、肩膀下痛（支气管、肺、心脏、肝脏、胸膜、横膈膜、肋间神经）
$T_8 \sim L_1$	肾上腺	T_4	黄疸胁痛、疱疹、癣、背部硬化、心部痛（肺、心脏、胸膜、肋间神经）
$T_9 \sim T_{11}$	小肠、横结肠	T_5	肝炎、易倦、胸部疼痛、低血压、血液循环不良、背部硬化、关节炎（肝、脾、胃、胸膜、横膈膜、肋间神经）
$T_9 \sim T_{12}$	肠	T_6	胃病、胃痛、胃灼热感、呕吐、消化不良、口内火气大、背痛、胸部疼痛（肝、脾、胃、胸膜、横膈膜、肋间神经）
$T_{10} \sim T_{11}$	卵巢、睾丸	T_7	胃炎、胃痛、胃溃疡、胃下垂、消化不良、口臭（肝、胆、胃、胰、肋间神经、腹膜）
$T_{10} \sim L_1$	大肠、前列腺、尿道	T_8	肝病、呕逆、胸闷、糖尿病、尿频、抵抗力弱（脾、胃、胰、胆管、胆、肾上腺、腹膜、肋间神经）
$T_{11} \sim L_1$	大肠、前列腺、尿道	T_9	过敏症、疹、麻疹、水痘、喉干、身体手脚冰冷（胰膜、肾上腺、小肠、血管运动神经）
$T_{11} \sim L_2$	肾、输卵管	T_{10}	肾炎、肾亏、易倦、血管硬化、风湿症、干癣（肋间神经、腹膜、横膈膜、胰、脾、肾、胆、输尿管）
$T_{10} \sim L_2$	输尿管、肾、下肢	T_{11}	皮肤病、湿疹、痔疮、尿血、手脚肿大、肠消化不良（腹膜、横膈膜、胰、肾脏、膀胱、尿管、大小肠）
$T_{11} \sim T_{12}$	附睾，精囊、输精管、下行结肠	T_{12}	风湿痛、假性甲状腺症、食欲不振、小便不出（腹膜、横膈膜、肾、尿道、大小肠下垂）

续表

<table>
<tr><th colspan="2">多节段脊神经所支配脏器</th><th colspan="2">单节段脊神经病变的症候</th></tr>
<tr><td>T_{12} ~ L_1</td><td>子宫</td><td>L_1</td><td>结肠炎、便秘、疟疾、腹泻、肠破裂、下腹部疼痛、腰痛、腰软无力（卵巢、子宫、膀胱、阴茎、大小肠脱垂）</td></tr>
<tr><td>L_1 ~ L_2</td><td>结肠右曲</td><td>L_2</td><td>阑尾炎、便秘、痉挛痛、呼吸困难、皮炎、静脉曲张、小肠脱垂（子宫、卵巢、输卵管、阴茎、输精管）</td></tr>
<tr><td colspan="2" rowspan="6">附注：
C——Cervical 颈椎
T——Thoracic 胸椎
L——Lumbar 腰椎
S——Sacrum 骶椎</td><td>L_3</td><td>膀胱病、月经不调、小产、膝痛无力（子宫、卵巢、输卵管、前列腺、膀胱、阴茎、输精管）</td></tr>
<tr><td>L_4</td><td>坐骨神经痛、股痛、脚痛、膀胱炎、排尿痛、月经不调、痔疮，泻肚（子宫、膀胱、前列腺、乙状结肠、直肠）</td></tr>
<tr><td>L_5</td><td>腿脚部血液循环不良、腿麻、脚趾麻、踝关节炎、小便不利（子宫、膀胱、前列腺、精囊、乙状结肠、直肠）</td></tr>
<tr><td>S_1</td><td>髂关节炎、脊柱变形弯曲、男/妇科疾病（子宫颈、阴道、阴茎勃起、射精、直肠、肛门、膀胱）</td></tr>
<tr><td>S_2</td><td>胃病、疥癣、痔疮、自主神经失调症（子宫颈、阴道、阴茎勃起、射精、直肠、肛门、膀胱）</td></tr>
<tr><td>S_3</td><td>S_3 ~ S_5与S_1 ~ S_2相同</td></tr>
</table>

第七节 治 疗

错骨缝的治疗分为术前处理、手法复位及术后处理三个有机的步骤。其中，术前处理是准备，手法复位是关键，而术后处理则是巩固和补充，三者相辅相成，缺一不可。

一、治疗原则

笔者在传统中医骨伤科的基础上，结合近年来开展中西医结合的临床实践，总结出一套骨与关节损伤的治疗原则：①局部与整体兼顾（内外兼治）；②软组织与骨并重（筋骨并重）；③固定与活动结合（动静结合）；④术者与患者配合（医患协作），取得了理想效果。

根据错骨缝的特点，以上述原则为基础，进一步把错骨缝的治疗原则具体为：以手法复位为主，药物治疗为辅，术前处理与手法复位同施，术后处理与手法复位并重。术前处理以松解痉挛、解除软组织的异常改变为目的；手法复位以稳、准、巧、快为要求；术后处理以固定、制动、锻炼、内外药物等方法酌情选用。

二、术前处理

术前处理包括松解软组织痉挛和解除软组织异常改变两个内容，前者应常规进行，后者则视有无而定。

（一）松解软组织痉挛

关节面间的位置改变，必影响其周围的软组织不同程度的力学关系紊乱，这种紊乱主要是指原有的动态平衡和静态平衡遭到破坏，以致某些软组织出现紧缩、僵硬的痉挛之象。

使用的主要治疗手法有以下几种：

1. 摩法　用手的掌面附着于局部，沿肌肉走行方向，适当加力弧形移动。其力度先轻后重，分别作用于皮肤和肌肉。

2. 推法　视部位大小，分别用拇指指腹或掌根，沿肌肉走行方向稳力直线推进，应保持一定压力，切忌在皮肤上磨蹭。此法与摩法的区别在于，接触面积小、作用力较强和直线推进。

3. 捏拿法　用拇指、示指、环指及中指，合力相扣，用力捏合局部，并沿上、下方向移动，一紧一松连续操作。

4. 拔伸法　单手或双手握紧腕部或踝部肢端，进行持续牵拉，并可略带旋转或抖动。

5. 毫针排刺　根据卢鼎厚“肌肉本身所固有的外周机制”原理，在肌肉痉挛区域，沿纤维走向、间距2cm成排斜刺，入肌肉层只捻转不提插。留针

3～5分钟，反复3次。

6．现代手法松筋　要实施手法“先治筋再整骨”，应先具备对肌肉的基本了解，再按以下步骤松筋。

（1）通过“姿势评估”和“动诊评估”，评估紧缩的肌肉，如双侧耳垂不等高，为低侧肌肉紧缩；如屈肘受限，为肱三头肌紧缩等。

（2）评估了紧缩的肌肉后，应对此肌的附着点体表定位，如头后小直肌附着点分别在下项线中1/3和第1颈椎后凸起等。

（3）在肌肉起、止点行按压手法（遵照“局部压反射原理”要求按压），在起、止点近端的腱腹结合部行压牵手法（遵照兴奋“腱反射器”要求压牵）。

（4）沿肌肉轴向牵拉，如仰卧位膝关节90°位屈髋，牵拉腰部肌肉；如侧卧位下肢前屈、外展、外旋各30°，牵拉骶髂关节囊等。

在临床治疗时，除对一个肌肉起、止点了解外，尚需对某一区域所有肌肉的起、止点有版块式的了解，常用的区域如下：

上项线：单侧从外向内分别是头最长肌、胸锁乳突肌、头夹肌、斜方肌上部。

下项线：单侧从外向内分别是头上斜肌、头后大直肌、头后小直肌。

锁骨：由外向内，上缘分别是斜方肌上部、胸锁乳突肌锁骨端；下缘分别是三角肌前部、锁骨下肌、胸大肌锁骨端。

肩胛冈上缘：由外向内，分别是斜方肌中部、斜方肌下部。

髂嵴：由外向内，分别是阔筋膜张肌、腹外斜肌、腹内斜肌、背阔肌、骶棘肌、臀大肌。

喙突：内下方胸小肌，外下方深层喙肱肌，外下方浅层肱二头肌短头，外上方喙肱韧带。

坐骨结节：外侧下方半腱肌、半膜肌，外侧上方股二头肌长头，背面股方肌。

肩关节：肱骨大结节冈上肌、冈下肌、小圆肌，肱骨小结节肩胛下肌，肱骨小结节嵴大圆肌、背阔肌。

（二）解除软组织异常改变

软组织痉挛日久，可发生局限的索条、结节、粘连、扭绞等异常改变，必须予以解除，方可利于复位和术后巩固。主要治疗手法是：

1．分筋法　用手指指腹压在患处，与软组织异常改变纵轴或肌纤维方向一致，点按分拨，移动幅度要小，分拨时也不要减轻压力。其压力要由轻渐重，至达病变处为止。

2．拨络法　用指腹或手掌，在软组织异常改变处施行来回搓摩或盘旋搓摩。力量可调节，病位表浅者轻压搓摩，深在者重压搓摩，切忌在皮肤上磨蹭。

3．理筋法　用拇指和其余四指构成钳形，压入肉间肌隙，沿直线或弧形运推，其作用力较深在。

4．刃针微创治疗术　软组织微创治疗术，是中医骨伤科手术学中重要的组成部分，是中医学理论与西医学理论相结合的颇具特色的新治疗方法。运用刃针（毫针的形状，扁平的刃，分别为0.35mm、0.50mm、0.70mm、0.90mm直径的专利医疗器械）进行软组织微创术，则称为刃针软组织微创术。

（1）刃针中医微创治疗术松筋的原理

1）切刺“紧带区”，使肌纤维的肌小节恢复到正常长度，解除肌紧缩。

2）斜刺肌腹，通过肌蛋白组装合成，使松解趋势大于收缩趋势而松弛，解除肌紧缩。

3）传统“恢刺”针法，在结节两边切刺、摆动，通过解结“横络”，解除肌紧缩。

4）切刺肌肉的“腱腹结合部”，通过兴奋腱反射器，解除肌紧缩。

5）用钩拉刃针钩拉局部筋膜，解除筋膜对肌肉的过度缠绕，解除肌紧缩。

（2）刃针的操作要领

1）通过物理学诊断、神经推理诊断、影像学诊断等，综合作出明确诊断，并确定适应证。

2）以体表标志、体表投影为依据，确定治疗点，并准确标记出进针点和针刃方向。

3）手术室环境需无菌，治疗点局部常规消毒。

4）运用“撑开皮肤点刺”“指压法”等，快速刺过皮肤、进入皮下组织层，将刺入的疼痛感降低至最轻（接近毫针刺入的痛感）。

5）以“落空感”（即穿过一层软组织的阻力突然减小感）为准，细心体会针下异常和正常感觉。

6）逐层深入，频频讯问患者，判断异常和正常感觉。如为疼痛等异常感觉，常规应对处置；如为正常酸胀等感觉，则结合术者针下感，得出达到病灶的判断标准。

7）根据术前检查和术中针下触诊所得，选择纵行切割、横形切割、十字切割、摆动等操作术式中的一种或数种，进行规范操作。

8）出针后拔罐或不拔罐，常规贴敷。

5. 毫针滞针牵拉法　根据软组织异常改变的深浅，调节刺入角度（越浅角度越小），斜刺至软组织异常改变内，向一个方向拧转，滞针后牵拉数次，留针3～5分钟再牵拉数次。较浅部位，尚可在皮外横向推动毫针，以加强治疗效果。

三、基本复位手法

基本的复位手法，以牵、旋、顿、咳四种为主，单一或复合使用，要求稳、准、巧、快，力量适中，借力使力，动中求解。所谓稳，就是术者心中有数，手法熟练；准，是指手的位置和所施之力正好在病变之处；巧，即动作轻巧和谐；快，即明快迅疾；力量适中，是指用力恰当，中病即止，无过度损伤之弊；借力使力，是形容借助患者肌肉收缩等力量，协助复位之法；至于动中求解，是指利用手法使关节产生被动性的错动，利用这种错动来复骨归原或解除嵌夹。

为了达到上述要求，在协调的被动活动中，多要使用一种突发、快速、准确的顿挫动作，这种瞬间爆发力，是复骨归位的主要动力，也是术者操作的难点和精要之处。正如《医宗金鉴·正骨心法要旨》中所说的：“虽在肉里，以手扪之自悉其情，法之所施，使患者不知其苦，方称为手法也。”

常用的复位手法有以下几种：

1．牵推法 通过牵引加大关节间隙，再在局部推、按、压、提，将前后或侧方错移复正。牵时，要先持续并略带旋动；推时，要在持续牵拉的基础上，再快速瞬间牵一下，并与牵中的旋动默契配合。此方法适用于上、下肢及局部的牵推。

2．牵旋法 通过牵引加大关节间隙，继而旋动，使旋转错移在牵旋中回复原位或解脱嵌夹。对复位有困难的病例，可于此法的最后加一个顿挫法的动作。此法适于活动方向多、范围大的、可做环转的球窝关节和椭圆关节，如肩肱关节和髋关节等。

3．顿挫法 按一定方向反复被动活动关节，逐渐加力增加角度，当接近极度时，稍微再用力疾推一下，并立即放松。这种疾推的力量虽较大，又有爆发的特点，但是因为立即放松了，不会造成关节损伤，是广泛应用的一种复位手法。不过，此法掌握较难，必须术者双手配合默契，并在医患配合协调的情况下方可取效。为此，可以采用诸如谈话等方式分散患者注意力，趁其不备完成手法。

4．顿推法 即在顿挫法顿挫的瞬间，另一手指在局部快速地推一下，由于在局部加了力，效果较单纯顿挫法更佳。

5．鼓咳法 利用患者鼓劲用力咳嗽时，胸腔压力的增大，以及肌肉猛烈的收缩，适时地在伤处施以下压或分开的手法，将凸者压下、凹者提起，复骨归原。此法也强调医患间有机的配合，而且必须掌握好压或分的时间才能取效。多用于胸肋和脊椎的骨缝。

上述基本的复位手法，对于临床上多种多样的变化，不能全部适应，还需术者临症时以此为基本，视人视症灵活变化、加减化裁，达到“手随心转、法从手出”的至高境界。

6．“软性复位法” 近年来，“软性复位法”逐渐受到医生和患者的关注，尤其受到对手法扳动过于紧张和受负面影响较深者的偏爱。由于关节微小移位常隐藏在软组织损伤之中，并随之发展，而且相当一部分的软组织损伤治愈后，仍遗留有关节微小移位，使症状和体征不能彻底消除，而且大大加强了复发的可能性和复发的密度。脊椎病之所以在椎间盘退变和继发改变基础上出现症状，有一种病理改变即是脊椎后关节发生了微小移位，当矫正了微小移位，症状消失；如果再发生了微小移位，则再出现症状。为此，我们在充分认识关节微小移位这一疾患之后，还要能够予以确诊和鉴别，更重要的是掌握复位方法，这样才能提高治疗软组织损伤的疗效，并减少由关节微小移位继发的骨性关节炎的发生。传统的扳动手法虽有很好的疗效，但由于技术掌握的差异而时有令患者过于紧张，甚至出现意外。在生物力学指导下，先松解痉挛的软组织，再施以不扳动的（仅持续于最大角度片刻或沿轴向稍牵拉顿挫）手法复位，既提高了安全性、又保证了疗效，而且易于患者和医师接受。

不难预见，“软性复位法”将越来越广泛地应用于临床，越来越受到患者和医生的青睐。

四、术后处理

术后处理是巩固复位后的效果，继续治疗后遗症状，取得良好疗效的重要措施，应予充分重视。实践证明，复位后当即再次错位、复位后再次复发或复位后遗有疼痛不适等症状的错骨缝，大多是由于术后处理不当所造成。

术后处理主要包括以下几个方面：

1．局部外固定　用胶布、布条、绷带、护腕、护膝、护踝等，加固伤处数日至数周，防止骨缝复错，并以利损伤的软组织修复。

2．部分制动　在一段时间内，限制做某些容易导致骨缝复错的动作。如肩部错骨缝复位后禁做上举动作，腕部错骨缝复位后禁做旋转动作等。

3．锻炼　设计适当术式进行锻炼，以加强肌力、恢复功能、保护关节稳定。通过锻炼增强体质、增加韧带的弹性，是积极地预防错骨缝发生的有效方法。

4．内服药物　针对复位后遗留的症状，给予汤剂或丸、散及成药。主要是行气活血、舒筋活络、补益肝肾等法。

5．外用药物　针对复位后遗留的症状，给予洗药、腾药、药膏等外用，主要是消肿、软坚、强筋等。其中，外用膏剂最为常用，外用药物的理论依据是：“外治之理，即内治之理，外用之药，即内治之药，所异者法耳。”外用药物可通过皮毛、经穴、经脉起作用，达到以肤固表、以表托毒、以经通脏、以穴除邪和扶正强身的目的。现代医学也证实，外用药物可通过皮肤附属器和角质渗入，发挥治疗作用。具体的外用膏剂的配制及用法有以下几种：

（1）将药物混合或单味研成细末。

（2）用蜂蜜或凡士林等与药末调合成软膏，比例为：60% 蜂蜜或凡士林 +40% 药末。

（3）将软膏薄摊在敷料或棉布上，贴于特定部位固定。也可在软膏上撒少许麝香、穿山甲、冰片、樟脑等掺药细末，或用月桂氮酮（ANONE）增强药物穿透力，以加强治疗作用。每日或隔日一换。

6. 内因治疗　对因身体素弱、脏腑虚损或患痹证经常发生错骨缝者，针对内因给予对症治疗，如补益肝肾、祛风除湿等。

7. 软组织损伤现代手法治疗　现代手法是在传统手法的基础上，汲取现代医学的理念及方法，完善提高使之更符合现代科技水平升华了的传统手法。主要包括按压手法、牵拉手法、被动活动手法及矫正软组织和（或）关节解剖位置紊乱的复正手法。对复位后仍有明显的软组织损伤、劳损等症状者，继续用现代手法对症施治。

第二章　颞下颌关节错骨缝

下颌骨，古称地阁骨，俗称下巴骨，“地阁骨，即两牙车相交之骨，又名颏，俗名下巴骨，上载齿牙”（《医宗金鉴·正骨心法要旨》）。但是，该书又有“颊车骨即下牙床骨也，俗名牙钓，承载诸齿，能咀食物，有运动之象，故名颊车。其骨尾形如钩，上控于曲颊之环”，“两钓骨名曲颊，即上颊之合钳，曲如环形，以纳下牙车骨尾之钩者也”和“玉梁骨即耳门骨，其处上即曲颊、下即颊车，两骨之合钳也”的记载。看来，钓骨是上牙床骨的两边（即颞骨的下颌窝部位），颊车骨即下颌骨，玉梁骨才是相当于颞下颌关节的古称。不过，大多数古籍中都把脱臼、错、落，归在颊车骨项下，或称“颔颏脱下”“下巴脱落”“吊下巴”“脱下颏”等。

颞下颌关节由下颌骨的下颌头与颞骨的下颌窝和关节结节构成，关节面由一层纤维软骨覆盖。左右两侧的颞下颌关节同时进行运动，是一个典型的联合关节。它有一个随关节活动而轻微移动的、由纤维软骨构成的、椭圆形的关节盘，起着调节关节运动、缓和及减轻震荡的作用。它的关节囊较松弛，由颞下颌韧带、蝶下颌韧带及茎突下颌韧带协助稳定关节，其中，颞下颌韧带主要起限制下颌头向前方的运动。该关节可做屈伸（开口与闭口时下颌的上下运动）、前后以及左右的滑动等三种方向的运动，以适应饮食、语言和表情等活动的需要。

根据病机不同，可以将颞下颌关节错骨缝分成“别卡型”和“旋转型”两种类型。

第一节 别卡型颞下颌关节错骨缝

【病因病机】

颞下颌关节的运动，是左、右两侧做为联合关节共同进行的。如果只用一侧臼齿咀嚼食物或用力猛咬硬物，两侧颞下颌关节的张开度不一致时，均可造成闭口后一侧颞下颌关节高，另一侧颞下颌关节低的微小歪斜，使整个下颌骨呈一种类如“别卡”的形状，即称别卡型错骨缝。

经常复发的，又能自己整复的习惯性颞下颌关节脱位患者，往往由于自己复位不完全或关节囊和韧带的过度松弛，而继发别卡型错骨缝。

【诊断与鉴别】

1. 有因齿疾等原因，屡用一侧臼齿咬嚼硬物史，或见于用力猛咬硬物后、打哈欠后或习惯性下颌关节脱位自行整复后的病史。

2. 张口、闭口不利，关节内有涩滞的“捻发音”样声响，并伴有隐痛不适的感觉。

3. 张口度较正常为小，强迫张大时有轻微疼痛和阻塞感。

4. 自觉在上、下臼齿咬合时，一侧的接触不如另一侧紧密有力。如在咬不紧一侧的齿间垫少许敷料，则感咬合紧密有力。

5. 仔细触摸两侧下颌关节，可觉一侧的关节间隙稍宽，另一侧略窄。

6. 对比观察双侧下颌关节的侧位X线片，或可观察出一侧的下颌头与颞骨下颌窝之间的距离，稍大于另一侧。

7. “颞下颌关节紊乱综合征”，是口腔科常见的一种疾病，因其有明显的弹响和疼痛，以及伴有头痛、头晕、耳鸣、舌麻、口干等症状，而别卡型颞下颌关节错骨缝只有“捻发音”样声响和隐痛不适，并无其他症状。再加上触摸和X线检查的阳性结果，二者不难鉴别。

【治疗】

1. 术前处理 在双侧颞下颌关节处做摩法和推法，如发现结节及索条样软组织异常改变，用分筋法和理筋法。最后，术者用两手掌大鱼际分别按定两侧颞下颌关节，稍加力按揉，如有困难，可用刃针微创治疗术治疗。

2．复位手法　患者端坐在矮凳上，助手立其后固定头部。术者双手拇指包裹纱布，伸入患者口中，置于双侧下臼齿尽处；余指分别在口外托握下颌角及下颌体。把定捏紧后，术者两手先上、下反向错动数次，最后做一次稳健、确实、有力的提起关节间隙稍宽一侧，压下另一侧的顿挫手法（图2-1）。

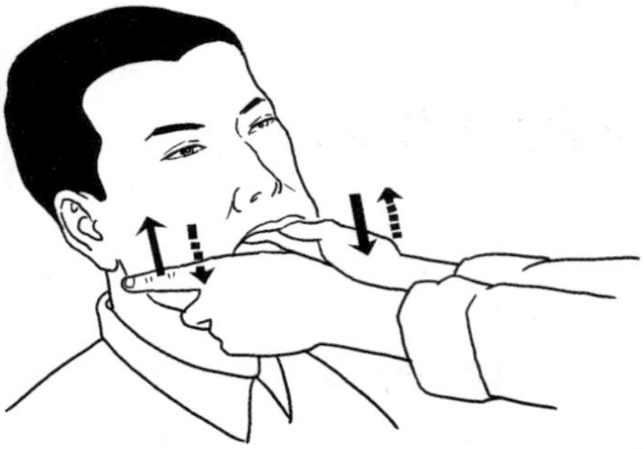

图2-1　别卡型颞下颌关节错骨缝复位手法

术中若感关节内微有移动，术后又张口闭口自如，双侧上、下齿咬合均紧密有力，而且触摸双侧颞下颌关节间隙已等宽，则表示复位成功。如未成功，可重复操作一次，如还未成功，则需隔日再操作，详细动作分解见图2-2。

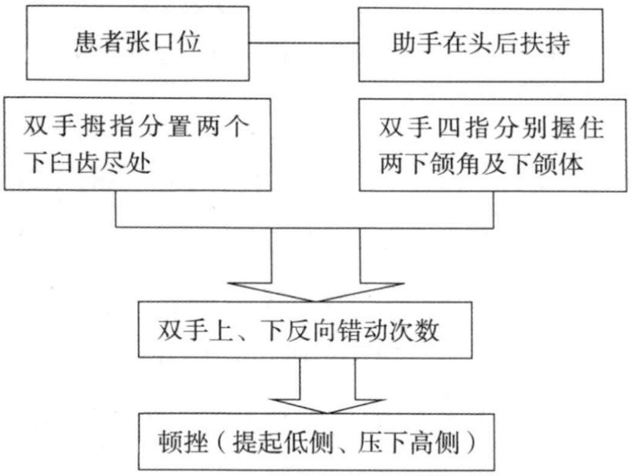

图2-2　别卡型颞下颌关节微小移位复位手法分解图

3．术后处理　术后1周之内，每日做自我按摩双侧颞下颌关节数次，方法如术前处理中的摩法、推法和分筋法。每日做张口至最大限度练习30～50次。术后2周之内，忌咬嚼硬物。

【讨论】

1．颞下颌关节的上下运动，是在张口与闭口的过程中进行的。张口时由于翼外肌收缩，下颌头与关节盘向前移至关节结节，下颌头沿横贯左右下颌头的额状轴，做类似屈戌关节的运动；而闭口时，则由于翼外肌的松弛，下颌头和关节盘就又回到下颌窝，如此做上下运动。若双侧翼外肌在收缩－松弛、松弛－收缩的过程中，失去协调和一致，或因咬硬物过猛等原因，使一侧翼外肌收缩过度，则可致两侧颞下颌关节的上下运动不平衡和不同步，呈一高一低的别卡状态，造成这种别卡型颞下颌关节错骨缝。

2．如果关节盘在张口过程中向前移至关节结节时被过度挤压，闭口时又未能回到下颌窝正常位置，则是“关节内结构位置发生微小异常”病理形式的错骨缝。按别卡型颞下颌关节错骨缝治疗术式活动颞下颌关节，在活动中带动异位的关节盘回到正常位置。这种“动外带内”的思维，充分体现了传统中医骨伤科手法“动中求解，动中使活”的特点，指导了很多部位错骨缝的矫正。

3．人类进化的研究表明，在完成从猿到人的进化过程中，颞下颌关节一方面使人类口腔成为高级咀嚼和语言的器官，另一方面也因为口腔软组织和咀嚼肌的退化，很难承受过大的压力，这在颞下颌关节中存在潜在的不协调因素，一有诱因就会产生病变，下颌头对关节盘长期反复的叩碰而出现弹响，久而久之导致创伤。轻者咀嚼时发出“叭叭”的弹响声或半脱位，重则伴随耳、眼、颈、肩、腰部的疼痛以及早衰和性功能紊乱。这种被称为“颞下颌关节紊乱综合征”的疾病，是现代人类口腔的常见病、多发病。下颌头对关节盘异常叩碰的原因之一，可能就是颞下颌关节错骨缝。

有些“颞下颌关节紊乱综合征”的病理改变中，是否包含有别卡型颞下颌关节错骨缝的因素在内，目前还不能明确知道，有待今后在临床上观察鉴别。不过，如果遇到有明显错骨缝指征的“颞下颌关节紊乱综合征”，可以用上述复位手法做试验性治疗，有益而无害。

第二节　旋转型颞下颌关节错骨缝

【病因病机】

因齿疾等原因长期用一侧臼齿咀嚼，或在频繁地左、右磨动着咬嚼硬物以后，均可以发生双侧颞下颌关节在做侧方活动结束时，最终未能回复原位，处于整个下颌骨略旋转向一侧的双颞下颌关节的旋转移位，称为旋转型颞下颌关节错骨缝。

下颌骨被外力碰撞或打击，以及习惯性颞下颌关节脱位，自行复位不全的患者，也可发生旋转型颞下颌关节错骨缝。

【诊断与鉴别】

1. 因齿疾等原因长期用一侧臼齿咀嚼硬物史，或见于用力猛咬硬物后、打哈欠或习惯性下颌关节脱位自行整复的病史。

2. 张口闭口不利，关节内有涩滞的“捻发音”样声响或低钝的弹响，并伴隐痛不适感。

3. 张口度较正常为小，强迫张大时有轻微疼痛和阻塞感。

4. 上、下门齿缝不能对齐，下门齿缝偏向一侧。

5. 仔细触摸两侧颞下颌关节，可觉一侧下颌头略前移，另一侧（即下门齿缝偏向的一侧）下颌头略后移。

6. 对比观察双侧颞下颌关节侧位X线片，有时可以看出，一侧的下颌头与颞骨下颌窝后缘之间的距离，稍大于另一侧。

7. 别卡型与旋转型颞下颌关节错骨缝，相同的症状不少，但通过门齿缝的观察、触摸比较，以及X线片的对比观察等，不难予以鉴别。

【治疗】

1. 术前处理　与别卡型颞下颌关节错骨缝相同。

2. 复位手法　患者端坐在矮凳上，助手立其后固定头部。患者微张口，术者双手拇指及大鱼际和余指，分别握紧两侧下颌体，先左右旋动数次，待患者完全放松后，将下颌确实地向齿缝对齐方向顿挫一下（图2-3）。

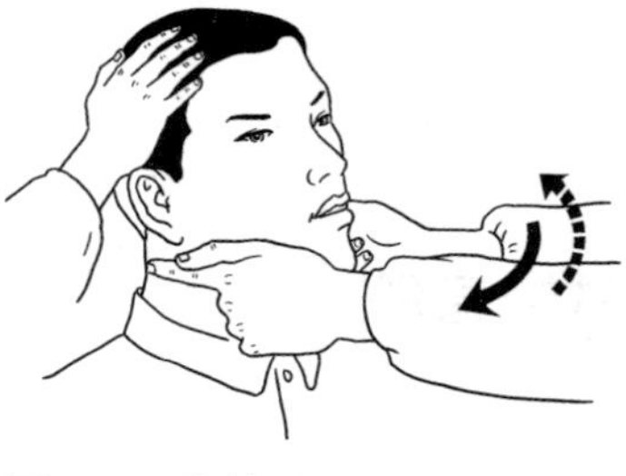

图2-3　旋转型颞下颌关节错骨缝复位手法

术中若觉关节内微有移动，术后查门齿缝已能对齐，触摸双下颌关节间隙已等宽，而且张口闭口自如时，则示复位成功。详细动作分解，见图2-4。

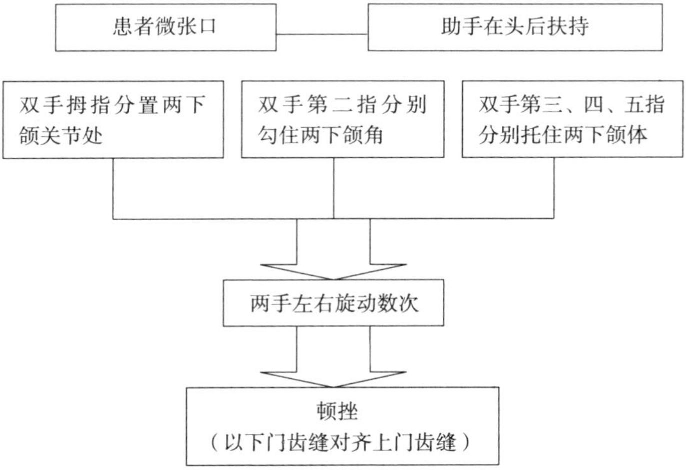

图2-4 旋转型颞下颌关节微小移位复位手法分解图

3. 术后处理 与别卡型颞下颌关节错骨缝相同。

【讨论】

1. 在颞下颌关节做侧方运动的时候，同侧为下关节腔的运动，下颌头沿垂直轴在关节盘的下面旋转；而对侧则为上关节腔的运动，下颌头和关节盘移至关节结节。如果旋转中的下颌头最终未能回到原位，保持着异常的旋转位置，就造成旋转型颞下颌关节错骨缝。

2. 诊断与鉴别中的门齿缝对位问题，就一般而言，有很大的诊断与鉴别的价值。但是，有的患者因牙齿畸形或一侧臼齿废用，门齿缝早已不能对齐，则不能作为依据。为此，应常规讯问牙齿及口腔的既往病史，以及患病前门齿缝是否能对齐，以免造成误诊。

3. 由于在张口时，下颌头移向颞骨的关节结节，颞下颌关节就处在一种不稳定的状态，这种不稳定有利于整复关节面间上、下位置的错移。所以，别卡型颞下颌关节错骨缝的复位手法，要选择在患口张开时进行。反之，同样是在张口位时，侧方运动受到阻碍，几乎不能左、右活动，在这种状态下，根本无法矫正旋转错移。但是，在稍微张口的时候，侧方活动所受到的限制极小，有利于下颌头沿垂直轴旋转，所以，旋转型颞下颌关节错骨缝的复位手法，要在患口稍微张开时进行。

4. 有些“颞下颌关节紊乱综合征”的病理改变中，是否包含有旋转型颞下颌关节错骨缝的因素在内，目前还不能明确知道，有待今后在临床上观察鉴别。不过，如果遇到有明显错骨缝指征的“颞下颌关节紊乱综合征”，可以用上述复位手法做试验性治疗，有益而无害。

5．据临床所见，如果颞下颌关节错骨缝迁延日久而未复位，会因“肢体损于外，则脏腑伤于内”的理论，出现头晕目眩、口苦舌红、脉弦细或弦数等肝阳上亢之象，治宜柔肝、清热、安神，方用“逍遥散”加味等。

6．拍摄张口侧位和闭口侧位X线片，如显示张口侧位颞下颌关节半脱位、闭口侧位颞下颌关节位置正常，则提示咬合关系紊乱，应请口腔专科诊疗。

第三章　胸肋与胸锁关节错骨缝

第一节　胸 肋 关 节

古将胸骨和肋骨统称为胸骨，“胸骨即髑骬骨，乃胸胁众骨之统名也，一名膺骨，一名臆骨，俗名胸膛。其两侧自腋而下，至肋骨之尽处，统名曰胁。胁下小肋骨名曰季胁，俗名软肋；肋者，单条骨之谓也。统胁肋之总，又名曰胠”（《医宗金鉴·正骨心法要旨》）。胁，即侧胸部，由腋部以下至第十二肋骨的总称；季肋，即第十一、十二浮肋；胠，指胁下之空软部分。

古籍中没有胸肋错骨缝的记载，只有脱位整复的手法，可作为错骨缝复位手法的参考和借鉴。例如，据《证治准绳》载：“凡胸前跌出骨不得入，令患人靠实处，医人以两脚踏患人两脚，以手从胁下过背外，相叉抱住患人背，后以手于其肩掬起其胸脯，其骨自入。”此系利用抬肩扩胸之力，整复胸肋关节半脱位的方法。

胸肋错骨缝，包括胸肋关节错骨缝的前错型和后错型，以及肋软骨间关节错骨缝。

【病因病机】

肋骨与胸骨的连接，分为两种形式。一种是，第1肋骨前端的肋软骨与胸骨柄肋骨切迹，形成第1肋骨的胸肋软骨结合，两骨之间仅以软骨组织相连；另一种是，第2～7肋软骨与胸骨之间构成胸肋关节，靠上部的胸肋关节一般均有关节腔及松弛的关节囊，中部的关节腔常常不完整，下部的则无关节腔。老年后，关节腔一般都消失，只有第2胸肋关节的关节腔可保持至终生。这些关节和软骨联合，不同程度地参与了在呼吸时胸廓的运动。若突然受到屏气、扭努、碰撞等外伤，就可引起胸肋关节轻微移位。如属胸骨向前错、肋骨向后移的，称前错型错骨缝，反之，胸骨向后错、肋骨向前移的，称为后错型错骨缝。据临床观察，前错型多于后错型，第2和第3胸肋关节错骨缝的发病率最高，其他胸肋关节少见。

第6～10肋软骨之间，也以典型关节的形式相互连接，构成软骨间关节。在上述外伤条件下，它也可以发生两关节面之间在内翻或外翻这个范围内，相互位置的旋转性错移，而致肋软骨间关节错骨缝，以第7肋骨与第8肋骨之间的肋软骨间关节最容易发生，其他少见。

【诊断与鉴别】

1. 有胸部被撞击、磕碰或搬运重物用力过猛努伤，或者骤然屏气的外伤病史。

2. 以局部为主，涉及整个胸壁都疼痛，大多有沿肋骨间的放射性牵掣痛。咳嗽、呼吸等胸腔压力增大的情况，均加剧疼痛。

3. 局部有压痛、微肿（撞击或磕碰者）或不肿（努伤或屏气者）。

4. 胸腋部筋肉挛紧，抬肩举臂受限，身体转侧、回顾均不便利。

5. 严重者声微气弱，甚至伴有呛咳、胸闷、头晕、呼吸浅促等症状。

6. 仔细触摸，可觉出患处不平。胸肋关节错骨缝者，胸骨略高出或低陷；肋软骨间关节错骨缝，则是相关节的上根肋骨，略高出或稍低下于下根肋骨。

7. 肋软骨间关节错骨缝的疼痛范围和性质不完全一样，有的是局限于上腹部的针刺样疼痛，在休息和运动时，尤其是在转身或弯腰时发生；有的沿肋间神经路线有触觉减退及相应的肋间肌痉挛；少数病例则是在肋缘下和放射到背部的钝痛、钻心痛或灼痛。

8. 肋软骨间关节错骨缝的疼痛，与很多胸腹内部的病变所引起的症状相似，所以，除了应用相应学科的检查进行排除外，还可用“钩形手法”试验诊断肋软骨间关节错骨缝，与之鉴别。具体方法是：嘱患者吸气，术者将手指（示指、中指、环指和小指）弯成钩形，插入前肋缘下并向前拉，患侧疼痛明显，而健侧不产生同样的疼痛。

9. 第2和第3胸肋关节错骨缝，应与肋软骨炎相鉴别。肋软骨炎局部虽有肿胀与疼痛，但却没有高低不平的体征，而且疼痛的程度较轻，伴有明显的胀闷不舒感。此外，还有发病缓慢，无外伤史，病程连绵，症状随天气和情绪变化增减，女性患者往往在月经期内加重等特点。以上可与胸肋关节错骨缝相鉴别。

10. 肋椎关节错骨缝、胸肋关节错骨缝以及肋软骨间关节错骨缝的鉴别：

由于三者都有整个胸部的游走串痛、活动痛限、转侧俯仰及呼吸咳嗽时加重的“岔气”样症状，所以有时容易混淆。但是，通过三者在压痛及最痛部位、转侧俯仰痛、呼吸咳嗽痛和上腹及背部放射痛等症状中的特点，可以鉴别（表3–1）。

表3–1 肋椎、胸肋、肋软骨间关节错骨缝鉴别表

类别/症状	压痛及最痛部位	转侧俯仰痛	呼吸咳嗽痛	上腹及背部放射痛
肋椎关节	肋骨后端	较重	较轻	无
胸肋关节	肋骨前端	较轻	较重	无
肋软骨间关节	体侧肋骨中段	较轻	较重	有

【治疗】

1. 术前处理 先用摩法，以回旋移动的方式进行，面积要稍大于局部；继用拇指指腹在局部及其周围触摸，寻找有无结、索等异常改变，如有则分筋松解之；最后，用示指和中指指腹，沿肋骨间隙，由前向后做推法。

2. 复位手法 包括鼓咳法、牵搬法和提拉法。

（1）鼓咳法：患者正坐，双手合抱于头顶。术者位于健侧，略屈膝俯身，以胸部顶抵患者健侧胸壁的胁肋部，双前臂分别从患者前胸和后背搂过，双手指交叉搭接于患处。此时术者的胸部、臂和手合成环抱状，使患者胸壁的前、后、左、右各方均受压力（图3–1），详细动作分解，见图3–2。

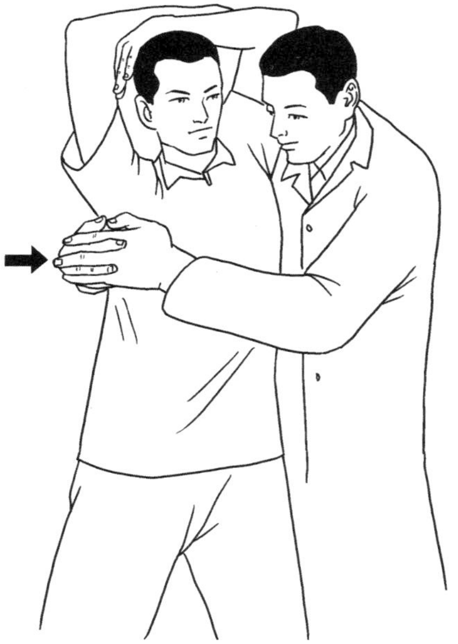

图3–1 胸肋关节错骨缝鼓咳复位法

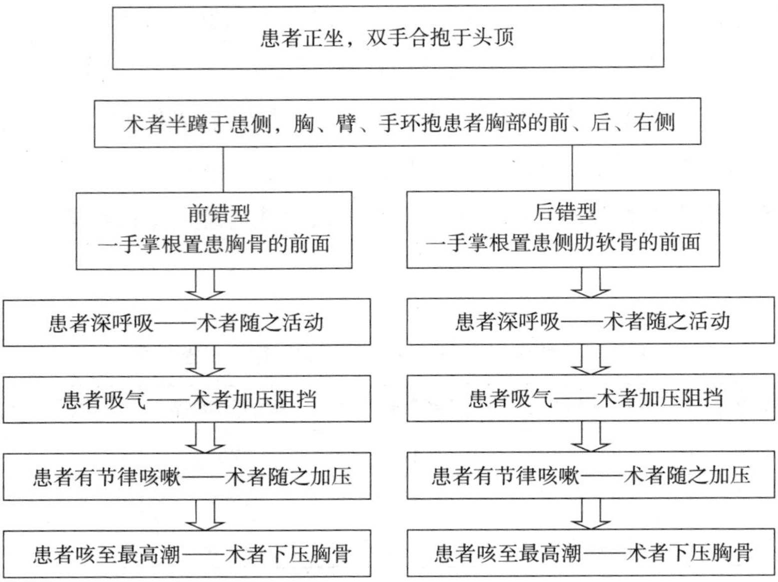

图3-2 胸肋关节错骨缝鼓咳复位手法分解图

胸肋关节前错型错骨缝者，术者于保持上述姿势的同时，以一手掌根压在患处的胸骨上。嘱患者做深呼吸，先不予阻挡，数次后则在患者吸气时，加紧环抱进行阻挡。之后，嘱患者有节律地鼓力咳嗽，在某一声鼓咳即将达到最强的高潮时，掌根用力压患胸骨向下，若觉手下患胸骨略有移动，而且症状大减，则表示复位成功。若未成功，可重复施术数次。

胸肋关节后错型错骨缝者，方法与前错型类同，只是术者一手掌根需压在局部的胸肋关节的肋软骨处，并在最后不是单纯压下，而是一种使关节间隙分开的向下和向外推压之力，压力不宜太大，动作一定要快速、准确而适时。

肋软骨间关节错骨缝者，体姿同上。术者双手需略上下错开搭接，一手掌根置于患处上一根肋骨上，另一手掌根置于伤处下一根肋骨上。也像胸肋关节前错型错骨缝的复位手法那样，先于患者吸气时加紧环抱阻挡之，然后趁患者鼓咳至最强的一瞬间，一手掌根保持压力不动，另一手掌根压高起的肋骨向下即可。

（2）牵搬法：适于女性患者的第2和第3胸肋关节错骨缝。

患者正坐，助手站在背后，屈膝顶其后背，两手搬其双肩向上后方，使患者呈挺胸展肩状。术者立患侧，一手掌根按其伤处，另一手掌根放在与伤处位置相对的背部顶抵之。嘱患者先做深呼吸，术者在局部顺势阻挡，再按照前错型、后错型以及肋软骨间关节错骨缝等不同类型，分别施以和鼓咳复位手法中相同的方法即可。详细动作分解，见图3-3。

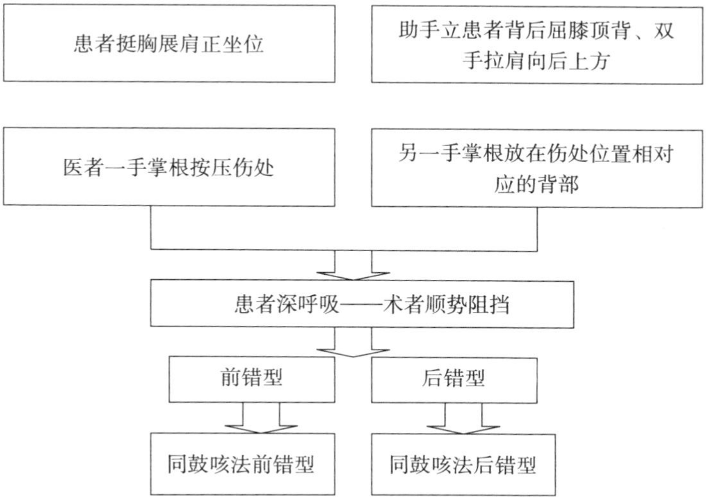

图3-3　胸肋关节错骨缝牵搬复位手法分解图

（3）提拉法：患者正坐，双手分别搭在同侧肩峰，尽量挺胸展肩。术者立其背后，两前臂分别由两患腋下穿过，两手合拢于患者颈后。先做上提、后拉动作数次，然后嘱患者有节律地鼓力咳嗽，在某一声鼓咳即将达到最高潮的瞬间，顿挫地做一次上提、后拉动作。本法适用于胸肋关节前错型和后错型错骨缝，以及肋软骨间关节错骨缝（图3-4），详细动作分解，见图3-5。

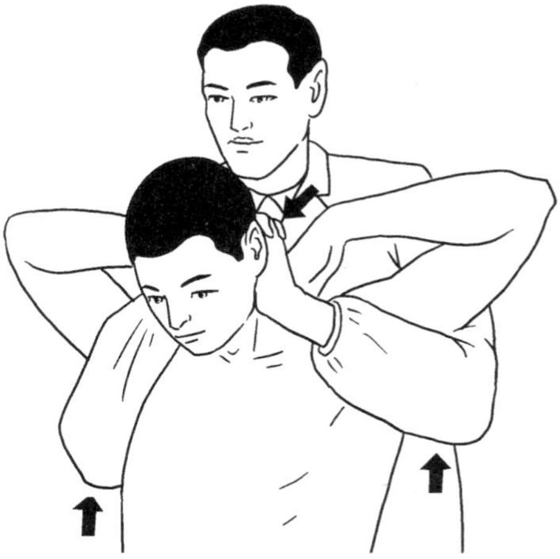
图3-4　胸肋错骨缝提拉复位手法

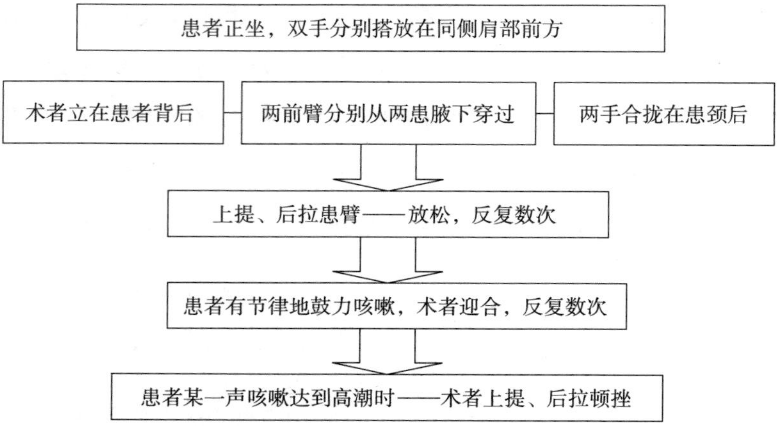

图3-5 胸肋关节错骨缝提拉复位手法分解图

3．术后处理 1周内，每日做扩胸动作练习及深呼吸30～50次。对仍遗有局部微肿、呼吸转侧有疼痛不适感者，按术前处理中的摩法、分筋法和推法治疗，重点仍是松解软组织的异常。此外，局部用“骨科药膏”加威灵仙、枳壳、泽兰叶外敷，或内服“加味木金散”。

【讨论】

1．关于肋软骨间关节错骨缝是否存在的问题：从临床观察的角度出发，既有症状又有体征，而且一经手法复位立即缓解，应视为确实存在。但这只能说是推测，因为没有用科学的方法证实。

根据资料，Dayies-Colley早在1922年就首先叙述了一种称为“滑脱性肋骨综合征”的疾病。他指出：“下肋间关节的异常活动性，引起疼痛可能并不罕见。此症本身是很轻微的疾患，但却引起最讨厌的症状。”对于病理变化，称“真正的原因不明”。但是，观察“切下来的肋骨标本，除常可证实不完全性关节脱位外，其他是正常的”，从手术探察的结果，也证实了肋软骨间关节不完全脱位的存在，这对错骨缝的存在，无疑是较科学的证明。

Holmes称，此症“由于转身和上举所致的间接创伤多于直接创伤，属内脏性质的疼痛，可能由于肋间神经与交感神经的传入系统邻近，刺激腹部脏器所致”。对于治疗效果，认为“保守疗法、肋带制动，很少有益”。

2．第2、3胸肋关节和第7、8肋软骨间关节，错骨缝发生率高的原因分析：（1）第1肋软骨，直接与胸骨柄的肋骨切迹相连，是一种软骨联合，虽然它终生都不骨化，但因位置隐蔽、居于锁骨之下，活动又轻微，所以很不容易发生错骨缝。

（2）肋软骨的外侧端，嵌入于肋骨前端的凹陷中，以软骨联合的形式连接，周围被骨膜包绕，几乎不能发生运动。所以，肋骨与肋软骨联合处，极难发生错骨缝。

（3）第2~7肋软骨的楔形端和胸骨上的与其楔形相同的切迹，构成胸肋关节，只能做轻微的滑动。其中第2、3胸肋关节，有关节腔和松弛的关节囊，活动范围较大，相对而言，稳定性较差，所以错骨缝的发病率高；然而第6、7胸肋关节没有关节腔，活动极微，故发生错骨缝的可能性极小，至于第4、5胸肋关节，由于有的有关节腔、有的缺如，活动范围也不大，所以错骨缝的发病率也低。

（4）第6~10肋软骨相邻的边缘处，各以其光滑的菱形关节面相互连接，被很薄的关节囊及关节囊韧带包绕加固。在呼吸时，它们伴随整个胸廓进行运动，容易发生关节面间位置的轻微错移。由于只有第7、8肋软骨间关节的间隙和活动度较大，其余的肋软骨间关节的均小，所以错骨缝以第7、8肋软骨间关节为多，余者皆少。

3．关于胸肋关节错骨缝，为什么是胸骨向前或向后错移，而不是肋骨错移的分析：胸廓的运动，是肋骨和胸骨的综合性运动，有协助呼吸的作用。当吸气时，胸肋关节的肋软骨连同肋骨前端一起做上举、下缘外翻和向外方的综合运动。而此时的胸骨，只向前上方运动。所以，在具备错骨缝的条件时，除去胸骨和肋骨同时都向上方运动的因素不计外，肋骨的向外运动，增加了关节间隙，使胸骨就有可能在向前方的运动中，超越常度而向前滑移，最终都回不到正常位置，以致发生前错型错骨缝。反之，呼气时肋软骨连同肋骨前端一起，做下降、下缘内翻和向下方的综合运动，而胸骨则做向后下方的运动，与上同理，以致发生后错型错骨缝。

正因为胸骨在呼吸时，有向后方和前方的运动，而肋骨没有，所以向前、后的错移都发生在胸骨，而不是肋骨。

4．肋软骨间关节错骨缝，关节面间错移方向的分析：肋软骨间关节错骨缝，关节面间错移的方向，取决于肋骨运动的变化。如果是在吸气时，相关节的两根肋骨就同时做上举、下缘外翻和向外的运动。如果有一根最终没有回复原位，就造成那一根肋骨的肋软骨关节面，下缘外翻的轻微错移，该肋骨也比相关节的另一根肋骨稍显高起。反之，则为下缘内翻的轻微错移，该肋骨就比与其相关节的另一根肋骨稍显低下。由于错移极微，触摸关节间隙很难鉴别，因此应借助肋骨的变化较易摸出的特点，间接地进行鉴别。

5. 复位手法机制分析

（1）肋骨和胸骨在呼吸时的运动，使胸廓的前后径和左右径，发生增大和缩小的变化。如果胸廓受外力挤压，不能正常增大时，必然要使出比正常为大的鼓动之力，来进行肋骨和胸骨的正常运动。复位手法中的加紧环抱、进行阻挡，正是借助这种增加之力，缓解挛紧的肌肉，为复位做准备。

（2）胸肋关节前错型错骨缝的复位方法，是利用咳嗽时胸腔鼓动之力由内抵顶着肋骨，咳嗽时肌肉猛烈的收缩、配合压胸骨向下，采取这两个相反的力复骨归原。而后错型整复时，则是略向外下方推压肋骨，以增加关节间隙，再借鼓动之力提起胸骨。此即所谓“借力使力”。

（3）肋软骨间关节错骨缝的复位机制，也是利用上述原理，下压高起的肋骨，或提起低下的肋骨，以恢复两关节面间的正常位置。由于这种轻微的高起或低下，是指两关节面间相对位置的变化而言，所以在复位过程中，既然提起低下的肋骨比较困难，就都改为压下高起的肋骨，同样可以达到复位的目的。

（4）牵搬法和提拉法，都是利用牵搬和提拉之力，使患者尽量挺胸、展肩，以扩大关节间隙，再配合鼓咳的原理，“借力使力”达到复位的目的。

6. 临床实践表明，虽然准确鉴别各类胸肋错骨缝十分困难，但鼓咳法适用于各类胸肋错骨缝，确实、稳健的操作，多可获理想疗效。

第二节 胸 锁 关 节

胸锁关节由锁骨的胸骨端与胸骨柄的锁骨切迹构成，有关节盘将关节腔分为上下两部，使关节面之间更为适合，其稳定性主要依靠胸锁前后韧带维持。胸锁关节对肩肱关节的活动起一定作用，当肩肱关节受外伤超越正常活动范围时，可以间接造成胸锁关节损伤。

古称锁骨为锁子骨，“锁子骨，经名拄骨，横卧于两肩前缺盆之外，其两端外接肩解”，其内端无关节之称，有的书只笼统地叫做血盆骨，也没有此处脱位之说。

现代医学有胸锁关节脱位和半脱位的病名，分为前脱和后脱两类。前脱是在外力作用下，由于第一肋骨前端的支撑作用，将锁骨内端顶出，而脱向前内侧，后脱则是受由肩的后上部向前下方的外力冲击，经锁骨传导至其内端，穿破关节囊，撕断胸锁后韧带，使锁骨内端移位于胸骨的后内方。

胸锁关节错骨缝，是比上述半脱位还要轻微的，锁骨内端连同关节盘一起异位的一种病理改变。它致病的外伤，比半脱位要轻微得多，有的几乎未曾记忆受过外伤，甚至摸不出相互位置的微小错移。

【病因病机】

肩部被急剧向后、下方猛力牵拉，或屏气用力推顶重物，以及运动中姿势不正确、动作不协调时，均可发生胸锁关节错骨缝，有的无明显致病因素。至于突然发病者，多见于长期从事扛抬、搬运等重体力劳动者，或身体素弱、较少参加体力劳动者，偶尔从事体力劳动后，出现症状。

一种病机是，当肩部做前、后方向运动，胸锁关节的锁骨内端即与关节盘一起向后方和前方活动，如果关节盘在活动结束应停留在中立位时，最终都没有回到正常位置，就发生了关节盘与胸骨之间相对位置的轻微错移，而发生错骨缝。

另一种病机是，当耸肩或上肢下垂时，锁骨内端的上缘及与其相连的关节盘，被压入胸骨的锁骨切迹内，或锁骨内端的下缘紧压关节盘，其余部分则斜向外方。如果被压入胸骨锁骨切迹内的关节盘，或斜向外方的部分关节面，最终没有回到原位而处于异常位置，亦即发生错骨缝。

由于胸锁关节错骨缝病变微小，体征极不明显，所以很难明确鉴别具体的错移方向。幸而，不能分别类型对选择治疗方法意义不大，因为可以用一种手法通治，故在临证上也就不再分别类型了。

【诊断与鉴别】

1. 有病因中所述的几种情况中的一种。

2. 局部有深在的轻微胀痛及不适感，常可在扩胸和深呼吸后暂时缓解。

3. 除部分病程日久者外，一般在局部都没有明显压痛及肿胀，但多可摸到筋结、筋索等软组织异常改变。

4. 耸肩及做肩部环转旋动时，局部微有疼痛，多伴有涩滞摩擦声响或仅能由患者自己感觉得到的不吻合磨动感。

5. 局部摸不到微小凸凹不平的关节面错移体征，但较严重的病例有时可以摸出。

6. 胸锁关节穿胸位X线片，一般不能显示错骨缝的微小位置错移，但能从胸锁关节处的软组织肿胀、锁骨略向前或后突出，作为诊断的参考。具体的投照方法是：患者仰卧，X线管置于患侧身旁，中心线呈水平位，穿过前胸对准患侧胸锁关节间隙，胶片直立，放在健侧颈肩旁与中心线垂直投照。

7. 应与胸锁关节类风湿关节炎鉴别，该病早期很容易与胸锁关节错骨缝混淆，但根据同样可以侵及其他关节，休息后症状缓解、活动后症状加重，关节运动受限范围逐渐扩大，活动期血沉加快，类风湿因子试验等呈阳性结果及X线片显示关节区域弥漫性骨质疏松、软骨间隙变窄等特点，可以鉴别。

8. 应与同样有胸锁关节局部疼痛症状的颈肋和前斜角肌综合征鉴别，前者在锁骨上窝处可摸到骨性肿块，X线片可以确诊；后者可于锁骨上窝内摸到紧张、肥大而坚韧的前斜角肌肌腹，按压时有明显压痛，并向患侧上肢放射。

【治疗】

1. 术前处理　先在胸锁关节处，以旋转摩动为主做摩法；继而沿锁骨上缘和下缘由内向外及沿胸骨前面由上向下作推法；最后，重点在胸锁乳突肌的胸骨端、锁骨端及肌腹处触摸，如有筋结、筋索等异常改变，用分筋法和拨络法解除之。

2. 复位手法　分坐位和仰卧位两种。

（1）坐位复位手法：以右侧为例，患者端坐，助手在其背后以膝顶其背部，双手搬定患者双肩稍向后拉。术者立于患侧稍前方，将患者前臂搭在自己左肩和背上，屈肘以前臂抵顶患者腋下，拇、食二指捏定患侧锁骨内端，右手掌按在患者胸锁关节上。先徐徐轻柔地前、后活动患肩，范围由小渐大，待患者完全放松后，突然适度地顿挫一下。接着，再上下活动患肩，并适度地向上顿挫一下。最后，沿顺时针和逆时针方向旋动数次，术毕（图3–6）。详细动作分解，见图3–7。

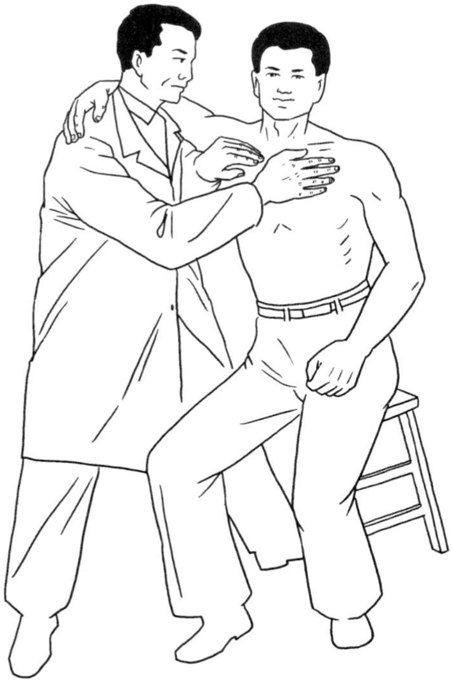

图3–6 胸锁关节错骨缝坐位复位手法

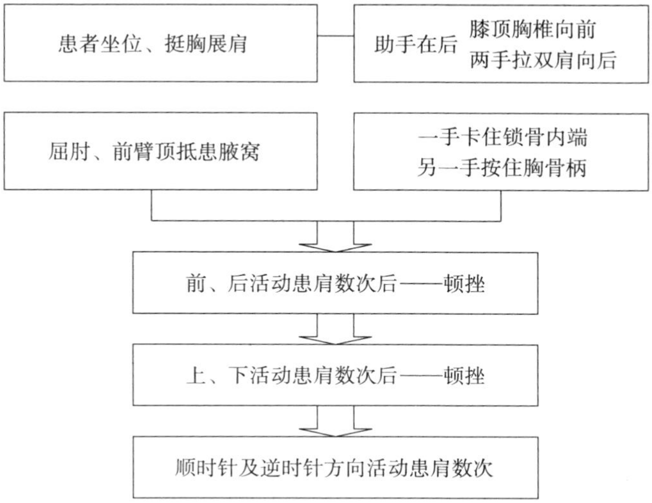
患者坐位、挺胸展肩
助手在后
膝顶胸椎向前
两手拉双肩向后
屈肘、前臂顶抵患腋窝
一手卡住锁骨内端
另一手按住胸骨柄
前、后活动患肩数次后——顿挫
上、下活动患肩数次后——顿挫
顺时针及逆时针方向活动患肩数次

图3–7 胸锁关节错骨缝坐位复位手法分解图

（2）仰卧位复位手法：先制备一个长约50cm、直径约15cm的圆枕头。患者仰卧，将圆枕头纵向垫在其背后胸椎和腰椎的正中，术者立在患侧，两手分别按住患者双肩，适当用力做下压—放松、下压—放松的连续动作，力量渐增，至最大限度时，适力顿挫一下（图3-8）。详细动作分解，见图3-9。

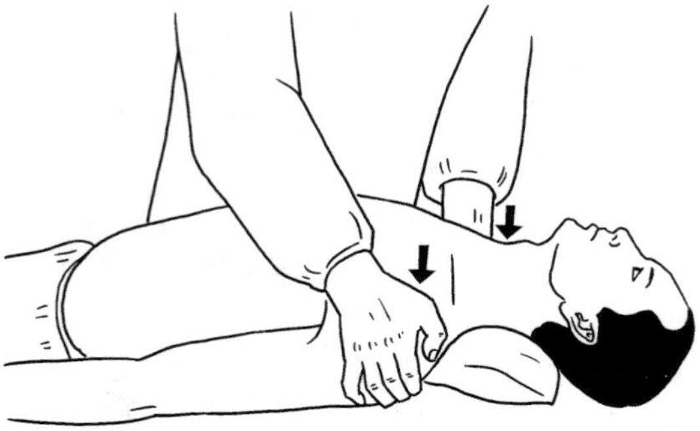

图3-8　胸锁关节错骨缝仰卧位复位手法

患者仰卧位，长圆形枕头在背后胸椎正中部

医生双手分别把握住患者双肩部

↓

下压——放松，反复数次

↓

顿　挫

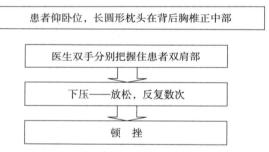

图3-9　胸锁关节错骨缝仰卧位复位手法分解图

术后，症状顿减或消失，则示复位成功。如未成功，不必急于重复操作，以免因肌肉痉挛而再次失败，隔一日或两日再予整复为宜。

3. 术后处理　一周内，每日进行转肩锻炼一百次，其法为患肢自然下垂，以胸锁关节为轴心，做肩关节顺时针方向和逆时针方向的环转运动。局部若有肿胀者，外敷“骨科药膏”，隔日一换，直至消退。

【讨论】

1. 复位手法机制　首先要尽量充分扩大关节间隙，采用以膝顶背、向后拉肩、背后垫枕、下压双肩等措施；接着徐缓、适力地做被动活动，主要是逐渐消除肌肉的抗阻；被动地顺时针方向和逆时针方向环转活动肩关节，是利用类似杠杆作用的原理，以较小的力量充分运动锁骨内端及附着于其上的关节盘，通过运动来松解交锁、复骨归原；最后的顿挫，则是以快速的瞬间爆发力，松解交锁，复骨归原，其作用力及效果都远较单纯被动活动为强。但是，应强调力量和疾推之后的“立即放松”，以免造成意外伤害。

2. 陈旧性损伤瘀血内症的发生　中医认为，如果损伤所致胸锁关节错骨缝，日久未予复位，则可造成关节内部积血成瘀，出现疼痛加重、转侧不便，甚至传变成内症，出现潮热、乏力等瘀热之象，治宜“逍遥散”加减。待内症愈后再予复位。

第四章　上肢关节错骨缝

第一节　肩 锁 关 节

中医古籍中没有明确指出肩锁关节处的名称，只笼统地在锁子骨里称其外端叫支骨、接肩解。虽然在师传口授中有支骨错骨缝、支骨出臼之说，但均未见诸文字记述。

肩锁关节由肩峰内缘及锁骨的外端构成，是一个平面关节，因两骨端形态不相适应，故关节软骨较厚，借以形成平坦光滑的关节面。其关节囊较松弛，凭借肩锁韧带、喙锁韧带及三角肌、斜方肌腱的附着，来加强关节的稳定。可有上、下、前、后及旋转等大约20°的轻微活动度，参与肩胛骨的上提、下降、内收和外展功能。

【病因病机】

外伤、劳损或过度提起锁骨外端以及抬肩动作不协调时，均可致使锁骨外端离开原位，向上、向前或向后方轻微错移，造成肩锁骨关节的上错型、前错型和后错型错骨缝。此外，还有约20%的人生成了关节盘，这就又会发生像胸锁关节那样的错骨缝。

【诊断与鉴别】

1．有猛力提起重物，举臂工作过久或过度抬肩等外伤、劳损病史。

2．局部隐痛不适，在主动或被动活动肩部至某些方向和角度时，出现摩擦声响。

3．无明显压痛，但用手掌压住患侧肩峰加压旋动时，关节内有轻微痛感。

4．在主动抬起上肢的开始或抬高患肢超过130°时，将出现疼痛。主动耸肩时亦有痛感。

5. 用手仔细触摸局部，并通过患、健侧对比，锁骨外端呈略微向前、向后或稍向上的错移，可以觉察。

6. X线片对前错型和后错型，均不能显示。但对上错型，有时或可有参考价值。方法是：

（1）拍摄双侧肩锁关节正位片，其正常间隙为2～5mm，以健侧为准，若间隙增宽1～2mm，即可诊断为上错型肩锁关节错骨缝。

（2）双手持重物、中心线对准第三胸椎，拍摄双侧肩锁关节持重位，以健侧为准，若间隙增宽1～2mm，即可确诊。

（3）比较不持重和持重两个X线片中，肩锁关节间隙的变化，一般患侧增宽的程度要比健侧明显。

7. 肩腱袖部分断裂应与肩锁关节错骨缝鉴别，该症有肩痛、压痛、抗阻痛以及运动轻度受限或不受限等症状和体征。通过其压痛点在肩峰与大结节之间，外展肩关节时无力或同侧肩胛下角外移明显等特点，可与错骨缝鉴别。此外，肩峰与肱骨头间隙正常值是6～14mm，此值若小于5mm，即应考虑为肩腱袖破裂。

8. 应与肩外展疼痛弧综合征鉴别，此症只是肩腱袖损伤而非部分断裂，症见肩关节外展疼痛的弧度是60°～120°和放下时的120°～60°之间，其余角度不产生疼痛，而且压痛在肩峰下的肱骨大结节和肱骨小结节处，这些均与肩锁关节错骨缝不同，可做鉴别。

【治疗】

1. 术前处理　先在肩锁关节处做摩法，顺着锁骨由内向外和在局部按揉。然后，沿着锁骨上下缘的肌肉，主要是斜方肌上部、胸锁乳突肌等，由内向外做推法和捏拿法，如有筋结、筋索等软组织异常改变，做分筋和拨络法，予以解除。

2. 复位手法　按不同错移方向，分别做如下手法，下面以左侧为例加以说明：

（1）前错型肩锁关节错骨缝复位手法；患者坐矮凳上，肘部屈曲、肩部外展、手部高举过头。术者与其相同方向立患侧稍后方，右手从患肩后面伸过，拇指放在患侧肩峰后缘，余指顺次置于锁骨外端的前方。术者左手握持患腕，以患肩关节为中心，逆时针方向环转患侧上肢，至十数圈觉患者放松配合时，在患手转到最高位置（相当于时钟的12点位）的瞬间，突然用力

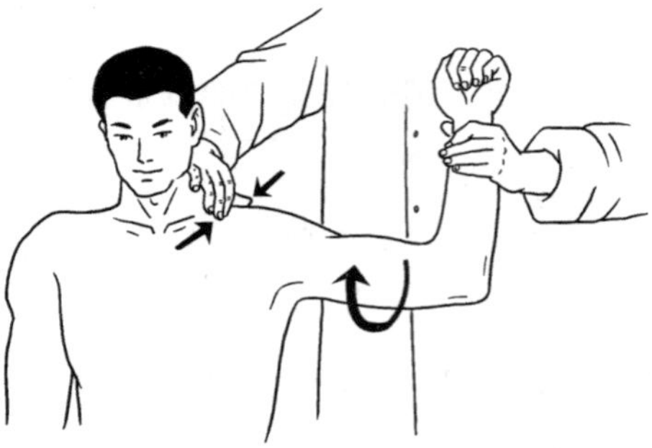

图4–1　前错型肩锁关节错骨缝复位手法

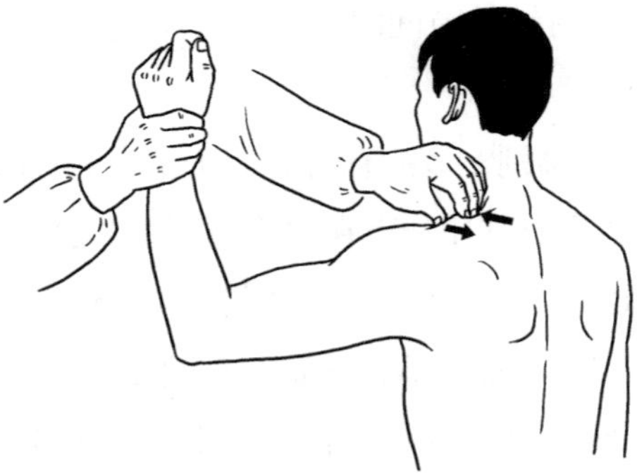

图4–2　后错型肩锁关节错骨缝复位手法

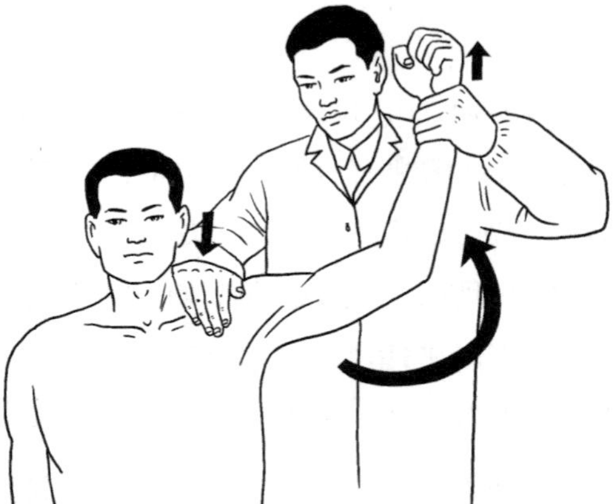

图4–3　上错型肩锁关节错骨缝复位手法

顿挫一下，右手同时顺势以捻动之力推患侧肩峰向前、拉锁骨外端向后，当即可觉关节内移动，或伴复位声响（图4–1）。

（2）后错型肩锁关节错骨缝复位手法：患者体姿与前错型肩锁关节错骨缝复位手法相同，术者立于患侧稍前方，与其面对，一手从患肩前面伸过，拇指放在肩峰前缘，余指顺次置于锁骨外端的后方。术者另一手握持患腕，以患肩关节为中心，顺时针方向环转患侧上肢，至十数圈觉患者放松配合时，在患手转到最高位置（即相当于时钟的12点位时）的瞬间，突然用力顿挫一下，术者置伤处的手同时顺势以捻动之力推患侧肩峰向后，拉患侧锁骨外端向前，当即可觉关节内移动，或伴复位声响（图4–2）。

（3）上错型肩锁关节错骨缝复位手法：方法与前错型肩锁关节错骨缝复位手法类同，只是术者一手手掌按在患侧锁骨外端的上面，另一手握持患腕，待患手转到最低位置（即相当于时钟的6点位时）的瞬间，突然变换方向，改为上提患肢并顿挫一下，与此同时术者置伤处的手掌协同动作，迅速下压患侧锁骨外端（图4–3）。

（4）错移方向不明的肩锁关节错骨缝复位手法：患者体姿与前错型相同，术者右手掌按定患侧锁骨外端，左手握持患腕，先顺时针方向环转患肢数次，再逆时针方向环转数次即可。肩锁关节前、上、后错型微小移位复位手法详细动作分解，见图4-4。

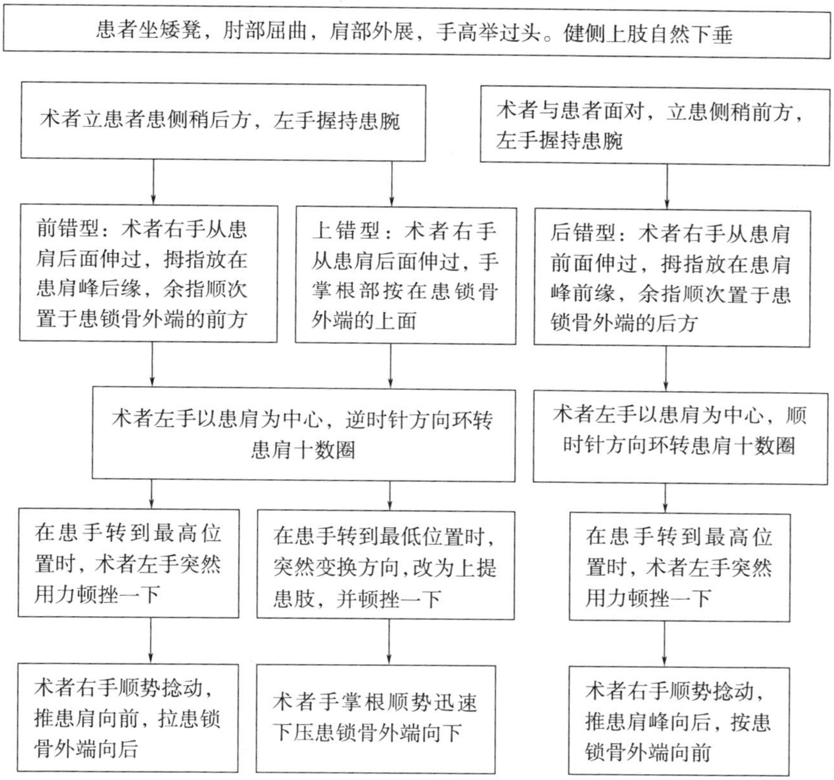

图4-4　肩锁关节前、上、后错型微小移位复位手法分解图

（5）若术者觉得两手配合力度不够，也可让助手握患腕运动，术者在患处捻动提压，两人默契配合，完成一人两手的复位手法。

3. 术后处理　术后需保护性地固定患侧肩肱关节1～2周，具体方法是，腋窝内垫满棉花，其外衬一薄棉垫，用5cm左右宽度的胶布，从患侧肩胛冈开始，经肩肱关节上面，从腋前绕过腋窝至腋后，再返回肩锁关节，止于锁骨中段。其中，上错型者还需在患锁骨外端的上方加一个纸压垫；而前错型者，需反方向从患侧锁骨中段贴起，经肩肱关节上面，从腋后绕过腋窝至腋前，再返回肩锁关节，止于肩胛冈。每日要做耸肩及肩部向前和向后锻炼各50次。

【讨论】

1. 肩锁关节关节面与错骨缝类型的关系　肩锁关节的肩胛骨肩峰关节面，是一个指向内上方的卵圆形，而锁骨外端的锁骨肩峰关节面则相应地指向外下方，由于内、外倾斜很小，关节间隙几乎接近横切面。因此，上错型发生率高，而向下错移不可能发生；后错型因有斜方肌上部向上后方向的牵拉，也多见；相比之下，前错型则较少发生。

2. 复位手法的机制　由于肩锁关节在上肢高举最初30°以下及135°以上时，参与肩肱关节的活动，所以复位手法选择在肩锁关节参与了肩肱关节环转活动的135°以上范围内进行。同时，利用肩锁关节活动时相对不稳定，反而有利于复位的过程复位，达事半功倍之效，即传统中医骨伤科谓之“凡捺正要时时转动使活”（《仙授理伤续断秘方》）之训。

同上道理，把局部推拉的时机选在超过135°的患手最高位，把上错型下压的时机选在低于30°的患手最低位，也都是所谓的“转动使活”。

和其他许多错骨缝的复位手法一样，肩锁关节错骨缝的复位手法，也是使患肢先被动进行某种特定的活动，在利于复位的瞬间，突然顿挫（即前进中稍加力骤停），并在同时推顶局部，产生一个与顿挫之力相反的拮抗，二者合成瞬间爆发力，利用短暂、动中突止、受力点集中等特点，于巧、快之中复位。

前错型复位手法中的逆时针方向转动、顿挫与局部推拉；后错型复位手法中的顺时针方向转动、顿挫与局部推拉；上错型复位手法中的改变方向突然上提与局部下压，都是为了产生拮抗，合成瞬间爆发力之意。错移方向不明的一类中，大多是因错骨缝太轻微，以致仔细触摸、对比都不能分辨。也正是因为错移轻微，才能不用局部推拉之力，仅用特定的被动转动即可复位。

3. 局部需要胶布固定的原因　造成肩锁关节错骨缝的主要病理因素是关节囊损伤、肩锁韧带或喙锁韧带损伤或劳损，鉴于此关节面形态的特点，不予暂时制动，使损伤有修复的时间和条件，矫正后的正常位置是难以保证的，所以就需要利用胶布之力固定1～2周。由于错骨缝病变轻微，就不需要更强有力的固定方法和更长的固定时间了。

前错型固定方法是由前向后，即拉锁骨外端向后与肩峰吻合，后错型正相反，而上错型加纸压垫，是为了加强局部压力，使关节面更加吻合对位。

4. 临床上常遇术者手力不够，而功亏一篑的情况，可改为助手运动患肩、术者局部推按的合作模式，二者默契配合，更易于复位。

第二节 肩胛胸壁关节

古称肩胛骨为肩胛，又名肩膊、锨板子骨、琵琶骨、肩髀骨。除此而外，还更为具体地将肩胛冈叫作肩井骨，将肩峰叫作肩峰骨，将喙突叫作肩臆骨，以及将肩胛盂叫作肩颐骨。说该骨“其下附于脊背，成片如翅”，“若被跌伤，手必屈转向后，骨缝裂开，不能抬举，亦不能向前，惟扭于肋后而已”。虽然没有明确提出错骨缝的病名，但从症状、病因、治法等方面分析，此症包括在肩胛伤筋、肩胛气滞、肩胛岔气和琵琶骨离位伤筋之中。

肩胛骨与胸壁之间并无关节，只是依靠肌肉连接并构成活动，它虽不具备典型关节的主要结构和辅助结构，但从其功能上可视为是一个关节。肩胛骨与胸壁之间，被前锯肌分成前、后两个间隙，后间隙由起自肩胛骨前面的肩胛下肌与前锯肌组成，前间隙由前锯肌和胸廓外部筋膜组成，肩胛骨就是在此前间隙沿胸壁作下角旋前、外展、上旋以及和肩肱关节协作，共同完成肩部各方向的活动，其活动范围相当广泛。

【病因病机】

当猛力扛抬重物、过度后伸、猛烈前伸或强力高举以及长期从事俯身的手工操作，均可使肌肉、肌膜或滑囊受伤或劳损，以致前间隙的前锯肌与胸廓外部筋膜相互位置的错移或相互距离的增宽，从而造成类似典型关节那样的错骨缝。错移的情况，大多是肩胛骨向外前方旋转，超越正常角度，其内缘与胸壁距离增宽，亦即肩胛骨相对胸壁而言，略微向外、前方旋转错移。

【诊断与鉴别】

1. 有病因中所述的外伤或劳损病史，尤其常见于举重、投掷、做引体向上以及俯卧撑等运动之后。

2. 压痛多在肩胛骨内缘和脊柱之间，该处筋肉呈胀硬、紧张，有时还可摸到结、索状改变，按压时常有深入胸腔的痛彻入心感。

3．肩胛骨内面深层有隐痛不适感，常牵涉到同侧颈、项、肩部及上肢，旋头、转侧和抬肩、举臂时疼痛加重。

4．将双手示指、中指、环指、小指分别伸入两侧肩胛骨内缘与胸壁之间，可觉出患侧较健侧松弛、易于插入，尤以下角处最为明显。

5．X线片对诊断意义不大，但作为研究，却有一定的参考价值。一般拍摄三种特殊体位的X线平片，进行患侧、健侧对比观察。

（1）肩胛骨侧位：患者患侧上肢伸直、俯卧，健侧肩部抬起使身体倾斜，患侧肩胛骨体正好对准台面，中心线垂直肩胛骨内缘拍摄。同法拍摄健侧，可见患侧肩胛骨与胸壁之间的距离，略大于健侧，显示肩胛胸壁关节松弛。

（2）肩关节外旋正位：患者患侧肩关节尽量向后伸展，使其外旋，拍摄正位X线片。与健侧肩关节外旋正位片对比，患侧肩胛骨内缘与脊柱的距离若略大于健侧，显示肩胛骨向后达不到正常位置。

（3）肩关节内旋正位：肩关节尽量向前屈收，使其内旋，拍摄正位X线片，进行患、健侧X线片对比，若患侧肩胛骨内缘与脊柱的距离大于健侧，则显示肩胛骨向前超越了正常位置。

6．本症应与大菱形肌、小菱形肌损伤鉴别，因为后者只按伤筋手法治疗即可痊愈，而前者除按伤筋手法治疗之外，还需进行复位方可治愈。

错骨缝的疼痛轻，伴有不适感，而且深在；大、小菱形肌损伤的疼痛较重，呈锐痛，病灶表浅且局限，此可为鉴别要点。但是，肩胛胸壁关节错骨缝往往都伴有大、小菱形肌损伤的症状和体征，应考虑到这种情况，给予针对性的治疗。

7．肩胛骨附近的肌肉或棘间韧带劳损，其症状与肩胛胸壁关节错骨缝的症状极为相似，尤其是大、小菱形肌在肩胛骨内缘处的劳损，肩胛提肌在肩胛骨内上角处的劳损，背阔肌在肩胛骨下角处的劳损等，更难鉴别。不过，一般的劳损在肩胛骨不动时不出现疼痛，只在肩部活动、肩胛骨随之移动时，才产生疼痛。所以，可用如下方法鉴别：术者站在患者背后，一手固定肩胛下角，另一手托握肘部，逐渐抬起上臂，到肩胛骨开始向外移动时暂停，观察这之前有否出现疼痛；接着，继续抬起上臂，看肩胛骨随之移动过程中是否出现疼痛。由于错骨缝也有因劳损致病的类型，所以，常给鉴别带来相当大的困难，应继续治疗直至痊愈。但千万注意，不要将错骨缝误诊为劳损，以免久治不愈。

【治疗】

1. 术前处理　先分别从颈项至肩部做摩法，以及沿肩胛骨内缘与脊椎间由上向下做推法；然后捏拿颈、项部肌肉；最后，略带向远端拔伸之力，做肩关节的各方向活动。若有结、索等异常改变，在局部做分筋、拨络和理筋手法。

2. 复位手法　分两个步骤进行。

（1）第一个步骤：患者坐位，屈肘，手放在健侧肩上，并略抬起。术者在其背后偏健侧而立，以胸腹部顶抵患背，一手拉患肘向患侧，另一手手掌推患肩胛骨内缘向前外方，先一松一紧推拉数次，待患者放松配合良好时，突然稍放松，随即顿挫一下（图4-5）。详细动作分解，见图4-6。

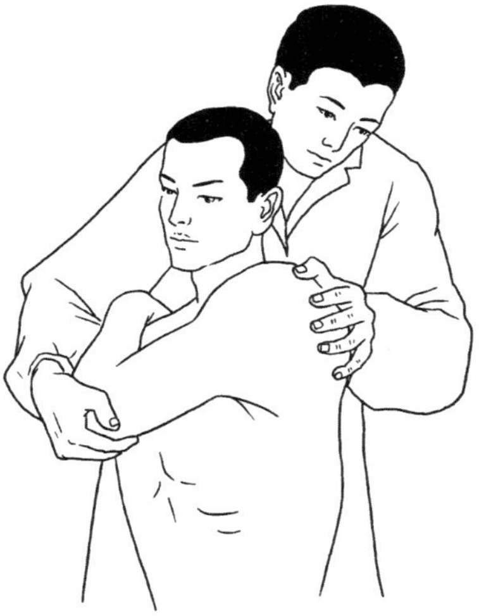

图4-5　肩胛胸壁关节错骨缝复位手法第一步

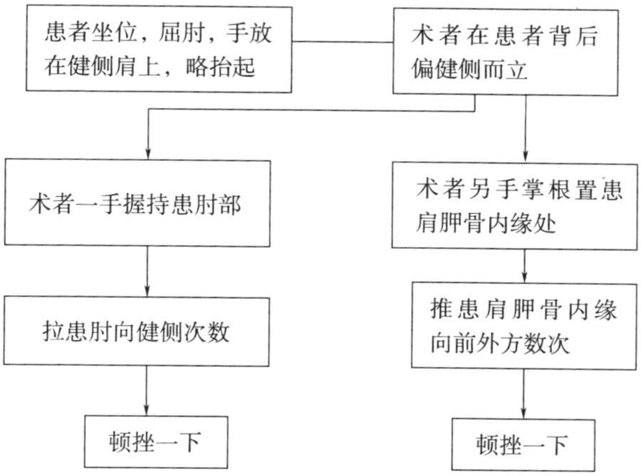

图4-6　肩胛胸壁关节微小移位复位手法第一步分解图

（2）第二个步骤：患者坐位，屈肘90°。助手立其健侧，固定肩部，术者立其患侧，一手及前臂托握患肘及前臂向后内方推，另一手按住患肩胛骨内缘，向前方压。先一松一紧推压数次，待患者放松配合时，突然稍放松，随即顿挫一下（图4–7），详细动作分解，见图4–8。

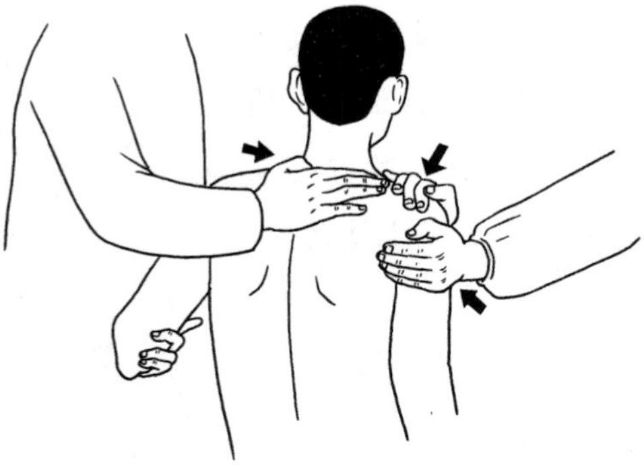

图4–7 肩胛胸壁关节错骨缝复位手法第二步

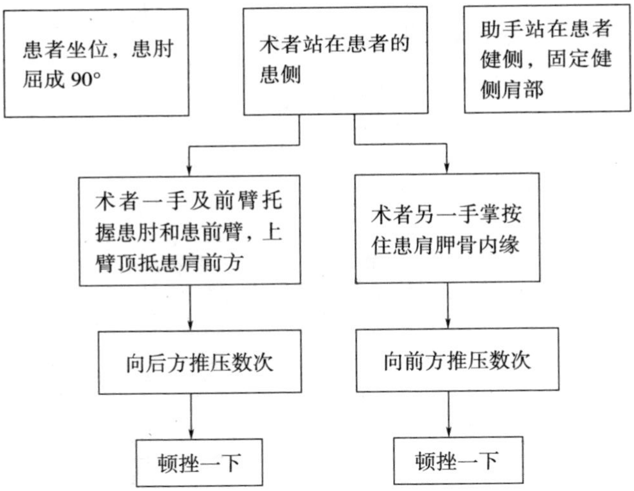

图4–8 肩胛胸壁关节微小移位复位手法第二步分解图

3．术后处理 先弹筋，即用拇、示、中3指按入肩胛骨内缘与脊柱之间，将肌腱捏住并提起，并迅速自拇、食、中指之间放开弹出，如拉放弓弦状，共弹3次。然后，按术前处理的手法，再做一遍。

复位手法需隔日进行1次，直至痊愈。这种错骨缝不像其他错骨缝那样，复位1～2次即愈，而是需要进行多次方可。

1个月内，每日做俯卧撑练习，由患者能做到的最多次数开始，每日增加1次，逐日递增。

【讨论】

1．肩胛胸壁关节错骨缝病机的特点　由于此关节的特殊解剖结构，它发生错骨缝的病机，主要是维持其稳定的肌肉、筋膜，因损伤或劳损发生松弛无力或拘挛紧缩的病变，破坏了原有的平衡，使肩胛骨在某些方向达不到正常情况下可以达到的位置，呈一种异常的状态下的活动。例如，前锯肌松弛可致肩胛骨与胸壁之间距离略微增宽，拘挛则使肩胛骨下角旋前受限，斜方肌上部纤维松弛可致肩胛骨外展和上旋达不到正常位置，拘挛则使肩胛骨内收和下旋受限。所以，肩胛胸壁关节错骨缝虽然与其他错骨缝的概念类似，但病机却不尽相同。

2．临床上要注意的问题　和其他错骨缝一样，在诊断上都应避免扩大化的倾向。尤其是此症，发病率很低，更应注意诊断依据，谨慎对待。如果在临床上难以将此症与周围肌肉损伤、劳损区别，也可以先按损伤或劳损处理，若逾期仍未治愈，经再次仔细鉴别后，按错骨缝处理，多可取效。作者曾遇一例，按劳损治疗半年未愈，以致影响劳动和夜间休息。后诊为错骨缝，经手法复位五次，症状大减，再按劳损治疗，10次痊愈。

3．复位次数的问题　肩胛胸壁关节错骨缝的复位，是以解除筋肉病变、恢复原有平衡、保持正常活动范围为主。不是像其他关节错骨缝那样，当错移、嵌顿或交锁一经解除，症状立即缓解，而是需要多次复位来解除筋肉病变，逐渐恢复和保持平衡，使之正常活动，症状才能缓解，对此应有充分认识。

4．患病日久的内治法　若患此症日久未愈，必因血行不畅而筋脉不舒、拘急疼痛、活动不利。按“血活则经脉流行，营复阴阳，筋骨劲强，关节清利”和“血得温则行，得寒则凝”的理论，宜予“小活络丹”（市售成药）、“麻桂温经汤”等剂，若再配以补益肝肾药，如“六味地黄丸”之类，效果更佳。

5．胸长神经麻痹所致的前锯肌萎缩无力，也可使肩胛胸壁关节松弛，呈“翼状肩胛征”，但较之肩胛胸壁关节错骨缝的松弛要严重得多，可以以此鉴别，切勿混淆。

6. 我们在治疗肩周炎的临床实践中体会到，有些活动明显受限，经多种方法治疗疗效均不理想的病例，常合并有肩胛胸壁关节错骨缝，按错骨缝治疗后取效。如果经治疗，关节周围软组织已无明显病变时，更应高度考虑是此种情况。

第三节 肩 肱 关 节

古称肩胛盂为髃骨、肱骨为臑骨，肩关节为肩解、肩缝。“髃骨者，肩端之骨，即肩胛骨臼端之上棱骨也。其臼含纳臑骨上端，其处名肩解，即肩骹与臑骨合缝处也，俗名吞口，一名肩头。”把肩关节脱位叫作“肩骨失落”“肩骨脱出”“肩骱落下”“肩髎脱”等。至于错骨缝，未见单列条目的记载，但从《医宗金鉴·正骨心法要旨》髃骨章中“以上若被跌伤，手必屈转向后，骨缝裂开，不能抬举，亦不能向前，惟扭于肋后而已……若臑骨突出，宜将突出之骨向后推入合缝”，这段文字说的“骨缝裂开”，首先是指肩关节，同时也涉及肩胛胸壁关节。因为此处在叙述完肩关节和肩胛骨之后，紧接着说“以上若被跌伤”，这个“以上”应该主要是肩关节，同时也包括肩胛胸壁关节。另外，传统中医骨伤科的“骨缝”，是泛指关节的间隙交接处，故此“骨缝裂开”不是骨折移位之意。其后的“臑骨突出”，仅只突出而已，并非失落、脱出、落下，也不应认为是脱臼，所以理解成错骨缝应该是比较合适的。近代时介民在其所著《时氏家传正骨术》中，就明确列出“上膊错缝”一节，谓其症状是“无特异之形状，惟臂不能上举，旋转而生疼痛”，并有详尽的复位手法。

肩关节由肩胛骨的肩关节盂与肱骨的肱骨头组成球窝关节，是全身各关节中活动范围最大、最灵活的关节。肩胛骨肩关节盂小而浅，仅相当于肱骨头关节面的1/4左右，为了加深关节盂，在肩胛骨关节盂的周缘有盂缘附着，盂缘是一个纤维软骨环，有在运动时缓冲对肱骨头撞击的弹性垫作用，它虽然使肱骨头有了较大的运动幅度，但也削弱了关节的稳定性。加之，关节囊与韧带相对较松弛且薄弱，又由于肩肱关节活动范围较大，肌肉受牵拉、扭转致伤的机会也相应增加，更影响了关节的稳定。所以，肩关节脱位竟占所有关节脱位的50%，错骨缝的发生率也应是比较高的。

根据错骨缝的病机不同，可分为下移型肩肱关节错骨缝和嵌夹型肩肱关节错骨缝两种。

一、下移型肩肱关节错骨缝

【病因病机】

肩肱关节过度外展、外旋，或猛力提拉重物、欲提未起时，肱骨头将有弹性的关节盂缘下部挤扁，略向下方移位，并固定在此异常位置，也可认为是把关节盂缘下部嵌夹在关节间隙内，但由于主要改变是向下方错移，所以称为下移型肩肱关节错骨缝。关节盂缘具有弹性，关节囊前下方比较薄弱，因此从解剖结构上考虑，容易发生此型错骨缝。

另外，陈旧性外伤导致关节不固，劳损使软组织减低其对关节稳定的维持，也是造成容易发生此型错骨缝的原因之一。

【诊断与鉴别】

1. 有提拉重物过猛、欲提未起或肩关节扭伤的病史（当时只觉抻了一下，数日后方开始肩部隐痛不适、沉重无力。）。

2. 肩部有轻度的功能障碍，活动时有痛感，尤以做翻手摸背、内收搭肩动作时最为明显，有的人觉得患肢沉坠感，喜用健手托提患肘。

3. 主、被动活动肩关节时，可闻有低钝的摩擦声响，或用手掌覆压患肩随之活动时，有涩滞不吻合的研轧感。

4. 肩缝略宽，触摸患肩外方肩峰与大结节之间的缝隙，觉患侧较健侧略宽。

5. 正位X线平片，有时对诊断有帮助。肩肱关节间隙，即肱骨头关节面在关节盂内的部分距关节盂前缘的宽度，正常值为4～6mm；肩肱间隙，即肩峰下缘与肱骨头上缘的距离，正常值是6～14mm。分别测量患、健侧肩肱关节间隙和肩肱间隙，如果患侧的距离，尤其是肩肱间隙加宽，应视为下移型肩肱关节错骨缝。

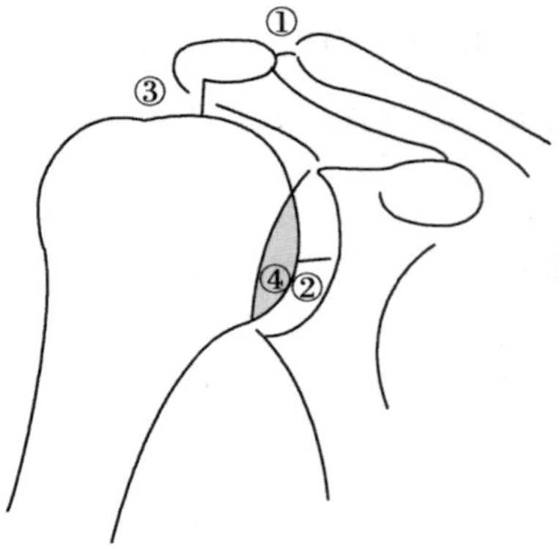

图4-9　肩关节正位像

①肩锁关节间隙2～5mm；②肩关节间隙4～6mm；③肩肱间隙6～14mm；④关节盂与肱骨头重叠呈纺锤形阴影

如果肩关节间隙与肩肱间隙的距离，没有对比改变，还可对比观察患、健侧“纺锤样重叠影”有无变化，即关节盂后缘与肱骨头阴影相重而成的纺锤样梭形的位置，如患侧略低于健侧变形，则可视为是下移型肩肱关节错骨缝。

肩部关节间隙正常值与“纺锤样重叠影”，如图4–9所示：

6．应与肩腱袖损伤鉴别，二者临床表现虽近似，但肩腱袖损伤在肱骨大结节和肱二头肌长头腱处有压痛，却没有活动时低钝的摩擦声响及涩滞不吻合的研轧感；而下移型肩肱关节错骨缝在肱骨大结节和肱二头肌长头腱处没有压痛，可有活动时低钝的摩擦声响及涩滞不吻合的研轧感。可以此做为鉴别。

7．应与“肩过度外展综合征”鉴别，该症多发生于运动员和经常弯腰提物的工人，虽然也有肩及上肢酸累、隐痛不适感，以及肌力减弱等症状，但典型的尺神经或正中神经麻痹症状，以及当上臂外展、头向患侧侧屈时症状加重，可作为鉴别依据。

8．应与习惯性肱二头肌长头腱滑脱鉴别，该症局部压痛、上臂无力，活动受限、外展及外旋和后伸时发出弹拨声响，其响声短促清脆，不像下移型肩肱关节错骨缝摩擦声那样长而低钝。另外，用手掌按肱二头肌长头腱处，当旋动关节发出弹拨声响时，手下觉肱二头肌长头腱向肱骨小结节处滑动，而不是错骨缝那样的关节内涩滞不吻合的研轧感。

【治疗】

1．术前处理　在肩部的前、后和外侧做摩法、推法和捏拿法，如有结索等软组织异常改变，常规分筋、理筋解除之。

2．复位手法　患者端坐，肘部屈曲呈90°，腋下夹一小枕，由站在健侧的助手扶持。术者立患侧，面向健侧，一手掌心下压肩峰，另一手掌心托顶患肘鹰嘴，先推患肘贴紧胁肋部数次，然后于保持下压肩峰、上顶鹰嘴的纵向相对挤压力的同时，内收—上举—外旋患肩，连做两次（图4–10）。如闻复位声响、术后症状立即消失或减轻，则表示复位成功。详细动作分解，见图4–11。

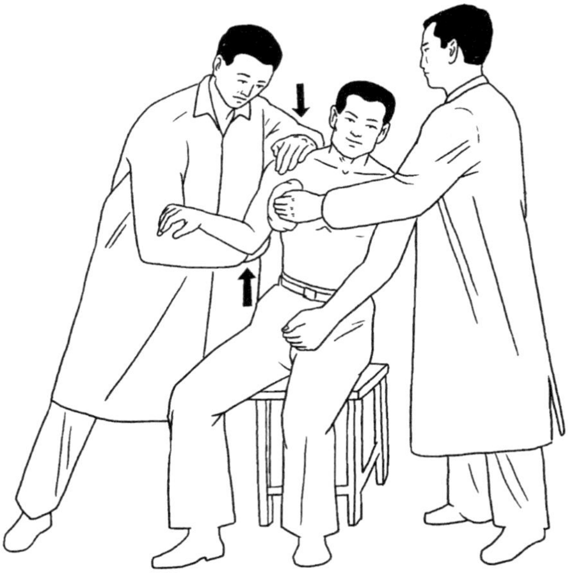

图4–10　下移型肩肱关节错骨缝复位手法

患者端坐，肘部屈曲90°，腋下夹一小枕 — 助手站在患者患侧，以胸部顶抵健肩，双手扶住枕头 — 术者面向患者患侧站立，略屈膝俯身

术者一手掌心下压患肩峰 — 术者另手掌心托顶患肘鹰嘴

↓

推患肘贴紧胁肋部数次

↓

保持下压患肩峰、托顶患肘鹰嘴之力

↓

内　收

↓

上　举

↓

外　旋

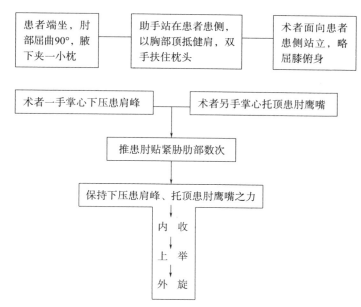

图4–11　肩肱关节下移型微小移位复位手法分解图

3．术后处理　病程短者不需固定，但要避免提拉重物两周；病程长者，屈肘吊于颈部七天，此后也要避免拉提重物两周。如遗有肩部软组织损伤，常规予以治疗，直至痊愈。

【讨论】

1．症状发生的机制　肱骨头下移使关节周围的软组织不同程度受累（延展、紧张等），所以出现持续的隐痛不适、沉重无力感，又由于部分关节盂缘被挤压，导致气滞血瘀、局部水肿，则出现活动时疼痛、摩擦声响及涩滞研轧感。

2．复位手法的机制　患者腋下垫夹小枕，并推患肘贴紧胁肋部，是以小枕为支点、肱骨为力臂、肘部为力点，利用杠杆作用的原理，扩大肩肱关节间隙，再配合压、顶、旋动，就可用较小的力量，力半功倍地复骨归原。

二、嵌夹型肩肱关节错骨缝

【病因病机】

肩肱关节囊比较单薄而且松弛，尤以儿童为最。当儿童上肢高举位被牵拉，或成人扭、抻、闪、挫肩部时，关节间隙突然张开较大，关节内的负压力作用，将关节囊滑膜层极少的一部分嵌夹于关节间隙，造成嵌夹型肩肱关节错骨缝。在整个关节囊中，前下部只有盂肱韧带的中部覆盖，而且由于功能的要求有较多的折皱，形成最松弛和薄弱的部位，所以滑膜被嵌夹的部位多在此处。

【诊断与鉴别】

1．常发生于牵拉儿童手臂上高处，或将其举臂提起玩耍以后。成人则多因做单、双杠训练或扭伤肩部所致。

2．肩部不动不痛，小范围活动则锐痛，活动过大时因疼痛而受限。儿童患者表现为上肢不能抬高，但前臂及腕部仍然可以在肩部不动时取物或活动，强制活动其肩关节因疼痛而啼哭，拒动。

3．X线片一般不能显示嵌夹，但有时可显示关节间隙略宽于健侧。

4．应与下移型肩肱关节错骨缝鉴别，因为二者复位手法的要领截然相反。其鉴别要点见表4-1。

表4-1 下移型和嵌夹型肩肱关节错骨缝鉴别表

临床表现	下移型	嵌夹型
外伤史	提物过猛，欲提未起或肩扭伤	上举被牵拉或过度外展扭伤
疼痛性质	隐痛并伴不适感	不动不痛，动则锐痛
功能障碍	无明显障碍，活动有痛感	不能上举抬高
研轧感或摩擦声响	有	无

【治疗】

1. 术前处理　错骨缝三日以上仍未治疗的儿童患者，以及所有成年患者，均按下移型术前处理手法治疗。

2. 复位手法　患者端坐（儿童患者则由家长抱坐），术者立患侧、面向健侧，一手掌心置患肩峰上，拇指和其他四指分置肩部前后捏紧，另一手握患腕。先沿患上肢纵轴向远端牵拉，在保持此牵拉力的同时，做内收—上举—外展—外旋—放下的连续旋转动作（图4-12）。

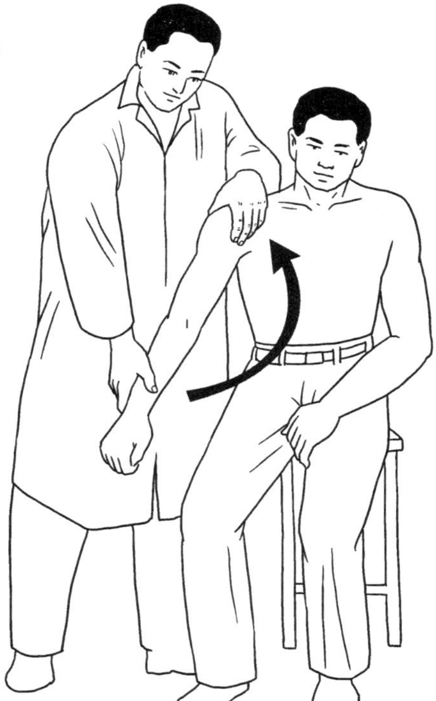

图4-12　嵌夹型肩肱关节错骨缝复位手法

如术中听到“咯吱”声响或移动感，是滑膜层被解脱的指征，表示复位成功。儿童患者的功能立即或稍停片刻即可恢复，详细动作分解，见图4–13。

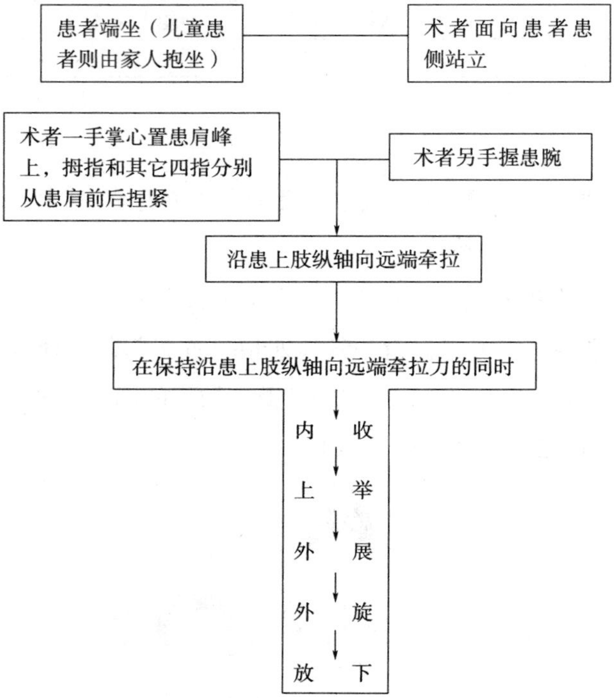

图4–13　肩肱关节嵌夹型微小移位复位手法分解图

3．术后处理　与下移型肩肱关节错骨缝相同。

【讨论】

1．复位手法机制　在保持沿纵轴向远端牵拉力的同时旋转肩部，一是拉开关节间隙，更重要的则是借关节周围肌肉紧张，使关节囊也紧张起来，配合在肩关节运动、尤其是外展和上举时，关节囊的下部更为舒展之机，解除嵌夹。据临床观察，“咯吱”声响大多发生在患肢高举并外展的那一瞬间。

2．复位后不能立即缓解的原因　一般情况下，尤其是儿童患者，术后均立即见效。如不缓解可能是以下原因：

（1）术前误诊为扭伤，过度按摩局部以致软组织肿胀，手法复位后虽解除嵌夹，但仍有软组织肿胀，因而不能立即活动自如，待消肿止痛后即愈。

（2）并发症未予治疗，如合并有软组织损伤、桡骨小头半脱位或肱二头肌长头腱滑脱等症。当治疗这些并发症以后，即可痊愈。

（3）成年患者或日久未复位的儿童患者，嵌夹虽已解脱，但因抗痛所致的反射性肌痉挛还不能立即随之缓解，完全恢复功能尚需时间，一般数小时或一两天后即可痊愈，故不必予以特殊治疗。

（4）病程久、复位迟的患者，由于被嵌夹的滑膜充血、水肿，即使被解除嵌夹，活动时仍会受刺激而疼痛，就犹如手指被门挤住，虽然门开手出，手指仍然肿痛一样。此类患者，只宜休息制动，或外敷“骨科药膏”即可，不需要其他处置。

3. 现代创伤骨科的“牵拉肩”“肩肱关节滑膜嵌顿”，与嵌夹型肩肱关节错骨缝相似，但远没有作为传统中医骨伤科原创的嵌夹型肩肱关节错骨缝历史悠久。

第四节 肘关节肱尺部

古称肱骨为臑骨，其下端为臼骨，其髁部为肘骨，称尺骨为臂骨、正骨，其鹰嘴为鹅鼻骨，其小头为海骨，称桡骨为昆骨、辅骨、转骨、缠骨，其头部为平骨，其茎突为腕骨，将臑骨、昆骨和臂骨的合缝处，叫作骱骨、肘弯骨，也就是现在所说的肘关节。至于更详细地分成肱尺部、桡尺部和肱桡部，目前尚未见到记载。

古籍中，在论及肘部损伤时，有“若跌伤，其肘尖向上突出”，“两手肘骨出于臼者”，“骨出于腕外”，“肘弯骨搓出”等叙述，都是指肘关节脱位。也有“筋纵骨不正”之说，认为病因是“若逢打与跌”，“掣肘因是挫”；病机是“筋纵骨不正”，“筋骨两倚倾”，手法是“拉推并翻托，筋舒骨亦平”。可以认为，这种伤筋而致的骨不正，就是错骨缝。

肘关节是一个复合关节，由肱骨、桡骨和尺骨构成，分为肱尺部、桡尺部和肱桡部三个关节，共同被一个关节囊包绕。由于它们的解剖特点与运动形式不同，损伤的发生率与类别也不同，就错骨缝而言，三者中以肱桡部发病率最高，桡尺部次之，肱尺部最少。

肘关节肱尺部由肱骨滑车与尺骨半月切迹构成，其错骨缝可以根据病机不同，而分成错移型、嵌夹型和旋转型三种类型，其中以旋转型最为多见，另外两种较少发生。

一、旋转型肘关节肱尺部

【病因病机】

此型错骨缝发生在肱骨远端骨骺及其干骺端之间，严格地说应该视为骨骺软骨板骨折或骨骺分离。但在师授的传统病名中，有“肘脆骨头错缝”之说，按其辨证论治方法应用于临床，疗效极佳，所以也就把它包括在肘关节肱尺部错骨缝里，并另以旋转型定名。至于“脆骨头”是否为骨骺的古称，现在不得而知。倘若顾名思义地去理解，脆骨即软骨的俗称，头即端部的话，认为脆骨头指的就是骨骺，尚可认同。

肱骨远端骨骺，是肱骨滑车骨骺与肱骨小头两个骨骺的总称，二者分居肱骨远端的内外，紧密相连，14岁以后开始融为一体，直至16～19岁时与肱骨远端骨性融合。所以，此症只发生在骨骺骨性融合之前。当跌摔磕碰、过度伸展等间接外力作用于肱骨远端骨骺时，由于其外力尚不足以引起完全分离，仅使肱骨远端骨骺，沿干骺端的前后方向，向前方略微旋转。肱骨远端骨骺软骨板的前部并未明显损伤，只是后部发生轻度损伤分离，使整个骨骺呈在后方略微张开状，亦即在X线片上显示的软骨板间隙前窄后宽。也就是说，以骨骺软骨板的前端为中心，骨骺的后端向前下方旋转，因而称为旋转型错骨缝。

【诊断与鉴别】

1. 有肘部跌、摔、磕、碰、过伸等外伤史。
2. 肘部漫肿或沿肱骨远端呈环形肿胀，病程较久则不明显。
3. 压痛在肘前方深层，有的只觉肘内疼痛，但无敏感的压痛点。
4. 伸屈肘关节时伴有疼痛，强迫屈肘时轻度受限，疼痛加剧，并觉关节内有障挡感。

5．主、被动屈肘均受限，伸肘一般正常。

6．侧位肘关节X线片常可显示，肱骨小头骨骺与其干骺端之间的吻合关系改变，它们之间的间隙略呈前窄后宽，但无明显分离和各项画线和测量数值上的变化。对于旋转移位极微，肉眼观察不易分辨时，可用患、健侧对比观察法辨别，一般都能显示出异常。

有时，比较重一些的肱骨远端骨骺向前方旋转移位，可以在侧位肘关节X线片上画线测量显示。方法是：画肱骨纵轴线及肱骨头骨骺中心线，两线交点下方夹角大于正常值（30°～50°）时，诊断为肱骨远端骨骺向前方旋转移位。

7．应与肘部扭挫伤鉴别，该症虽然也有肿胀、疼痛和功能受限，但从压痛点在关节周围软组织、功能活动是因疼痛而受限并无关节内阻挡以及X线片正常等，不难与错骨缝鉴别。

【治疗】

1．术前处理　肿胀明显者，先用“骨科药膏”外敷，待肿消后再施以复位。术前在局部做轻柔的摩法，并由肩到腕做捏拿法，以起消肿解挛作用，重点是肱二头肌和肱三头肌。

2．复位手法　患者端坐，术者站其侧面，一手托握患肘后部，另一手握患腕，于牵引中伸直患肘关节，并镇定片刻。然后，屈曲患肘呈90°，沿患前臂纵轴由远端向近端加压，同时旋前、旋后患前臂数次。接着保持压力，将患前臂置旋后位并屈曲患肘关节至极度。最后，伸屈旋动患肘数次，术毕（图4-14）。详细动作分解，见图4-15。

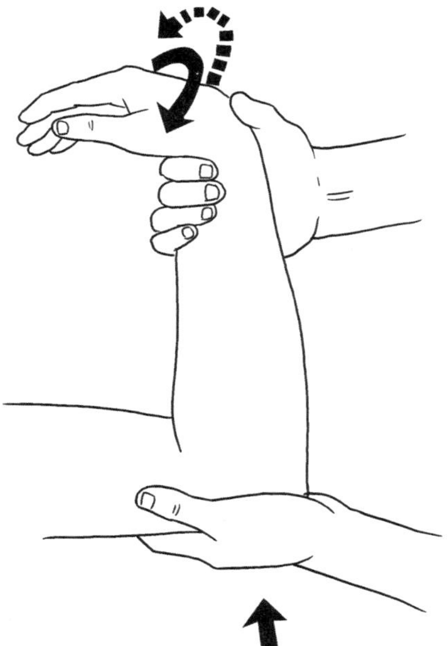

图4-14　旋转型肘关节肱尺部错骨缝复位手法

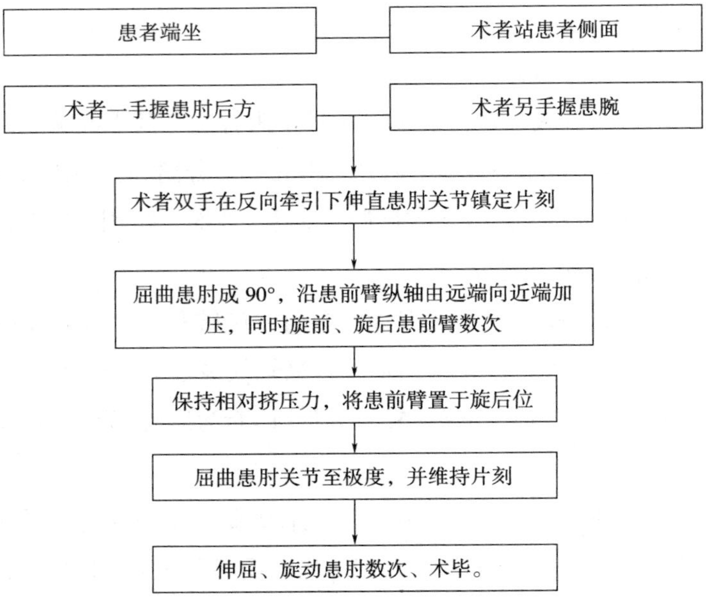

图 4-15　肘关节肱尺部旋转型微小移位复位分解图

一般在屈曲患肘时，可以感到关节内有移动感，有时还可听到“咯吱”声响。如术后屈肘功能明显改善或立即正常，则示复位成功。

3．术后处理　肿胀者用“骨科药膏”外敷，肿消后关节活动虽无障碍、但仍不利者，用“骨科洗药”加泽兰叶、王不留行、桂枝熏洗。

【讨论】

1．与肱骨远端骨骺分离的区别　旋转型肘关节肱尺部错骨缝。从病机上讲，也属肱骨远端骨骺分离的一种。但它损伤轻微，只有很小的旋转移位，而且软骨板的前端未受损伤，只在后部稍微分离，所以复位容易，术后症状和体征大减，不需要像完全骨骺分离那样，在局部推按复位，以及外固定数周。仅从治疗和预后上看，将其归于错骨缝是较为合适的。

2．并发症问题　从临床观察可知，肱骨髁上骨折，尤其是伸直型肱骨髁上骨折，经常合并旋转型肘关节肱尺部错骨缝，往往在初诊X线片以及复位时均被忽略，以致造成骨折愈合后屈曲功能长期不能恢复正常。此外，一般软组织扭挫伤也常有合并错骨缝的情况，往往也由于漏诊而久治不愈。还有不少被诊为“外伤性肘关节挛缩症”的病例，都合并有错骨缝，按挛缩施治而经久不愈。为此，凡遇上述情况，均需重点考虑有否错骨缝存在，同时复查初诊X线片，必要时拍摄患、健侧片对比，尽早作出明确诊断。

3．陈旧性旋转型肘关节肱尺部错骨缝手法复位的时限　对于骨骺分离手法复位的时间，一般学者都认为："最好在受伤当天，因为随着时间的延迟，整复就会困难。实际上，在伤后十天左右，不用过度的力量就不容易活动移位的骨骺。如果用力整复可能产生软骨板的进一步损伤，这种情况应该避免。"从临床统计的结果看，伤后一个月甚至更长一些时间的此型错骨缝，仍能成功的复位，预后也都良好。原因可能是移位轻微、没有使用过度的力量去整复，所以也就没有产生软骨板的进一步损伤之故。但是，此型错骨缝手法复位的时限，也不能过长，一般以五周为宜，超过者应谨慎从事。

4．对此症的病理机制、诊断依据和手法复位原理等，均需进一步研究、探讨。但笔者和不少民间捏骨师都认为确有此症，并有有效的复位手法及丰富的临床实践。

二、错移型肘关节肱尺部

【病因病机】

肘关节肱尺部的运动，是尺骨半月切迹围绕肱骨滑车，沿额状轴做屈伸运动。尺骨半月切迹被一个横嵴分成前下和上后两部，前下部又被一个纵嵴分成内侧和外侧，呈中央高、两侧低的斜坡状。当肘关节伸直时，肱骨滑车与尺骨半月切迹的后上部内侧不相接触，而当肘关节屈曲时，它们在尺骨半月切迹的后上部外侧不相接触，但两关节面的其他部分均相吻合。

如果肘关节在伸直或屈曲时，受到来自侧方的外力，则可因关节有不接触部分而稳定性减弱，使尺骨半月切迹沿其纵嵴向内侧或外侧滑下，稍微错移到异常位置，或在肘关节过猛、过度屈伸以及伸直时被牵拉，或屈曲被挤压时尺骨半月切迹的横嵴就稍微错移向前方或后方。这两种情况，就是错移型肘关节肱尺部错骨缝的病理改变。由于病变轻微，关节活动仅略受限制，微小的错移改变也不易分辨，也就不能再详细分类，但通过手法治疗，上述两种情况都能得以复位。

【诊断与鉴别】

1．有病因中所述的情况，以及提、拉、扭、拧肘部的外伤史。

2．肘部有深在性隐痛不适感，活动、用力时更为明显。

3．伸屈活动时，可有摩擦声或感觉关节内涩滞不吻合、不滑利，而且活动范围也略小于正常。

4．患肢力量较健侧减弱，常有提拿重物时，因无力而突然松开的情况。

5．对比观察患、健侧的正位和侧位X线片，有时可以测出尺骨半月切迹向前、向后或向内、向外的轻微错移，但测不出的病例居多。

6．应与肘关节的骨性关节炎和慢性损伤性关节炎鉴别，尤其是初期的患者。这两种病，除功能活动轻度受限外，典型症状是活动开始时疼痛，稍加活动后反而减轻，持续活动一段时间又逐渐加重并伴热胀感。加上X线片上显示骨赘形成和关节间隙变窄等，不难与错骨缝鉴别。

【治疗】

1．术前处理　沿上臂和前臂做摩法、推法及捏拿法，重点是肱二头肌、肱三头肌、肱桡肌和桡侧伸腕长肌和短肌等。若有异常改变的软组织，常规施以分筋、理筋、拨络等法，这种情况多发生在鹰嘴两侧、呈索条样改变。

2．复位手法　患者坐小桌一侧，俯身屈肘，以上臂的后部接触桌面，并将胸部抵紧桌缘。术者在桌子的对侧与患者面对，双手分别从两侧把握患前臂的近端，两拇指叠在背侧，余指则在掌侧交叉握紧，术者稍俯身，以肩扛住患腕部。先沿上臂纵轴向远端牵拉，同时由肩部协助，略做患肘的屈伸旋动。接着，在保持牵拉力的同时，略斜向外侧、屈曲患肘至极度，随即向内旋转伸直，之后与其相反方向，即斜向内侧、屈曲患肘至极度，随即向外旋转伸直。最后，伸直患肘关节，并略过伸位顿挫一下，继而屈曲患肘关节，并略推压镇定片刻，术毕，（图4-16）。

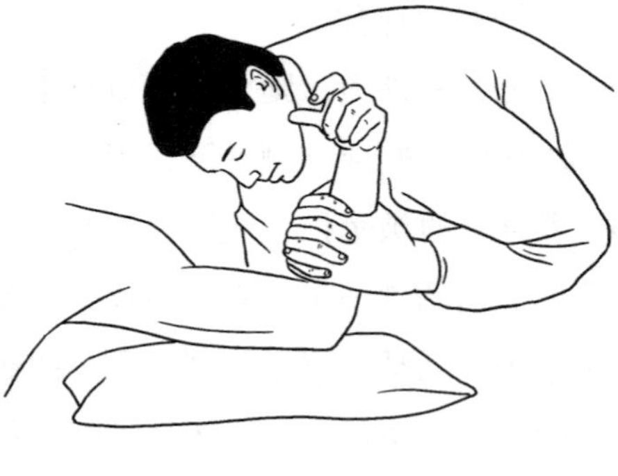

图4-16　错移型肘关节肱尺部错骨缝复位手法

术中常可闻及“咯吱”的复位声响或移动感，表示复位成功，术后症状大多立即消失或顿减，详细动作分解，见图4-17。

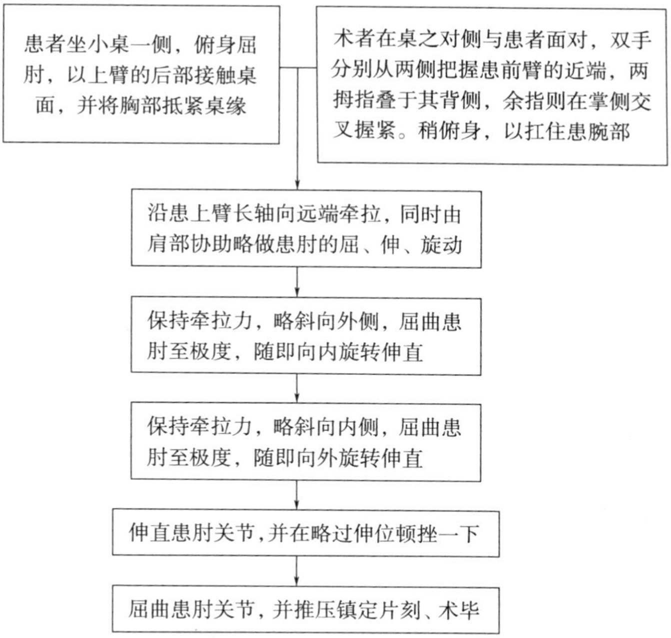

图4-17 肘关节肱尺部错移型微小移位复位手法分解图

3. 术后处理 术后应避免肘部过度活动，最好屈肘悬吊于颈部一周，以巩固疗效。

【讨论】

1. 错移型肘关节肱尺部错骨缝发生的可能性 肘关节可以后脱位、前脱位和侧方脱位，若间接外力较小，则可半脱位；若更小，就可以发生错骨缝。临床上常见，经整复后遗有肘关节侧方半脱位的病例，仍能几乎接近正常的屈曲和伸直，所以错骨缝的活动范围略小于正常也是可能的，再加上手法复位的显著疗效，以及有时X线片上显示的位置错移，都可以给此型错骨缝的发生予肯定的解释。

2. 复位手法的机制

（1）患肘屈曲90°位沿上臂纵轴牵引时，肱二头肌和肱三头肌均不紧张，而且肱骨滑车与尺骨半月切迹垂直相交，是最容易拉开关节间隙的体位，较之伸直位或屈曲位牵引都要优越。

（2）肘关节肱尺部是屈戌关节，只可沿额状轴做伸屈运动，当关节间隙被牵开、斜向内或外侧屈肘时，才略有侧方的扭动。复位手法即利用这略有的扭动，将轻微的侧方错移矫正。

（3）“最后，伸直患肘关节，并略过伸位顿挫一下”的原理是，当肘关节伸直时，尺骨鹰嘴进入肱骨鹰嘴窝中，若过伸则以鹰嘴为支点顶开了关节间隙。复位手法就是利用顿挫原理，在扩大关节间隙后，立即放松，借肌肉猛烈的保护性收缩，将轻微的前后错移矫正。

三、嵌夹型肘关节肱尺部

【病因病机】

当肘关节在伸直或过伸位受到短暂的牵拉，以及肘关节在屈曲位过度外旋，均可造成滑膜被嵌夹，而致嵌夹型错骨缝。发生的部位多在肘关节肱尺部的后内侧及前方。

【诊断与鉴别】

1．有病因中所述的外伤史。

2．嵌夹在后内侧者，压痛在鹰嘴内侧，患肘多置于屈曲位，不动不痛，稍伸直则剧痛。病程稍久者，因保护性肌痉挛使患肘弹性固定于屈曲位，肱二头肌及其腱膜均异常紧张。

3．嵌夹在前方者，压痛在肘前方，患肘多置于伸直位，不动不痛，稍屈曲即剧痛。病程稍久者，因保护性肌痉挛使肘关节强制于伸直位，肱三头肌及旋前圆肌等都异常紧张。

4．X线片不能显示关节间隙的改变。

5．应与“肘关节创伤性滑膜炎”鉴别。该症的病理改变是滑膜被挤伤而充血、水肿，症见各方向均活动受限，过伸和半屈肘时支撑痛，压痛点和挤压痛点在鹰嘴内外侧和近端，以及尺骨鹰嘴与肱骨内、外上髁之间软组织丰满膨隆等。其疼痛性质是不动不痛，活动加剧，压痛比活动痛敏锐；而嵌夹型错骨缝则是不动不痛，活动剧痛，活动痛比压痛敏锐。此外，错骨缝一经手法复位，症状和体征均大为减轻；而创伤性滑膜炎经手法牵拉活动后，症状反而加重，体征也更为明显。

【治疗】

1．术前处理　与错移型相同。

2．复位手法

（1）嵌夹在后内侧者的复位手法：术者和患者体姿与错移型肘关节肱尺部错骨缝复位法相同，先沿患上臂纵轴向远端牵拉，保持1分钟，然后在牵拉的同时略斜向外侧屈曲患肘，接着向内旋转伸直，最后伸屈患肘数次，术毕。一般在斜压患肘时嵌夹即被解脱，术后大多伸屈正常，或仅遗留数日过伸时轻度疼痛，详细动作分解，见图4–18。

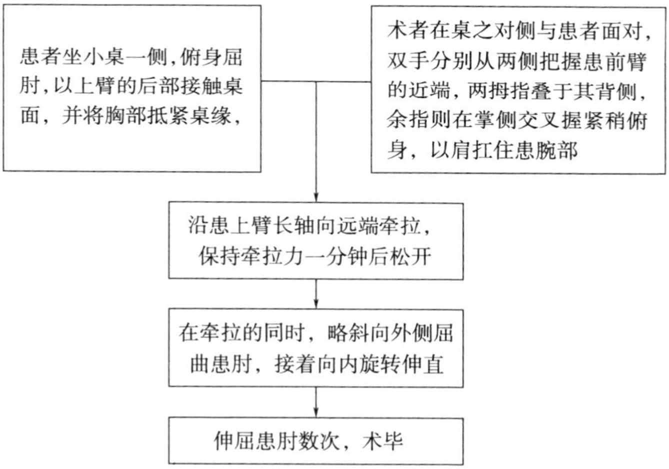

图4–18　肘关节肱尺部内侧嵌夹型微小移位复位手法分解图

（2）嵌夹在前方者的复位手法：患者坐在凳子上，术者与其面对，一手托握患肱骨远端，另一手握紧患腕。先随伤肢的伸直角度对抗牵引并保持一分钟，然后将患前臂置于旋后位，逐渐伸直至极度，随即屈曲（图4–19）。

一般在伸直至极度时，嵌夹即被解脱，术后大多数病例伸屈都恢复正常，或仅遗留数日轻微的屈曲时疼痛，详细动作分解，见图4–20。

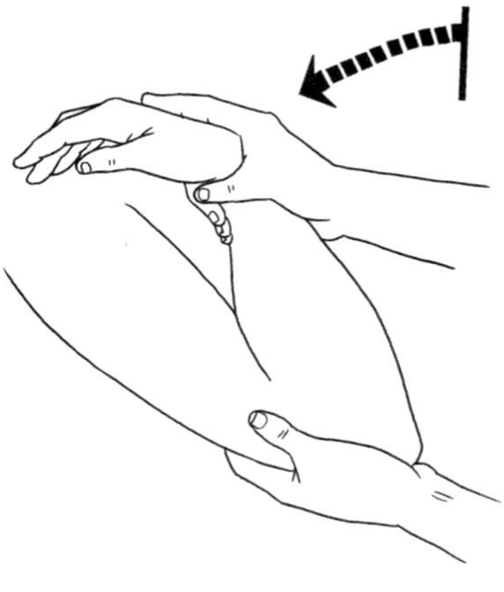

图4–19　嵌夹型肘关节肱尺部错骨缝复位手法

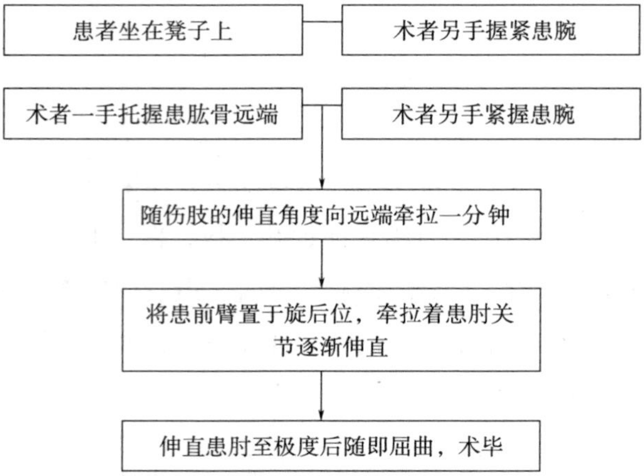

图4-20　肘关节肱尺部前方嵌夹型微小移位复位手法分解图

3．术后处理　与错移型肘关节肱尺部错骨缝的术后处理相同。术后仍遗留有轻度肿胀疼痛者，局部外敷“骨科药膏”数日，直至肿胀和疼痛完全消失为止。

【讨论】

1．嵌夹多发生在内后方和前方的原因　整个肘关节的关节囊，在前方和后方是最薄弱和松弛的，尤其是后方，没有前方那样有肱二头肌、肱肌、旋前圆肌、肱桡肌等加强和保护，所以后方发生嵌夹最多，前方次之。然而，在后方为什么又多发生于内侧呢？从解剖可知，肘关节肱尺部的外侧是肱桡部，若发生嵌夹，肱尺部的可能远远大于肱桡部，所以后方的嵌夹多发生在内侧。

2．复位手法的机制　屈肘位牵拉并保持一分钟，是为了抵抗肌肉的阻力，最大限度地拉开关节间隙；接着的略斜向外侧进一步屈肘，一是利用此时内侧关节囊的紧张，拉出被嵌夹的滑膜，二是利用此时尺骨半月切迹的轻微扭动，牵拉被嵌夹的滑膜，一拉一牵，二者相辅相成。对嵌夹在前方的复位手法中，旋后位伸直肘关节时，前部的肌肉及关节囊均紧张；待至伸直到极度，以鹰嘴为支点顶开关节间隙，则使被嵌夹的滑膜更容易解脱出来。

3．发病率及患者的年龄特点　此症发病率比肱桡部错骨缝（西医学称“桡骨头半脱位”“桡骨头假性脱位”“牵拉肘”）低，显然是由于后者的解剖结构易于错骨缝的发生，尤其是儿童。而嵌夹型肘关节肱尺部错骨缝多发于成年人，则可能是因为一般牵拉的外力仅能作用于肱桡部，只在患者自己用力，再受到旋转或侧方外力时，才有可能发生肱尺部滑膜被嵌夹之故。

第五节 肘关节桡尺部

【病因病机】

肘关节桡尺部又叫桡尺近侧关节，由尺骨桡切迹和桡骨头环状关节面组成，是典型的车轴型关节。当前臂做旋前和旋后运动时，尺骨和桡骨的远侧、近侧联动，即远侧的桡骨尺切迹围绕尺骨头旋转，近侧的桡骨头在尺骨桡切迹里旋转，其旋转轴贯穿桡骨头中心与桡尺远侧关节的关节盘尖部。

桡骨环韧带，是一个强韧的环状韧带，起自尺骨的桡骨切迹前缘，环绕桡骨头的4/5，止于尺骨的桡骨切迹后缘，桡骨头就在尺骨桡切迹和桡骨环韧带里旋转运动。

如果猛力旋转前臂，或旋转超越正常范围，均可致桡骨环韧带发生延展，甚至局限性断裂；或长期从事旋转前臂的工作，也可使桡骨环韧带过度疲劳而变性松弛。这些情况都削弱了桡骨环韧带的约束力，使桡骨头环状关节面与尺骨桡切迹的接触变松，有可能产生桡骨头环状关节面偏离正常位置，造成错骨缝。从肘关节周围软组织分布情况考虑，其前面较强厚，后面则较薄弱，加上肘关节桡尺部位居肘外侧偏后，所以桡骨头环状关节面多是移向尺骨桡切迹的后方。

【诊断与鉴别】

1. 有猛力或过度旋转前臂的外伤史，或长期从事频繁旋转前臂的工作。
2. 自觉肘关节外后侧隐痛不适，旋动前臂时，隐痛不适感加重。
3. 压痛在桡骨头周围，有时可触及结、索、硬、厚等软组织异常改变。
4. 患肢提物正常，但平举持物无力，握力较健侧减弱。
5. 仔细触摸局部并配合与健侧对比，可觉桡骨头略向后方旋转移位。
6. 对比观察患、健侧的肘关节侧位X线片，有时可观测出桡骨头略向后方错移的阳性结果，即桡骨头中心轴线与肱骨头中心轴线不重合，桡骨头中心轴线外移。

7. 应与肱骨外上髁炎鉴别，见下表4–2。

表4–2 肱骨外上髁炎与肘关节桡尺部错骨缝鉴别

症状与体征	肱骨外上髁炎	肘关节桡尺部错骨缝
疼痛	锐痛，前臂用力时加重	隐痛，前臂旋转时加重
压痛	肱骨外上髁桡侧伸腕长短肌附着点及肌腹处	桡骨头处
手掌向下抗阻力背伸试验（即密耳试验）	阳性	阴性
X线检查	病程长者可于肱骨外上髁处见到呈锐边样骨质增生	对比观察和（或）画线测量，有时有桡骨头略向后外方错移的阳性结果

【治疗】

1. 术前处理 沿患肢的前、后、外侧做摩法、推法和捏拿法，对结、索、硬、厚等软组织异常改变常规行分筋、理筋和拨络法。

2. 复位手法 以左侧为例。患者端坐，肘伸直，前臂旋前，腕掌屈。术者立于患侧，与其面对，右手掌心托患肘鹰嘴，拇指放在患桡骨头后外侧，余指在患肘尺侧握持，与拇指相对用力握紧；左手握患腕，掌心对准患手背。嘱患者放松，术者轻柔地被动伸屈患肘数次，当觉患者配合自然、无抗阻力时，突然快速过伸并立即放松，与此同时，右手掌心向前推、协助过伸，拇指迅疾地旋转，向掌侧及尺侧推压桡骨头，使其复位（图4–21）。

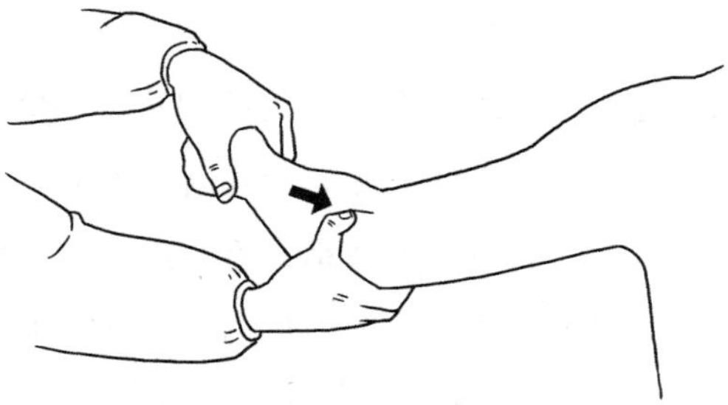

图4–21 肘关节桡尺部错骨缝复位手法

常于此时听见“咯吱”声响，并感拇指下微有移动，提示错骨缝已复位，患者当即有轻松感觉，症状消失或减轻，详细动作分解，见图4-22。

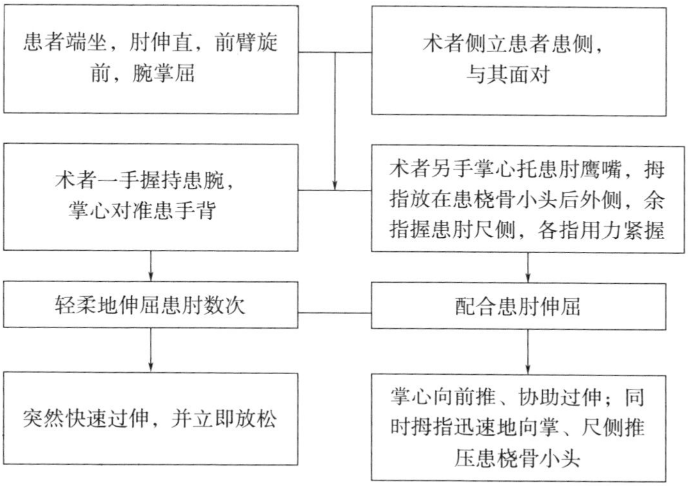

图4-22 肘关节桡尺部微小移位复位手法分解图

3．术后处理 术后需局部外固定1周，方法是：将2块边长10cm的正方形硬纸片的3个角剪圆，并将剩的1角剪掉呈弧形，浸湿擦干备用。先用绷带包扎患肘两层，再在其内外侧各放硬纸片一张，将弧形缺口朝前，继续包扎3层，以两条布带系紧。

有劳损病史者，愈后在劳动前、后和休息时，要做前臂旋前、肘关节伸屈以及肘关节伸直、前臂极度旋前、伸屈腕关节的活动（即密耳试验的姿势），以加强肌肉和韧带的力量，保持桡骨头环状关节面处在正常位置。

【讨论】

1．有关病变部位的问题 桡骨头周缘的环状关节面与尺骨桡切迹组成的桡尺部，而桡骨头上端的凹陷（即桡骨头凹），与肱骨头组成肱桡部，并且在同一个关节囊中活动。所以，当桡骨头环状关节面略微向后方错移时，桡骨头凹也随之略微向后方错移，与肱骨头之间的正常解剖关系发生紊乱。严格地讲，此症应是肘关节的桡尺部与肱桡部二者共同错骨缝，不过从病理机制上讲，是桡骨环韧带松弛、桡骨头环状关节面错移才导致肱桡部错骨缝，前者是主导，后者是从属，故称肘关节桡尺部错骨缝较为适宜。

2．桡骨头与肱骨外上髁位置的确定　在诊断方面，尤其是与肱骨外上髁炎的鉴别中，上述两个部位的确定十分重要，是诊断和鉴别的主要依据。具体的确定方法为：利用“肘后三角”体表标志，先找到患肘关节外侧略偏后的肱骨外上髁，接着伸展患肘关节约150°，旋后前臂，将手指稍向远端移动，即可触摸到一横形缝隙，即肱桡关节间隙；继续稍向远端移动，则会又摸到一骨性凸起，旋动前臂时，该骨突随之转动，此即桡骨头，此头的周缘即桡骨环韧带。桡骨头与肱骨外上髁的另一分辨方法是，术者食、中二指分别按在依上述方法确定的桡骨头与肱骨外上髁处，旋动前臂，前者随之转动，而后者不随之转动，即可鉴别。

第六节　肘关节肱桡部

中医骨伤科医生和民间捏骨师中，多数都知道“掉胳膊”“肘脱勾”之说，并有前掉和后脱的分类，更有行之有效的复位手法，常因手到病除、立竿见影而使观者大为惊讶、深为叹服。《伤科汇纂·上髎歌诀》在托肘尖歌诀中，就有“骨裂缝开翻托好”的复位方法，现在广泛使用的伸肘外旋法，与其同出一辙。因为这种病在病因、病机、诊断、治疗上，都与错骨缝相同，所以称之为“肘关节肱桡部错骨缝”。

现代医学称此症为“桡骨头半脱位”。又由于它不具备半脱位的全部体征，X线片也不能显示半脱位的改变，从病理上讲只是部分关节囊或韧带被嵌顿，所以也称“桡骨头假性脱位”，也有的学者从病因的特点出发，称之为“牵拉肘”。目前，这些诊断名称已为中西医所通用。

【病因病机】

肘关节肱桡部——肱桡关节，由肱骨头与桡骨头凹构成，当略为内收的牵拉力作用于肘关节时，肱桡关节的外侧张开，瞬间产生的负压力，将很少的一部分与关节囊愈着的环韧带上缘吸入关节腔，嵌夹于关节间隙，即肱骨头与桡骨头凹之间，就发生相对位置增宽的所谓嵌夹型错骨缝。多发生于4岁以下幼儿，因为桡骨头尚未发育完好，头颈几乎一样大小，环韧带上缘容易被吸入关节腔。

如果嵌夹发生在肱桡关节的前部，称“前夹型肘关节肱桡部错骨缝”；反之，嵌夹发生在肱桡关节的后部，则称为“后夹型肘关节肱桡部错骨缝”。这两类除有一些共同的临床表现外，还有一些特异的临床表现和有区别的复位手法。

【诊断与鉴别】

1. 有在拉扯玩耍、伸袖穿衣或搬动翻身时牵拉、扭压患肘的外伤史。

2. 患手不能接拿物品，拒绝任何形式的旋动患前臂，旋动则引起疼痛。

3. 患肢强迫固定于特定位置，前夹型，前臂呈旋前位、被动旋后时则疼痛；后夹型，前臂呈旋后位、被动旋前时则疼痛。

4. 部分患者有压痛，前夹型者，在肱桡关节间隙的前方；后夹型者，在肱桡关节间隙的后方。但也有检查不到明显压痛的病例。

5. 大部分X线片都不能显示错骨缝的异常改变，但对个别拍摄清晰的患、健侧位置和条件都相同的X线片，进行对比观察时，可以测出患侧的肱桡关节间隙较健侧略为增宽。

6. 应与真正的桡骨头半脱位、桡骨头骨骺分离（俗称“歪戴帽”）、桡骨头无移位的裂隙骨折等鉴别。虽然X线片可以明确作出诊断，但由于临床医生对考虑为错骨缝的病例一般都不拍X线片，所以，凡有前臂触地摔倒的外伤史，都应常规拍片排除上述三症；对只有牵拉外伤史者，才可以首先考虑是否肘关节肱桡部错骨缝。

【治疗】

1. 复位手法　由家长抱住患儿坐定，术者与其面对。一手掌心托患肘鹰嘴，拇指轻压桡骨头处，余指从患肘内侧握过，另一手持患腕。前夹者，将旋前位的患前臂依次做内收屈曲—外展旋后—伸直—屈曲—伸直的连续动作，与此同时，拇指顺势沿桡骨头环状关节面，由前向后推动，可于旋后时感到解脱嵌夹的移动或听到“咯吱”声响；后夹者，将旋后位的患前臂依次做外展屈曲—内收旋前—伸直—屈曲—伸直的连续动作，与此同时，拇指顺势沿桡骨头环状关节面，由后向前推动，可于旋前时感到解脱嵌夹的移动或听到“咯吱”

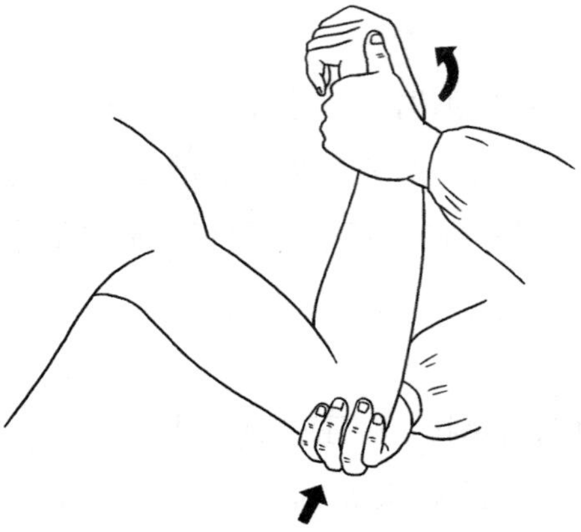

图4-23 肘关节肱桡部错骨缝复位手法

声响；前夹或后夹诊断不清者，先旋后患前臂，拇指同时向后推，接着旋前患前臂，拇指同时向前推。如此反复操作，直至感到移动或听到“咯吱”的复位声响为止（图4-23）。

术后，当即或稍停片刻，患儿前臂旋动即无疼痛，拿取物品也自由无碍，则说明手法复位成功，详细动作分解，见图4-24。

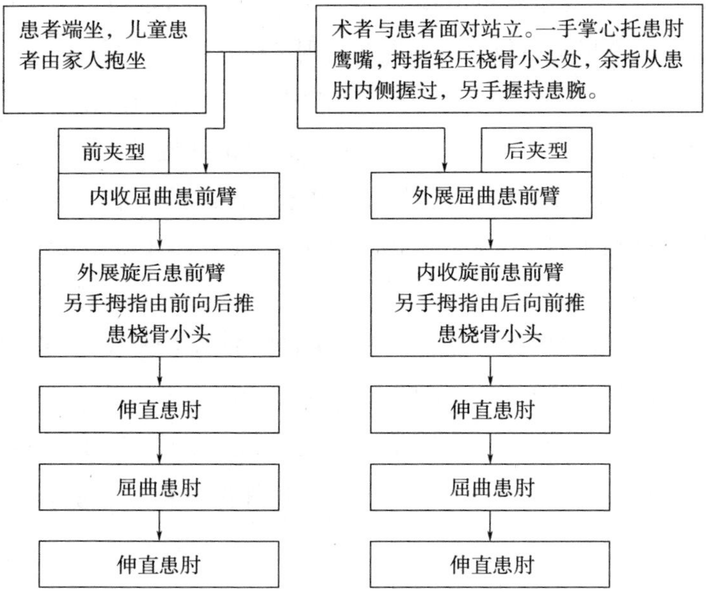

图4-24 肘关节肱桡部前、后嵌夹型微小移位复位手法分解图

2．术后处理 错骨缝1～2天未予整复，或经人重力按揉，局部有肿痛者，术后不能立即恢复正常，需热敷3天，并屈肘90°悬吊于颈部一周。

对反复发作的患儿，应嘱家长注意，不要牵拉患臂，并养成穿衣时先穿患侧，后穿健侧；脱衣时先脱健侧，后脱患侧的习惯，预防复发。

【讨论】

1．环韧带的解剖特点对发病和复位的影响 强韧的桡骨环韧带除环绕桡骨头的五分之四外，还有少部分纤维紧贴桡骨切迹的下方，继续环绕桡骨，形成一个近端大、远端小的杯子形纤维环。这种结构加强了环韧带的紧张度，以致在错骨缝时，只使极少一部分滑膜和韧带被嵌夹；而在复位过程中，又具有一种由环韧带近端指向远端的复原力，当牵拉或旋动患肢时，这种复原力得以增加，便将被嵌夹的极小部分拉出，解脱嵌顿。如果没有这种力，即使关节间隙被张开，被嵌夹部分也只能在原处不被嵌夹，而不能被牵拉出来。

2．复位手法中的机制　桡骨头不但可以在横贯肱骨小头与肱骨滑车内侧缘之间的额状轴上伸屈，还可以在环韧带中沿垂直轴做旋前、旋后运动。在前夹型复位手法中，旋后前臂由于桡骨头向后方旋动，则使环韧带的前部紧张，产生一个指向后外方的牵拉力，可把被嵌夹部分拉出，解脱嵌夹；反之，在后夹型复位手法中，旋前前臂时，由于桡骨头向前方旋动，就使环韧带的后部紧张，产生一个指向前内方的牵拉力，可把被嵌夹部分拉出，解脱嵌夹。与此同时，术者拇指的顺势沿桡骨头环状关节面由前向后或由后向前推动，也都是旨在加强上述的那种牵拉力，协助解脱嵌夹。

3．成年人发病的问题　对“桡骨头半脱位”，绝大部分学者都认为只发生于儿童，因为儿童桡骨头发育尚不完全，头与颈的直径几乎相等，环韧带也不够强劲，甚至松弛，所以多在病名前冠以“小儿”二字，以示强调。但据临床观察，成人也可患此症，多发生在提拉重物过猛，或提而未起，或旋转拉拽患肢之后，女性多于男性，可能是女性肌肉力量相对较弱之故。当然，成年人远比小儿的发病率要低。

4．除上述“桡骨头半脱位”复位手法外，再选数种不同手法介绍如下：

（1）“嘱家长抱住患儿，伤肘在外侧，以便施术。助手用单手拿住肱骨下端，固定不动。医者一手托住伤肘，拇指按在桡骨头外侧，食、中二指置于伤肘内侧，另一手拿住伤臂的食、中二指，相对拔伸。使伤臂的掌心向上，同时拿食、中二指的手改拿桡尺骨下端，将伤肘关节拔直，用拇指戳按桡骨头，同时拿桡尺骨之手顺势将伤肘关节屈曲，患者手指触及肩部，关节有响声者即已复位”。（《刘寿山正骨经验》）

（2）“家长抱患儿于坐位，术者坐于其对面，一手握伤肢肘部，使拇指按压于桡骨头处，另一手执握伤肢腕部，使伤肘屈曲90°，并做前臂旋后及旋前活动，此时即可感到有桡骨头滑入声，复位即告成功”。（《中西医结合治疗骨与关节损伤》）

（3）“术者立于患儿对侧，右手持腕部，左手在肘关节后部，拇指放于桡骨头上部，其他四指放于肘内侧。两手做对抗牵引，牵引时右手屈曲其肘关节，左手拇指向前推桡骨头，将肘关节屈曲至最大限度，桡骨头处即发生弹响。然后再伸直则疼痛消失，半脱位的桡骨头即整复”。（《按摩》）

（4）“术者立于患儿对侧，左手持患儿前臂上1/3，拇指在肘前（相当于肘窝前下部），四指在肘后，右手持腕部，拇指在腕后，四指在腕前，左手拇指沿桡骨头向前推滚，右手持腕向背侧旋转，两手呈相反方向旋转活动，同时沿前臂纵向挤压，即可复位”。（《按摩》）

（5）“先用手握患肘，大拇指抵住桡骨头，另一手握住同侧腕部，将前臂完全伸直，然后旋后。在旋后时，可加压于桡骨头，即立即感觉到或听到滑入声。同时疼痛与动作受限立即消失。万一旋后不能获得整复，可试以旋前”。（《小儿骨折及其它损伤》）

（6）“一手握肘部，拇指按压桡骨小头，另一手持前臂腕部牵引，对准三尖和三窝，然后在牵引情况下，屈曲肘关节，再伸直肘关节，当闻有轻微的“咔吱”滑入响声，即表示已经复位”。（《中医正骨经验概述》）

（7）“术者一手握肘部，一手握前臂远端，两手对抗牵引，将肘关节伸直，旋转前臂，由旋前位变为旋后位，拇指按压桡骨头前方，在牵引下屈曲肘关节，在屈肘过程中使前臂旋前，如为前脱，在上述手法过程中即可感到弹跳样入臼声，示已复位；如无入臼感，可能为外脱或后脱，在肘关节屈曲至最小限度时，用拇指向内或向前按压桡骨头，即可有入臼感，示复位成功”。（《黄乐山骨科临床经验选》）

（8）“医者和患儿相对，如病儿为左侧脱臼，则医者左手捏定患肢肱骨下端，然后以右手捏住腕关节上方，将前臂逐渐自然伸直，同时将前臂微微过伸与旋后，此时即微闻滑入之响声，便是复位。”（《中医伤科学讲义》）

（9）“术者一手持患肘，一手持腕部，在前臂内旋情况下牵拉，持肘部拇

指按压桡骨头向后，同时屈曲肘关节，即可复位”。(《简明正骨》)

从上述各种复位手法可知，它们的主要区别表现在四个方面：一是屈曲肘关节90°或伸直位操作；二是旋前或旋后前臂；三是推压或不推压桡骨头，是向前推压还是向后推压；四是牵拉或不牵拉，旋前位牵拉还是旋后位（即对准三尖和三窝位）牵拉。

上述各种复位手法中，在第2和第5里的旋前前臂法以及第7中的前脱复位法，都适于后夹型错骨缝；而其他各种复位法，则适于前夹型错骨缝。尽管临床上多是用旋前法获得成功，但有时也有用旋后前臂法复位失败，而用旋前法获得成功的病例，就是因为有在前面嵌夹和在后面嵌夹两种类型之故，尽管前夹型大大多于后夹型，但也不能不知晓后夹型病理改变。

第七节　桡尺远侧关节

桡尺远侧关节由桡骨的尺骨切迹与尺骨头环状关节面之间、尺骨头与关节盘之间构成。关节盘呈三角形，由纤维软骨构成，也叫三角纤维软骨。其尖部附着于尺骨茎突的外侧，底部与桡骨的尺骨切迹下缘相连，其上面光滑而凹陷，和桡骨的尺骨切迹，共同与尺骨小头相关节。关节囊很松弛，附着于桡、尺二骨关节面的上方，关节腔较宽广，可延伸到尺骨头关节面与关节盘上面之间。

古称桡骨茎突为腕骨，尺骨头为海骨，无关节之谓，只说腕骨“其上并接臂、辅两骨之端”。其损伤包括在腕骨损伤之中，也没有再进一步具体分别损伤部位。

【病因病机】

桡尺远侧关节在前臂旋前和旋后运动中，系桡骨尺切迹围绕尺骨小头半环形关节面旋转，其稳定性主要依靠三角纤维软骨结合桡尺掌侧和背侧韧带所构成的关节囊。

若因腕部扭伤或劳损，桡尺掌侧或背侧韧带受到延展或劳损，就会使本来就很松弛、关节腔又较宽阔的关节囊，对桡尺远侧关节的保护更为不力，以致发生错骨缝。根据错移的方向，一般分为两型：背移型，即桡尺掌侧韧带松弛、尺骨小头向腕背侧错移；掌移型，即桡尺背侧韧带松弛，尺骨小头向腕掌侧错移。

【诊断与鉴别】

1．腕部有被强力扭转、拧物过猛或长期从事频繁旋动腕关节工作（如油漆工、瓦工等）的劳损病史。

2．腕部深在性钝痛，尤以旋后前臂时最明显。压痛主要在桡尺远侧关节的背侧、掌侧以及尺骨小头的掌侧，压痛处多无结、索等软组织的异常改变。

3．患腕无力，以伸臂平端重物（如端茶杯、暖水瓶等）时为最。但是，直臂提拉重物（如提水桶）时，力量并不减弱。

4．仔细与健腕背侧对比，可看出患腕尺骨小头略高（背移型）或略低（掌移型）。

5．松动试验阳性。方法是：一手拇、示指捏定桡骨茎突固定不动，另一手捏定尺骨小头上下错动提压，如有松动不稳感（以健侧为标准对比），为阳性。

6．应与三角纤维软骨破裂鉴别，尤其是陈旧性的病例，也具有疼痛，尺骨小头向背侧移位，桡尺远侧关节有异常活动，尤以前臂旋后时疼痛加重、功能受限等症状和体征，但都要比错骨缝严重、明显。其X线检查，可见桡尺远侧关节间隙增宽（大于0.5～2.5mm，平均1.38mm的正常值），尺骨向背外侧移位。而错骨缝在X线上没有间隙增宽的表现，对比观察患、健侧侧位片，有时能测出尺骨小头略向背或掌侧轻微错移。必要时，应用碘油或空气造影，常可以显示三角纤维软骨的确切病变，但个别正常人的三角纤维软骨，因中央穿孔而导致假阳性，或破裂后已发生粘连的病例，有时使造影剂不能进入桡尺远侧关节，而呈假阴性。另外，软骨盘挤压试验，三角纤维软骨多为阳性，而错骨缝则多为阴性。方法是腕部极度背伸、尺偏，并加压捻转，在尺骨小头远侧出现疼痛者为阳性，不痛者为阴性。

【治疗】

1．术前处理　先沿前臂、腕、手的掌、背、桡、尺侧做摩法、推法及捏拿法；然后固定患肘部，握住患掌骨向远端牵拉，并于牵拉中略带旋动。

2. 复位手法　以左侧掌移型错骨缝为例，患者端坐于凳上，术者立于患者左侧，右手环扣患前臂远端，拇指置于患尺骨小头的掌、尺侧。左手握患腕部，略使其掌屈（40°左右），沿桡尺骨纵轴向远端牵引，至极度后，按患前臂旋后方向拧动并背屈患腕。与此同时，右手按患前臂旋前方向拧动，并顺势顶患尺骨小头至腕背侧。若觉移动且错移复平，则示手法成功（图4–25）。详细动作分解，见图4–26。

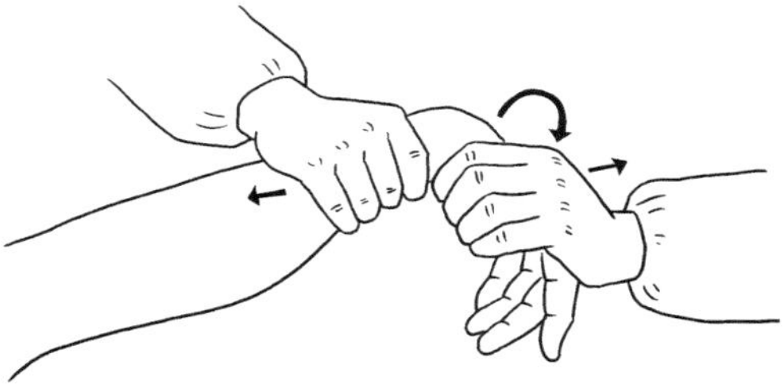

图4–25　掌移型桡尺远侧关节错骨缝复位手法

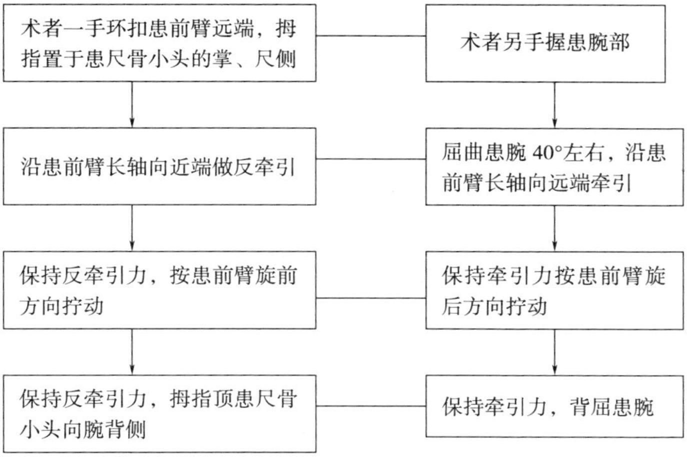

图4–26　桡尺远侧关节掌移型微小移位复位手法分解图

背移型复位手法，与此同法异向施术即可，也就是术者左手按患前臂旋前方向拧动，右手按患前臂旋后方向拧动，并顺势压患尺骨小头至腕掌侧，背屈患腕，术毕，详细动作分解，见图4–27。

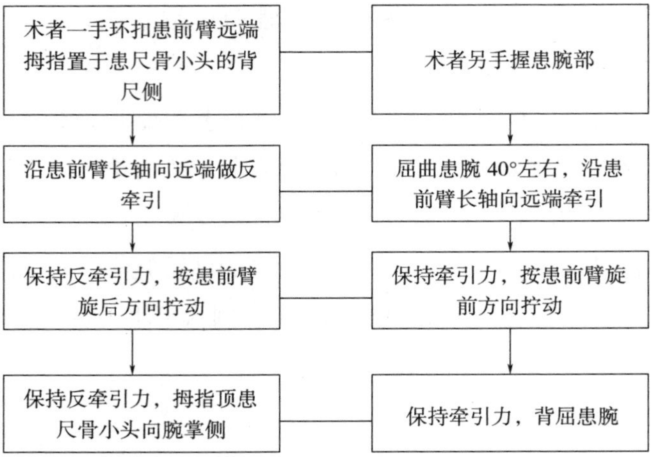

图 4-27　桡尺远侧关节背移型微小移位复位手法分解图

3．术后处理　复位后，术者一手捏紧患腕，使桡尺骨远端靠近，另一手握患腕部，做屈、伸及旋动。用弹力绷带或布条环扎桡尺远侧关节两圈，经常复发的病例，可带“护腕”数月，以巩固之。

【讨论】

1．尺骨小头错移的机制　据解剖学所述，在前臂旋转时，桡骨远端和关节盘围绕尺骨小头旋转。按此理解，如果发生错移，应该是桡骨远端，而非尺骨小头，因为尺骨小头并没有活动。其实，据运动学研究，尺骨小头也可以在桡骨的尺骨切迹上做前后运动，旋前时稍向背侧，而旋后时稍向掌侧。假若韧带松弛，这种运动就有可能超越最大范围，错移到掌侧或背侧，发生掌移型或背移型错骨缝。由于临床上习惯以尺骨小头的高低判断，而且按此整复也确有疗效，故多照此叙述，尽管仍存在争议。

2．复位手法的机制　选择屈腕牵引，主要是使术者能扣紧，能用上力，在增宽桡腕间隙、减小阻力的情况下复位。术者两手反向拧动，则是借绞力，用较小的力量达到确实的效果。

3．其他复位手法参考　桡尺远侧关节分离和错位，就其损伤程度上讲，都比错骨缝严重，但复位手法可根据情况酌情选用。

（1）“医者握伤者的手指（前脱手心向上，后脱手心向下）向远端牵引。同时另一手拇指下压尺骨下端，示指上提腕骨，即可正位。”（《正骨学》）就是说，前脱手心向上的方法，适于掌移型错骨缝；后脱手心向下的方法，适于背移型错骨缝。

（2）“在助手的牵引下，前臂中立位，术者先向前按压尺骨头。然后以手握腕，内外侧方向挤压下桡尺关节，使之复位。”（《临床正骨学》）此法只适于用背移型错骨缝。

（3）“以右手桡尺远端关节分离为例：病人掌心向下，将患臂伸平。医生右手拇、食二指分别捏住桡骨远端的背侧和掌侧，余三指扶持手掌桡侧鱼际部，左手示指半屈曲，以末节的桡侧顶住尺骨小头，拇指扶持尺骨小头的背面。嘱病人放松前臂，如尺骨小头向掌侧移位，医生用自己的两手腕关节活动带动病人腕关节顺时针做环转活动，在环转之时，医生右手固定桡骨下端，左手示指末节向上顶托尺骨小头，同时和拇指协同将尺骨小头向桡骨靠拢，有时可听到复位声响，或下压尺骨小头已无浮动感，说明桡尺远端关节已复位。如尺骨小头向背侧移位，则以逆时针方向做环转活动，在活动过程中压尺骨小头向下，并将尺骨小头向桡侧靠拢。复位后病人即刻感到症状明显减轻”。（《中西医结合治疗软组织损伤》）整复尺骨小头向掌侧移位手法，适用于掌移型错骨缝，向背侧移位的手法，则适用于背移型错骨缝。

（4）错骨缝与桡尺远侧关节分离的区别：二者的主要区别在于损伤程度的轻重。错骨缝由于损伤轻，尺骨小头仅在稍微分离，甚至不分离的情况下向掌或背侧错移。而关节分离，则是在尺骨小头与桡骨的尺骨切迹明显分离的情况下，向掌侧或背侧移位的，还多伴有三角纤维软骨的破裂，预后较差。由于X线片可以清楚显示关节分离，故不易误诊；而X线片对错骨缝几乎不能显示，所以极易漏诊，延误治疗，尤其是桡骨远端伸直型或屈曲型骨折整复后，往往遗留错骨缝，应该特别注意。

第八节 腕 部

古籍中对腕骨的内容所述不一，有的认为“腕骨，即掌骨，乃五指之本节也”，似是掌骨，也有的认为“其骨大小六枚，凑以成掌，非块然一骨也”，又似是腕骨，但块数不符，还有的认为“腕者，臂掌骨交接处，以其宛屈故名也”，从另有“两手掌骨十块（左、右）。两手十指骨，二十八节（左、右）”的记载，当认为系指腕骨。但大多所谓腕骨，都是指腕部8块骨骼而言，少数将掌骨损伤包括在腕骨损伤里，容易引起概念上的混淆，并非腕骨、掌骨等同。

对8块腕骨的名称，叫法也不尽相同，有的笼统地把桡侧的腕骨叫外踝，把尺侧的腕骨叫内踝，也有的称“其外侧之骨名高骨，一名锐骨，亦名踝骨，俗名龙骨”。一般分别将舟骨、月骨、三角骨、豆骨、大多角骨、小多角骨、头状骨和钩骨，称为龙骨、高骨、吊骨、圆骨、月骨、鱼骨、虎骨和合骨。

关于腕骨的损伤，以脱臼的记述为多，如“手腕出臼”“手腕失落”“手盘出臼”“手骨出向左”“手盘出向下”“腕骨脱髎”等。也有包括错骨缝在内的叙述：“若手指着地，其指翻贴于臂者，腕缝必开，壅肿疼痛。先两手揉摩其腕，一手按住其骱，一手拔其指掌，掬转有声，活动，其骱复位。”所说“其指翻贴于臂者”，并非手指与前臂的背侧接触，只是腕极度背伸受伤之意。至于“腕缝必开”的含意，大概包括腕关节错骨缝、半脱位、扭伤，甚或桡骨远端的伸直型骨折。

8块腕骨分两排组合，远侧与掌骨，近侧与桡骨构成关节。由于腕关节运动范围大、方向多、活动频繁，所以很容易发生相互位置的改变，而致错骨缝。按照错移的部位不同，可以分为桡腕错骨缝、腕骨间错骨缝、腕掌错骨缝以及掌骨间错骨缝4种。

一、桡腕关节

【病因病机】

桡腕关节由桡骨的腕关节面和三角纤维软骨的下面，与舟、月、三角骨的上面构成。其桡骨腕关节面有向掌侧10°~15°、向尺侧20°~25°的倾斜，故当受到扭转、提拉等外伤时，腕骨作为一个整体，顺势向桡骨腕关节面的掌侧或尺侧略微错移，造成错骨缝。

【诊断与鉴别】

1. 腕部有扭转或抻拉的外伤史。

2. 腕部不同程度肿胀，活动时尤其是屈腕和桡偏时有疼痛，但活动范围一般不受明显限制。

3. 压痛在腕掌侧正中（向掌侧错移者），或在尺骨茎突的尺侧（向尺侧错移者）。

4. 活动腕部可有不吻合的摩擦声，患者自觉此声发自桡尺远侧处。术者握紧患腕，嘱患者主动伸、屈、尺偏、桡偏和旋动，能觉关节内有涩滞研磨感。

5. 觉腕部力量减弱或力不从心之感。

6. X线检查一般不能显示错移情况，但有时通过对比观察，或可测出。观察的重点是：正位X线片中，桡骨远侧凹形关节面的两个浅窝与其容纳的腕舟骨和月骨凸形关节面之间的关系；侧位X线片中，桡骨远侧凹形关节面与月骨凸形关节面之间的关系；稍微向掌侧或尺侧的错移，分别在侧位或正位X线片上观察。

7. 应与腕部创伤性滑膜炎鉴别，该症为摔倒时手腕撑地扭伤所致，受伤当时有一过性疼痛，但对关节活动无影响，以后肿、痛逐渐加重，在一般范围内活动可不痛，加大范围时因疼痛而受限。在腕背侧呈横形肿胀，明显时有波动。疼痛的性质为钝痛，压痛则多在腕背侧和掌侧。

【治疗】

1. 术前处理　由前臂经腕至手做摩法、推法和捏拿法，并分别牵拉5个手指，以响为度。最后用术者的拇、食二指捏住患指的掌背侧或桡尺侧，由近向远做捋法（即捏紧，顺着患指移动之法）。

2. 复位手法　患者坐位，抬肩、屈肘、手心向地。助手固定患前臂近端做反牵引，术者双手分别从患掌骨底两侧握紧患手，先沿患前臂纵轴向远端牵引，同时做顺时针方向及逆时针方向的旋转。然后，于牵引旋转中突然改变方向，将患腕置背伸位（掌侧错移者）或桡偏位（尺侧错移者），并立即适力向掌侧或尺侧顿挫一下（图4–28）。

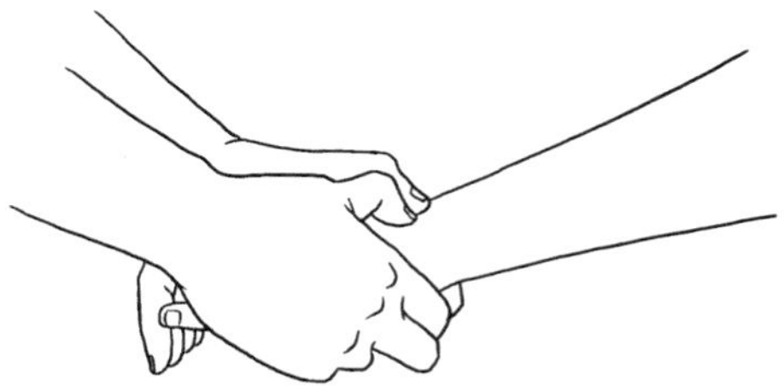

图4–28　桡腕错骨缝复位手法

术中最后顿挫的瞬间，常可感觉到患腕骨节间微有移动，或伴有复位声响，如患腕症状也随即缓解，则表示复位成功，详细动作分解，见图4-29。

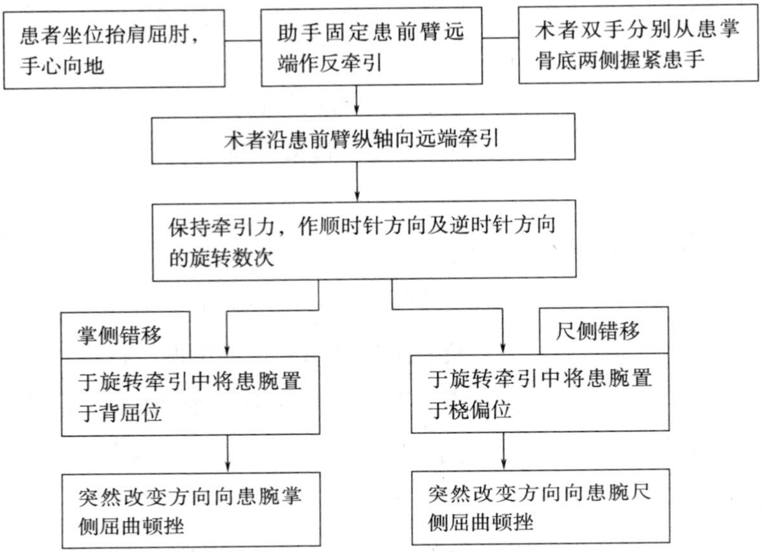

图4-29 桡腕关节微小移位复位手法分解图

3．术后处理 肿胀明显者，外敷“骨科药膏”，并在1周内每日按术前处理中的手法治疗。

二、腕骨间关节

【病因病机】

腕骨间关节，包括近侧列腕骨间关节（即由舟骨、月骨、三角骨和豌豆骨相互构成的关节），远侧列腕骨间关节（即由大多角骨、小多角骨、头状骨和钩骨相互构成的关节），以及腕横关节（即近侧列腕骨与远侧列腕骨之间形成的关节）。整个腕骨间的活动，都是以头状骨、月骨间关节为中心和枢纽的，但在它们构成的球窝关节里，月骨的窝形关节面很浅，关节囊韧带又松弛，尤其是月骨的上下面和两个侧面都是关节软骨面，只在前后角有韧带加固，所以脱位多发生于此。同理，错骨缝也多发生在月骨和头状骨之间。

当手尺偏、背伸位跌倒或被强力扭转时，月骨有可能发生后角向掌侧、前角向背侧的轻微旋转移位，或者头状骨略向背侧错移的这两种形式的错骨缝。

因为其他腕骨较稳固，又由于致伤外力不大，而很少发生错骨缝。

【诊断与鉴别】

1. 有手尺偏、背伸位跌伤或被强力扭转的外伤史。素有腕部劳损的患者，有时仅受扭、闪、抻、拉，也可发生。

2. 腕部不同程度肿胀与疼痛，压痛局限在腕背侧或掌侧，相当于第三掌骨基底近端的头状骨或月骨处。

3. 主、被动活动腕部时，关节内有涩滞不吻合的摩擦声或感觉，并伴有疼痛，背伸和尺偏时轻度受限。

4. 握力与端提力均较健侧减弱。

5. 仔细触摸并与健侧对比，可觉头状骨与月骨背侧的关系紊乱，头状骨略高凸、月骨略低凹。此法只能确定有错骨缝发生，但不能分辨是头状骨背移，还是月骨前旋。

6. X线片一般不能显示错骨缝的轻微错移，但对比观察患、健侧侧位X线片时，或可测出。主要表现是：月骨后缘向掌侧旋转、前缘向背侧旋转，桡、月关节后侧间隙略有增宽，月骨窝状关节面略向掌侧倾倒（月骨前旋），或者头状骨稍向背侧错移（头状骨后移）。

此外，正位X线片上正常月骨显示近似为四方形，而微小移位的月骨显示近似为三角形，但不能确定微小移位的具体方向。

7. 本症有时与儿童肘关节肱桡部错骨缝，或肩肱关节嵌夹型错骨缝并发，如确诊为上述二症，复位又确系成功，但患肢仍不能拿物时，应考虑是否并发此症，并按此症整复。

8. 应与桡腕关节错骨缝鉴别，该症在头、月关节处无紊乱表现，而且以屈腕和桡偏时疼痛和功能受限明显。反之，腕骨间关节错骨缝以伸腕和尺偏时疼痛和功能受限明显。除此，X线片也有鉴别的可能。

9. 也应与腕部创伤性滑膜炎鉴别，主要通过该症有关节积液的波动感，以及各方向而不只是背伸和尺偏疼痛，并加大活动范围时受限等特点，可以互相鉴别。

【治疗】

1. 术前处理　与桡腕错骨缝术前处理同。

2. 复位手法　患者坐位，展肩屈肘，前臂旋前、手心向地，助手握患前臂近端做反牵引。术者与患者面对，双手握患腕，两拇指叠压患腕背侧的头状骨处，屈曲的两示指叠顶患腕掌侧的月骨处。先沿患前臂纵轴向远侧牵引，并略加回旋转动及上、下、左、右晃动。

头状骨向背侧错移者，于牵引旋动中突然改变方向，将患腕掌屈，随即背伸、双拇指用力下压（图4–30）。

月骨向腕掌侧旋转移位者，复位方法与背移型类同，只是需要于牵引旋动中突然将患腕背伸，随即掌屈，同时双示指用力向上顶（图4–31）。

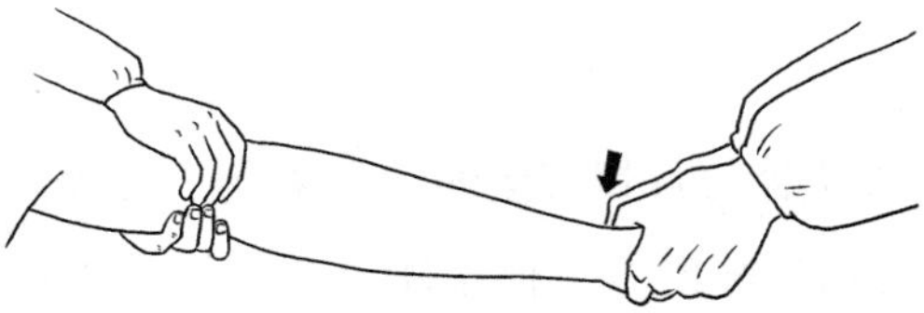

图4–30 背移型腕骨间错骨缝复位手法

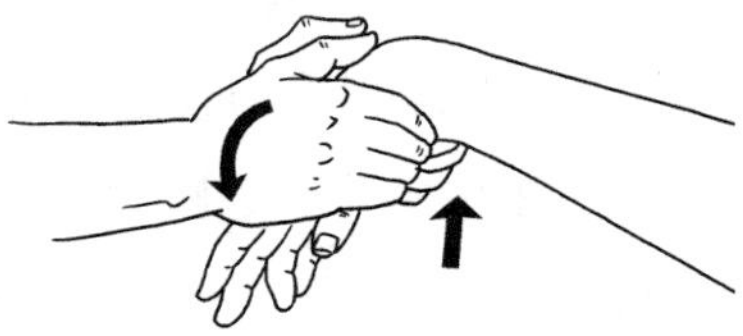

图4–31 掌移型腕骨间错骨缝复位手法

在压、顶时，常可闻"咯吱"声响或觉腕骨略有移动，若高凸复平，活动时腕关节内滑利、已无涩滞声响，则表示复位成功，详细分解动作，见图4–32。

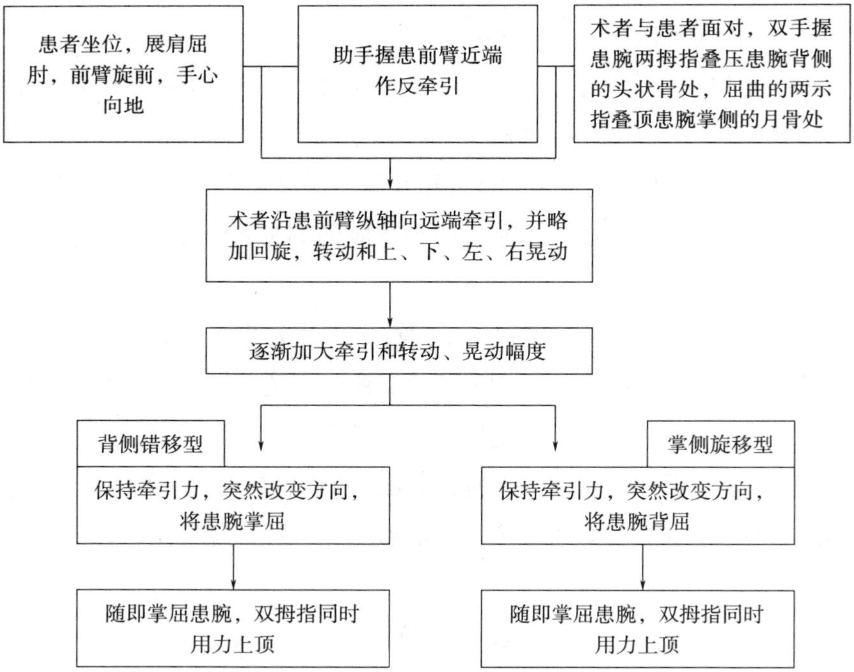

图4–32 腕骨间微小移位复位手法分解图

3．术后处理　所有病例均需用布带环绕患腕数层固定一周，肿胀明显者尚需另用“骨科药膏”局部外敷，直至消退。

【讨论】

1．桡腕错骨缝与腕骨间错骨缝复位手法的异同　两种复位手法都是利用牵引和旋动加大关节间隙，以减缓肌肉抗阻，但改变方向的目的不同。桡腕错骨缝的改变方向是先将八块腕骨一起置于与错移相反的方向，然后突然顿挫，利用抖甩之力复骨归原。如腕骨向尺侧错移，先将患腕桡偏，再突然向尺偏方向顿挫，这一抖动之力将桡骨甩向尺侧，同时将腕骨带向桡侧而复位。腕骨间错骨缝复位手法中的改变方向，是为了加大错出那一侧的关节间隙，而在再改变方向时，顺势将移出之骨压入或顶回原位。如向背侧错移，先将患腕掌屈，以加大头、月关节背侧的间隙，然后突然将患腕背伸，双拇指顺势下压，将突出的头状骨复位。

为此，桡腕错骨缝复位手法要强调顿挫时的抖甩，特别要掌握好时机，否则不容易成功。至于腕骨间错骨缝复位手法，则强调下压或上顶之力，要掌握好第二次改变方向和下压或上顶的配合，只有二者之力能准确地使到一瞬间，方能顺利复位。

2．对“跃鱼法”的分析　由日本学者二宫献彦可编著的《中国接骨图说》一书的正骨图解中，有名“跃鱼法”的正骨手法，“使患者正立，而覆患手。医对立其前侧右手，上大拇指、下四指，把住患手四指中节。仰左手，上大拇指、下四指，挟其腕骨不缓不紧。乘势而右旋拽伸之，登时以所挟腕骨之大拇指，推聚皮肉于腕骨上，则腕前筋脉为之不挛急，令骨节易运转。而转大拇指，推入阳池穴陷处，其运转也，要以夹腕骨手冲上，以握四指手曳下，左右有引诀于上下之意，而骨节宽容焉。”

按针灸取穴，“阳池”在环指直上到手腕，指总伸肌腱尺侧的凹窝，相当于尺侧腕骨，故“鱼跃法”适合于尺侧腕骨向背侧移位的错骨缝和半脱位。其法是：先牵拉、旋转，同时将局部的软组织推向近端，以解除痉挛；然后在保持牵拉的作用下，推压尺侧腕骨向掌侧复位。强调牵拉的作用是使骨节宽容张开，以易运转，这与现代复位手法的要领是一致的。

三、腕掌关节

【病因病机】

腕掌关节由远侧列腕骨的远侧面，与掌骨底构成。第1腕掌关节由第1掌骨底与大多角骨构成，两关节面均呈鞍状，关节腔宽阔、关节囊肥厚而松弛，可以做屈、伸、内收、外展、对掌和环转运动；第5腕掌关节由第5掌骨底与钩骨构成，是鞍状关节，关节囊较松弛，可做伸屈活动，虽然屈曲运动受到钩骨的影响，但活动范围仍比第2、3、4腕掌关节要大，第2、3、4腕掌关节，分别由大、小多角骨与第2掌骨底，头状骨与第3掌骨底，头状骨和钩骨与第4掌骨底构成，关节囊附着于各关节面的周缘，均较紧张，运动范围极小，只能做轻微的滑动。

若受外伤，使掌骨底发生错移，则为腕掌关节错骨缝。其中，第一腕掌关节向大多角骨的背侧或背外侧错移较多，第五腕掌关节向钩骨的背侧错移次之，其他均少见。

【诊断与鉴别】

1. 有扭、拧、戳、掰手部的外伤史，或一次性手指长时间用力捏持重物之后，以及素有手部劳损者、无明显外伤史等诸种情况。

2. 局部轻压痛或酸胀痛，用力时加重。

3. 活动不受明显限制，但觉不灵活，关节内有涩滞不吻合感。第一腕掌关节错骨缝者，常于内收、外展时伴有摩擦声响。

4. 握力与持物力均较健侧减弱。

5. 仔细与健侧对比触摸，可觉微小高凸和低凹变化。由于第一掌骨底在拇指外展位时向背侧突出，不要误认为是向背侧错移。正确的方法是，在腕尺偏、拇指内收位时检查，以健侧为准判定。其他腕掌关节的触摸检查，以手指伸直、腕略掌屈位为宜。

6. X线片一般不能显示错骨缝情况，但对比观察掌骨侧位片，有时能测出掌骨底向背侧的微小错移。而腕关节的后前斜位片，有时对第一腕掌关节向外侧的轻微错移能予显示，拍摄方法是：手心朝上，向拇侧倾斜，使拇指呈正位，中心线通过大多角骨。

【治疗】

1. 术前处理　与桡腕错骨缝术前处理相同。

2. 复位手法

（1）第1腕掌关节错骨缝复位手法：患者坐位，展肩、屈肘、前臂中立位、拇指朝上，助手握持患腕固定。术者与患者面对，一手拇、示指的根部从患拇指的内侧捏住其掌背侧，同时将大鱼际抵在患掌大鱼际上，其余各指则分别排在患掌骨的背侧，其中中指或环指要放在患腕第一掌骨底的背侧。另一手则从外侧捏住患掌，先用拇、示指向远侧牵拉患拇指，再由大鱼际协助背伸，推起患掌骨，中指或环指则同时向掌侧压患掌骨底，待至极度后，快速地适力顿挫一下。（图4-33）。

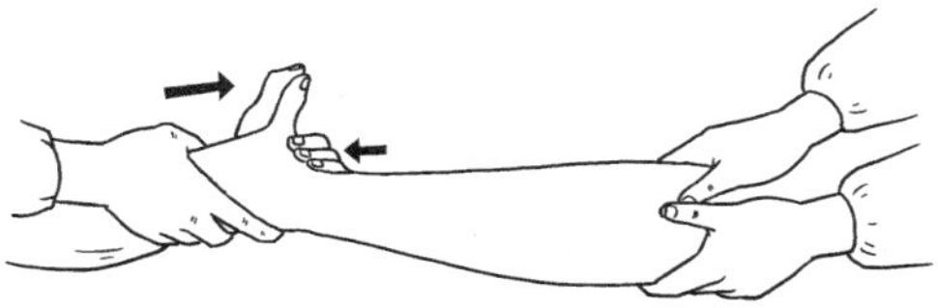

图4-33　第一腕掌关节错骨缝复位手法

若向背外侧错移，术者的中指或环指需改放在患掌骨底的背外侧，向掌内侧推压。此外，牵拉时要略带内收。一般在顿挫时可闻及声响，如患者立即感觉轻松，则示复位成功。

（2）第2～5腕掌关节错骨缝复位手法：患者坐位、展肩、屈肘、前臂旋前、手心向地。术者与其面对，一手握住患者手掌，将拇指放在患掌骨头部的背侧，用屈曲的中指中节侧面顶抵患掌骨头部的掌侧，另一手的拇指和示指则分别捏住相对应的患腕骨的背侧与掌侧。先沿患掌骨纵轴牵引，镇定片刻后上提患掌骨头、下压患掌骨底，至极度后，快速适力顿挫一下。一般在顿挫时即可闻及声响，如患者立即感觉轻松，则示复位成功（图4-34）。

3. 术后处理　第1腕掌关节错骨缝复位后，需用胶布固定1周。方法是：从腕部掌侧经第1掌骨底的背侧，绕过虎口，从大鱼际返回第1掌骨底的掌侧，止于腕背侧。

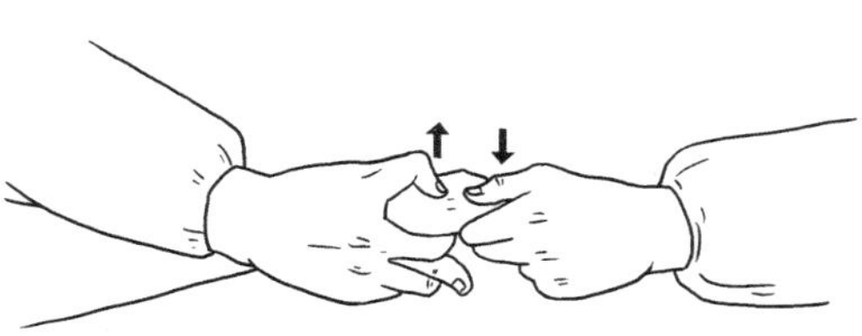

图4-34　第2～5腕掌关节错骨缝复位手法

【讨论】

1.《时氏家传正骨术》中有关腕掌错骨缝的记述　该书“掌骨错伤”里说：“症状重者现凹凸形，轻者无甚特异，惟起局部疼痛，手指屈伸力失。”重者系指脱位、半脱位，轻者即是错骨缝。治法是“于掌心、背先行圆针拨点法。次辨伤部通某指，或一指二指，令掌心向下，以数指持某指，一指顶伤处掌心，一向上顶、一向外拽，再捻动伤处而扣合之可也”。也是采用牵引中向上顶，然后搓转局部、压回扣合的方法。

2.《黄乐山骨科临床经验选》中第1腕掌关节错骨缝的复位手法 该书在“掌腕关节错缝”中，叙述了第1掌腕关节错骨缝的治疗手法：“患者坐立位均可，拇指朝上。术者一手由背侧握住腕关节，拇指按压住大多角骨处固定，另一手拇、示指分别捏住第1掌骨基底掌背侧，四、五指握住拇指，在牵引下拇指向外旋转，按压掌骨基底，同时外展第1掌骨，可听到响声，然后轻轻活动拇指，使其进一步‘合槽’，术后拇指暂时少动，以防再错。”

四、掌骨间关节

掌骨间关节共有3个，分别由第2和第3、第3和第4、第4和第5掌骨底相邻而成，其关节腔与相应的腕掌关节相通，关节囊与相应的腕掌关节囊相愈合。所以，在腕掌关节错骨缝的时候，掌骨间关节也随之发生错骨缝，当整复腕掌关节错骨缝时，掌骨间关节的错骨缝也同时复位。如果腕掌关节错骨缝已复位，触摸检查已无异常，但仍有局部酸痛，则应考虑是否掌骨间关节尚不平整，若通过触摸确定，则需予以整复。方法是：患者坐位、手心向下。术者一手拇、示指分别从上下捏定一掌骨底的背侧和掌侧，另一手捏定另一掌骨底的背侧和掌侧，略向远侧牵拉，并反向上下错动数次，最后适力顿挫一下（图4–35）。

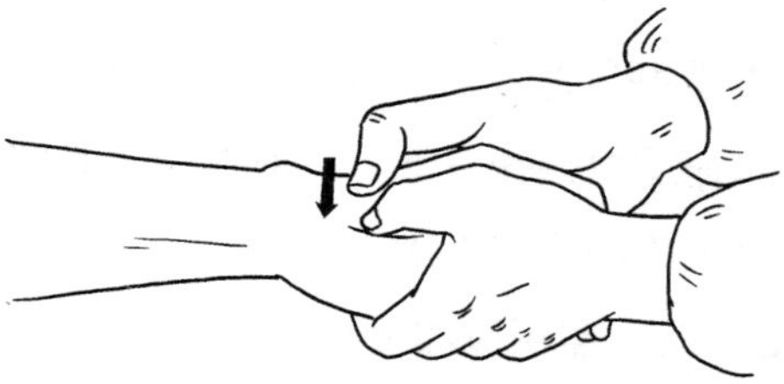

图4–35 掌骨间关节错骨缝复位手法

第九节 指 部

指部错骨缝包括掌指关节和指间关节的错骨缝。

古籍中的“五指骨”，分为本节、次节和第3节等名称，与现代解剖不完全相符。所谓本节也叫锤骨，实际是掌骨，“手掌与背，其外体虽混一不分，而其骨在内，乃各指之本节相连而成者也。”次节又名竹节骨，当是第1指骨，古称第3节指骨，应是第2节指骨。也有的古籍，明确区分成掌骨、指骨本节、指骨中节和指骨小节。较之叙述最详者，是“指者，手指之骨也。第一大指为巨指，在外二节，本节在掌；第二名食指，又名大指之次指，三节在外，本节在掌；第三中指名将指，三节在外，本节在掌；第四指名无名指，又名小指之次指，三节在外，本节在掌。第五指为小指，三节在外，本节在掌。其节节交接处，皆有碎骨筋膜联络”这段文字，也是将掌骨视为“手之众指之本也”（《刺灸心法要诀》）。

一、掌指关节

【病因病机】

掌指关节由掌骨小头与第1节指骨底构成，分为第2～5掌指关节与第1掌指关节两种。

第2～5掌指关节的关节囊松弛，可沿横贯掌骨小头的额状轴做屈伸运动，屈曲范围较大而伸展范围甚微。也可沿纵贯掌骨小头的矢状轴做内收与外展运动，其运动范围大于伸而小于屈。

第1掌指关节主要能做屈伸运动，并在关节伸直或微屈时稍有侧方活动，在拇指对掌时略有向内侧的旋转活动。

当受到来自侧方或远端的外力以及扭转过度时，均可造成错骨缝，即第一节指骨底错移到掌骨小头的掌、背或侧方。由于第2～5掌指关节之间并排为邻，比较稳固，所以错骨缝的发病率不高，而大多是掌、背侧的错移。反之，第1掌指关节的掌骨小头突度较小，关节面较宽阔，孤立在外，远比第2～5掌指关节不稳定，而且活动范围较小，往往难以适应拇指复杂多样的活动，所以常因超过正常活动范围而致错骨缝。

【诊断与鉴别】

1．有扭、拧、戳、掰手指的外伤史。

2．局部微肿或不肿，压痛在关节背侧及桡侧或尺侧。

3．主、被动活动手指时，有轻微疼痛和不适感，并伴关节内不吻合的摩擦声响。

4．嘱患者握紧双拳，在关节背侧仔细与健侧对比触摸，可觉微小错移。

5．对比观察患、健侧掌指关节斜位X线片时，或可测出指骨底的轻微错移，尤其是第1掌指关节更容易观察。

6．错骨缝常与扭挫伤伴发，而且往往难以鉴别，除仔细检查避免漏诊外，对治疗后肿胀、疼痛均减轻而仍有不适感的患者，应考虑是否遗有错骨缝。

【治疗】

1．术前处理　在掌指关节的掌、背、尺、桡侧，由近端向远端做推法。

2．复位手法　患者坐位，术者侧立患侧，一手拇、示指分别捏定患掌骨小头的掌背侧，另一手拇、示指则分别捏定患第1指骨底的掌背侧，先沿患指骨纵轴向远端牵拉，然后双手以相反方向提、压上下错动，数次后突然顿挫一下。若觉移动并伴声响，表示复位成功（图4-36）。

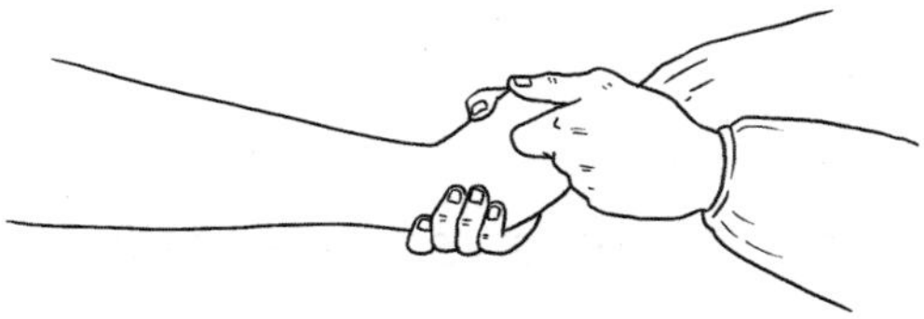

图4-36　掌指关节错骨缝复位手法

向侧方错移者的复位手法是：术者一手拇、示指分别捏住患掌骨小头的掌背侧，另一手的拇、示指则分别捏住患指骨底的尺桡侧，左右方向错动，最后顿挫一下即可。

3．术后处理　除肿胀明显的病例需用“骨科药膏”局部外敷，直至完全消退以外，其他错骨缝则不需用药，但均需用胶布固定1周。方法是：第2～5掌指关节将相邻的手指粘在一起即可；而第1掌指关节则需从第1掌骨掌侧开始，经过关节背侧，从虎口绕至大鱼际，再经过关节背侧，止于手背。

二、指间关节

指间关节的构造与掌指关节类似，只是没有侧方的活动，所以错骨缝以远节指骨向近节指骨滑车的侧方移位居多，有时还略带旋转，向掌、背侧较少。

诊断也与掌指关节大同小异，但要注意侧副韧带断裂时合并侧方错移的情况，以及指甲略有歪拧的旋转错移体征。

治疗也与掌指关节相同。对除侧方错移外还略带有旋转的病例，在复位手法中要略加与旋转方向相反的旋动，将两种错移一起矫正。

第五章　下肢关节错骨缝

第一节　溜　　胯

胯，是指腰和大腿之间的部分。中医的胯骨，又名髋骨、跨骨、骻骨和髁骨，“在肛门后，两骨上外两旁，形如马蹄，附着两髁骨上端”，与现代解剖学的髋骨相符。溜胯，则是腰和腿之间错骨缝的总称，包括错大胯和落小胯两类，都是以骨盆倾斜和双下肢假性不等长为主要特征。古籍中就有“骨错者，臀努斜行”“以致枢机错努……或行止欹侧艰难”的记载。

一、错大胯

错大胯是传统中医骨伤科医师们常用的诊断病名，确切地说，应该称为髋关节错骨缝，古籍中没有这种病名，多包括在“胯骨骨错”或“环跳骨机枢错努”之中，以“未致脱臼”来判定此症。相当于现代医学的“髋关节滑膜嵌顿”“外伤性髋关节滑膜炎”“暂时性髋关节炎”。

【病因病机】

当跳跃、滑闪等使髋关节过度外展时，股骨头与髋臼下缘的间隙增宽，关节腔内的负压力将部分关节囊滑膜层或髋臼横韧带吸入，嵌夹在股骨头与关节盂缘之间。为了避免因活动时嵌夹愈紧而致疼痛加剧，则出现抗痛性肌痉挛，把骨盆强制在健侧高、患侧低的倾斜位，导致双下肢假性不等长。最终，腰椎因骨盆倾斜而呈凸向患侧的代偿性侧弯。

由于儿童股骨头发育不完全，关节囊松弛，肌肉也不够强劲，所以最容易患此症，其中以3～5岁的幼儿发病率最高，而且男孩多于女孩。虽然儿童患者占绝大多数，但成年人错大胯临床上也偶可遇到。

【诊断与鉴别】

1．儿童患者多有蹦高跳下、滑倒等外伤史，但一般都不能准确叙述病因。成年患者则有髋关节过度外展运动的病史。

2．患下肢略呈外展、外旋状，步态缓慢，体斜跛行。若快走，则脚尖着地、身体晃动，跛行愈加明显。

3．在儿童患者，往往找不到具体的压痛点，也说不清疼痛部位，大多主述膝关节或大腿内侧不适。但仍可跛行着玩耍。成年患者则可查出压痛点在腹股沟处，患者自觉的疼痛部位也在此处。

4．主、被动内收、外旋髋关节时疼痛。

5．直立位对比双下肢时，患侧髂前上棘较健侧低1～2cm，若将患侧足下垫1～2cm高的木块，则两髂前上棘等高。仰卧位量比双下肢时，患肢较健肢长1～2cm，而患侧髂前上棘比健侧髂前上棘也低同样长度。但是，不管是直立位或仰卧位，从髂前上棘到足跟以及从股骨大粗隆到足跟的距离，患健侧均相同。

6．患侧臀裂低于健侧。

7．包括双侧髋关节的骨盆正位片，显示骨盆倾斜、患侧低于健侧，画线测量法是，做第四腰椎椎体上缘的延长线，患侧髂嵴最高点离此线距离较健侧为远；患侧髋关节略呈外展、外旋位，可见患侧股骨大粗隆内缘与股骨头距离较健侧短、股骨小粗隆较健侧突出、股骨头圆韧带窝较健侧为低；脊柱，主要是腰椎段，向患侧侧凸。此外，关节间隙多无明显增宽。

8．应与小儿先天性髋关节半脱位鉴别　该症患侧的下肢短，而错大胯与之相反，健肢短、患肢长；“望远镜试验”（也称Dupuytren征或活塞运动，方法是患者仰卧，检查者一手固定骨盆，另一手握住膝部，上下推动股骨干，若觉察有抽动和音响者即当阳性），该症为阳性，而错大胯为阴性；还可以通过X线片上耻颈线及髂颈线的改变，来确定该症。

9．应与髋关节滑膜结核鉴别　该症“托马斯征”阳性（即患者仰卧，患侧髋关节伸直时腰椎有代偿性前凸、健侧髋关节被动屈曲时患侧大腿自动离开床面）。而错骨缝为阴性；该症还可有结核病的全身症状，血沉加快；该症

X线表现为患侧闭孔变小、髋臼与股骨头骨质疏松和骨小梁变细及骨皮质变薄、关节囊肿胀、关节间隙稍宽或略窄。但是，对症状和体征尚不典型的早期病例，确诊有一定困难。

10. 应与幼年性股骨头坏死症（即Legg-Perthes病）鉴别　该症髋关节活动轻、中度受限，X线片显示股骨头骨骺致密、变扁、关节间隙增宽，股骨头骨骺与髋臼底的距离较健侧增宽。

【治疗】

1. 术前处理　伤日较久或肌肉痉挛严重者，应先用“骨科洗药”加海藻、地龙、昆布、泽兰叶熏洗患处3～5天后再手法复位。儿童患者可赤身坐大盆内的小凳上，倒热药水入盆，外盖大布单仅露头部，先熏后洗。

手法复位前，需在髋部周围做摩法、推法和捏拿法，重点是阔筋膜张肌、臀中肌和股内收肌群的股薄肌。

2. 复位手法　分儿童和成人两种。

（1）儿童复位手法：患儿仰卧，术者立其患侧，一手按患膝关节前下方，另一手握患足踝，将患肢置外展位牵拉，并略带旋动。

将患肢髋关节与膝关节均屈曲，于略内收位下压，使患膝接触腹部，镇定片刻后外展—外旋—伸直患肢。术中可闻“咯吱”声响或有软组织解脱感，若双下肢已等长，说明复位成功（图5-1）。

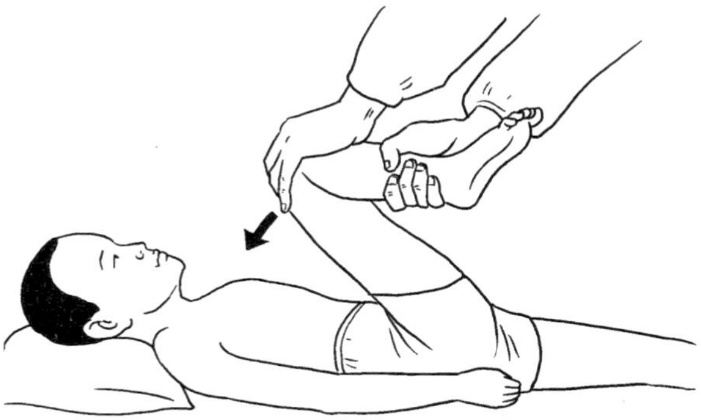

图5-1　儿童错大胯复位手法

（2）成人复位手法：患者侧卧，患肢屈曲在上，健肢伸直在下。术者与患者面对，双手卡紧患大腿根的内、外侧部，腹部抵住患膝。于持续压膝提髋之力作用下，屈曲患膝贴紧患者腹部，再外展—外旋—伸直患肢，最后伸屈患膝、髋数次（图5-2）。术中常可闻及“咯吱”声响或有软组织解脱感，量比双下肢已等长、髋关节活动正常，说明复位成功。若未成功，不可大力重复操作，待2～3日后再次复位。

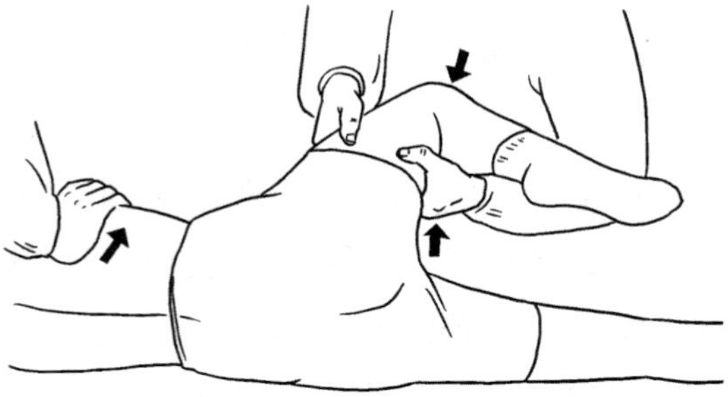

图5-2 成人错大胯复位手法

3．术后处理 复位后3日内不宜过度活动，以免复发，尤其是儿童患者更应注意。

【讨论】

1．“胯”的含义 关于胯的含义，在文献中有多种解释，作为部位，“胯，股间也”；作为骨，胯骨相当于腰椎、髋骨或股骨大粗隆；作为关节，大胯指髋关节，小胯指骶髂关节。一般认为，将胯广义地理解为腰的两侧和大腿之间的部分，包括骨、关节和筋肉等较为适宜。

2．具有骨盆倾斜、双下肢假性不等长的疾病不少，如腰部疾患、髋部疾患以及膝踝疾患等，必须详细检查、鉴别清楚，确诊为是此症者方可用此法，以免延误或加重病情。如鉴别有困难，应拍摄X线片，甚至CT、MRI协助诊断。

3．成人复位手法要领 术中提患髋、压患膝动作，是使患髋关节间隙加宽，再通过外展外旋的旋动解脱嵌夹，最后伸屈可吻合关节，理顺筋肉。

如果一人复位有困难，可改用双人复位法。助手站床上，双手抓住从患大腿根部兜过的布带，向上提拉；术者腹部抵住患膝，于持续压膝（助手提髋）之力作用下，屈曲患膝贴紧患者腹部，再外展—外旋—伸直患肢，最后伸屈患膝、髋数次。

二、落小胯

落小胯也是传统中医骨伤科医师们常用的诊断病名，确切地说应该称骶髂关节错骨缝，古籍中也无此病名。

【病因病机】

骶髂关节由指向后外侧的骶骨耳状关节面，与指向内侧的髂骨关节面吻合而成。凭借关节面不规则的凹凸和周围韧带稳定关节，稍有上、下以及前、后的运动，在前后运动时，伴随关节的旋转，在步行或跳跃时，关节可展开。

有关骶髂关节错移的类型，叙述很多，有的还相当复杂，不便于临床应用。比较简约和实用的分类是，骶骨未动、髂骨沿骶骨的关节面略向前内或后外方错移。具体的病因病机是，当下肢被固定、身体过度扭转，或行动中患肢突然被磕绊，均可使髂骨沿骶骨的关节面略向前旋转微小移位（髂前上棘向前内、髂后上棘向前外旋转微小移位）或略向后旋转微小移位（髂前上棘向后外、髂后上棘向后内旋转微小移位），前者称前错型骶髂关节错骨缝，后者则称后错型骶髂关节错骨缝。成人筋肉坚固、关节囊紧张，需受较大外力才能致伤；而儿童筋骨柔嫩、关节不固，略有外力即可致伤。多次复发的患者，也常容易在无任何外力作用时突然发病。

为了避免活动加剧疼痛，必发生抗痛性肌痉挛，继而出现骨盆倾斜、双下肢假性不等长，以及代偿性的腰椎侧凸等一系列相关的体征。

【诊断与鉴别】

1．大多有扭转、磕绊等外伤史，部分复发的病例可能没有明显可记忆的外伤。

2．跛行，走得愈快愈明显。

3．有双下肢不等长和双臀裂不等高的体征。

4．患肢足尖外旋（后错型）或内旋（前错型），仰卧比较时多不明显，行走时则非常清楚。

5．压痛在骶髂关节，主要是髂后上棘处，有的患者可于该处摸到筋结或筋索等异常改变。

6．骨盆挤压分离试验（即相对挤压两侧髂前上棘和向后分推两侧髂前上棘）时产生疼痛，而主被动活动髋关节时一般不痛。做单腿跳跃时，患侧局部疼痛而健侧无异常感觉。

7. X线片一般都不能显示错移，但有的骶髂关节斜位片或可显示，其表现为：骶髂关节高低不平的关节面排列紊乱，凸凹相对吻合的排列关系丧失，变成凸部互相顶立、关节间隙较健侧增宽。

作为临床研究，双侧骶髂关节的CT检查可以看出错骨缝微小移位的变化。

8. 应与错大胯鉴别，其压痛在腹股沟、骶髂关节旋转试验阴性，而落小胯压痛在髂后上棘、骶髂关节旋转试验阳性。试验方法是：患者坐凳上，术者与其面对，双腿夹住患者双膝，两手分别搬患者双肩，做向患侧和健侧的旋转，如患侧旋转角度小于健侧，并伴疼痛则为阳性。

9. 落小胯常与腰部急性扭伤并发，在检查腰部时若发现髂后上棘压痛，应考虑本症。

【治疗】

1. 术前处理　在骶髂关节处做摩法、推法和捏拿法，若髂后上棘处有软组织异常改变，常规分理解除之。伤日较久或肌肉痉挛严重者，也先用“骨科洗药”加海藻、地龙、昆布、泽兰叶，熏洗患处3~5天后，再行复位。

2. 复位手法

（1）前错型骶髂关节错骨缝复位手法；患者仰卧，在骶骨处垫一小枕，务使髂后上棘离床悬空。术者立于患侧，一手将患髋、膝关节屈曲，另一手掌根放在患坐骨结节处（或用拇指置髂前上棘处）。先下压患膝、髋并向上推患坐骨结节（或下压髂前上棘）数次，最后突然顿挫一下（图5-3）。若闻复位声响或移动感，量比双下肢等长，则示复位成功。

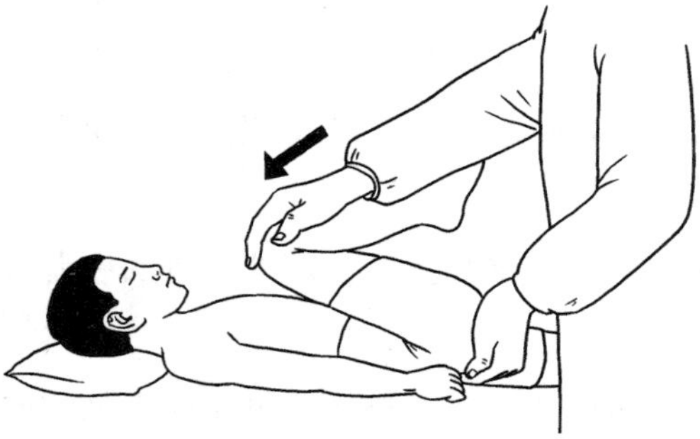

图5-3　前错型骶髂关节错骨缝复位手法

（2）后错型骶髂关节错骨缝复位手法：患者背向术者侧卧，患肢在上。术者一手握持患侧足踝（或一手前臂托患者小腿内侧，手握患膝前），另一手掌根置于患髂后上棘处，先将患髋关节后伸（患膝关节应屈曲），于向前推患髂后上棘的同时，用力后拉患肢，至极度后稍停片刻，突然再加力顿挫一下，可闻及复位声响，若量比双下肢等长，则示复位成功（图5-4）。

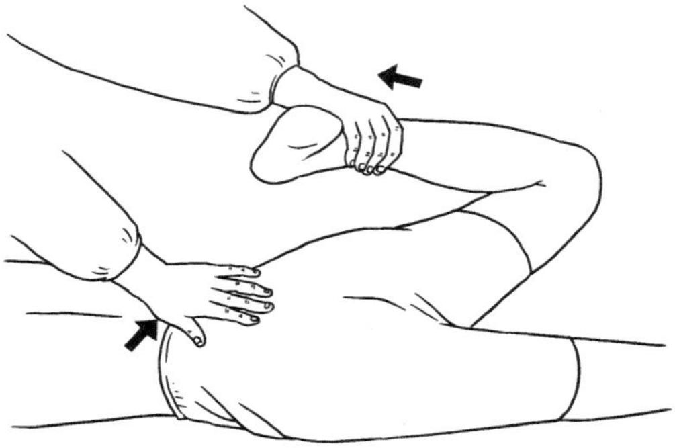

图5-4 后错型骶髂关节错骨缝复位手法

3. 术后处理 与错大胯术后处理相同。成年人矫正后若一侧下肢仍稍短，嘱患者短侧朝上侧卧，术者一手握患足踝、一足底前部顶抵长侧患肢坐骨结节，一拉一蹬，向远端适力牵拉片刻，最后稍加力顿挫一下，一般即可等长。

【讨论】

1.《按摩》一书对骶髂关节半脱位发生机转的认识是："骶髂关节半脱位，有前后之别，前脱发生的机转，是在髋关节伸直，膝关节屈曲的位置下，大腿前部附着于髂骨前侧的股四头肌紧张，向前牵拉髂骨，同时骶骨向同侧后旋，两者在相反方向的扭转下，使髂骨向前移位。反之，后脱位发生的机转，是在髋关节屈曲，膝关节伸直的位置下，大腿后部附着于坐骨结节的腘绳肌紧张，向后牵拉髂骨，同时骶骨向对侧前旋，两者呈相反方向的扭转下，使髂骨向后移位。"此处所说的半脱位，即相当于错骨缝或较错骨缝稍重的错移。

2. 骶髂关节半脱位的分型，有向前半脱位和向后半脱位之分，也有向前内半脱位和向后外半脱位之分，还有更详细地分成单侧前错动与单侧后错动，单侧前旋错动与单侧后旋错动，双侧前后复合错动，以及双侧前后复合旋转错动等类型。

3．骶髂关节半脱位的其他复位手法

（1）法一："患者俯卧床上，医生立患侧，面向患者足部，用双手重叠按在患侧髂骨翼后上方，作好向下推的准备。助手立在患者健侧，面对医生，用双手重叠按在患侧的坐骨结节上，作好向上推的准备，然后二人用力相对推之。用完上述手法后，医生将两手掌交叉按在两侧髂后上棘部，分左右向两侧推按。"（樊春洲《四个关节半脱位的手法治疗》）

（2）法二："①患者俯卧于床上。医者站在健侧，用一手手掌捂在伤处向下戳按，同时另一手由膝关节外侧搬住伤侧下肢，使其过度后伸。②患者侧卧床边，伤侧下肢在上。一助手蹲在患者背后，一手扶在腋下，一手手掌按在伤处。医者一手拿住伤侧下肢的踝部，将伤肢拔直，另一手手掌扶在髋部。拿踝之手由外向里环转摇晃伤肢6～7次。③医者将伤侧下肢小腿夹在腋下进行拔伸，然后将伤肢屈曲，使膝关节靠近胸部，足跟接近臀部，同时扶髋部之手改按在伤处，进行戳按，最后将伤肢拔直。"（《刘寿山正骨经验》）其中的①和②适于后错型骶髂关节错骨缝，而不适于前错型骶骶关节错骨缝。

（3）法三："……第三法：患者俯卧位。术者立于患侧，一手按患侧骶髂关节处固定，另一手由小腿前侧绕过，托住大腿远端前侧，将患肢提起，在髋关节外展后伸位向后提拉至适当角度，双手骤然交错用力，可听及响声，示已回位。第四法：患者仰卧位，健肢伸直。助手按髂嵴固定骨盆。术者立于患侧，令患者屈膝，屈髋，一手握小腿远端，一手按压膝部，向下加压，使其尽量屈曲；然后在髋外展位将患肢骤然伸直。自行复位法：患者扶墙，健腿负重站立，患肢屈曲，令其咳嗽，在咳嗽同时，患肢用力向下蹬腿、伸直，反复数次，即自行回位。"（《黄乐山骨科临床经验选》）该第三法适于后错型骶髂关节错骨缝，第四法适于前错型骶髂关节错骨缝，而自行复位法只适于早期及症状较轻者。

（4）法四："胯骨……骨错者，臀努斜行，用骑龙母法整之。使患者俯卧，而伸脚屈右膝，医立左腰侧，开两脚跋入其右足于患者胯间，屈腰下左手探求腰间脊骨之合缝处，逆掌押其骨尖，下右手持膝头，屈上如燕尾法乘势回转曳伸之，当其回转曳伸时，以左掌紧捺骨尖，要在中肯处縈焉。"（《中国接骨图说》）其中所谓“腰间脊骨之合缝处”，应认为是骶髂关节处，因为这是胯骨骨错者而非腰骨骨错者的复位手法。此外，“骑龙母法”只适于前错型骶髂关节错骨缝。

（5）法五：“患者侧卧，医者一手揿住骶椎，一手握住患侧踝部，当髋关节过度屈曲后，随即迅速将腿向下放平，在放平的动作中，稍带拉抖动作，以使其关节恢复原位。”（李国衡《骨错缝、筋出槽的理论及其在伤科病理学上的意义》），此法适于前错型骶髂关节错骨缝。

4. 复位手法中的几个要领

（1）前错型骶髂关节错骨缝复位手法中，在骶骨处垫一小枕，务使髂后上棘离床悬空，是因为当复位之力将髂前上棘推向后外、将髂后上棘推向后内时，不至于髂后上棘顶在床面上影响复位。

（2）前错型骶髂关节错骨缝复位手法中，术者立患侧，一手将患髋、膝关节屈曲，另一手拇指置髂前上棘处，以及下压患膝、髋，并下压患髂前上棘的术式，更符合力学原理，也更为有效。

（3）后错型骶髂关节错骨缝复位手法中，术者一手前臂托患者小腿内侧，手握患膝前，可使附着在髂前上棘和鹅足部的缝匠肌紧张，借力使力地拉髂前上棘向后；另一手掌根推患髂后上棘，使作用点集中，更符合力学原理，也更为有效。

第二节 髌 骨

古称“膝盖骨即连骸，亦名膑骨，形圆而扁，覆于楗骱上下两骨之端，内面有筋联属，其筋上过大腿，至于两胁，下过胻骨，至于足背。如有跌打损伤，膝盖上移者，其筋即肿大，株连于腘内之筋，腘内之筋上连腰胯，故每有腰屈疼痛之证，或下移胻骨则焮肿，或足腹冷硬，步履后拽斜行也。若膝盖离位向外侧者，则内筋肿大，向内侧者，则筋直腘肿，宜详视其骨如何斜错，按法推拿，以复其位……”（《医宗金鉴》）以上所述膝盖离位，从仅只造成筋直腘肿，以及不需要固定的情况看，应当包括错骨缝在内。

【病因病机】

髌骨系人体中最大的籽骨。在功能上，它是股四头肌的籽骨，能保护膝关节、增强股四头肌的力量，是维持膝关节稳定的重要因素。它的关节面与股骨的髌面形成关节，是膝关节的三个组成部分之一。当膝关节运动时，髌骨也随之移动，膝半屈时，髌骨与股骨的髌面相接，强度屈膝时，则下降而对着髁间窝；伸膝时，髌上移，仅其下部与股骨的髌面相接，伸直膝关节最后的10°～15°，主要是髌骨的功能；旋转膝关节时，髌骨的位置不动。在过度奔跑、跳跃时，股四头肌骤然猛力收缩，超过了髌韧带的制约作用力，髌骨遂被牵拉向上方，或沿不同年龄的股骨轴线方向错移，如果最终没有回复原位，而稍微异位于正常位置，称为髌骨错骨缝。它与髌骨外伤性半脱位不一样，特点是移位轻微，在X线片上往往难以清楚显示，另外，只向上方、上内方和上外方错移，而不像髌骨半脱位多向外侧错移。

儿童血气未盛，质嫩骨软，又喜奔跑跳跃，常跌扑闪挫，故多发生此症，尤以3～6岁最多。如陈旧性膝部外伤，使股内侧肌肌止纤维损伤肌力减弱时，则可受轻微外伤或动作不协调时发生髌骨错骨缝。此外，异常髌骨、股骨外髁嵴低平、膝内外翻或胫骨外旋畸形、高位髌骨、膝关节囊及韧带松弛或髂胫束挛缩等结构异常，也是发生错骨缝的潜在原因。

【诊断与鉴别】

1. 有跑、跳、扭、闪等外伤史，部分多次复发的患者可无明显外伤。

2. 患膝呈半伸半屈位，伸直时微痛不适、屈曲时疼痛加重，故直膝行走，不能下蹲。

3. 一般无明显肿胀，重者髌骨上方略显丰满，但无波动感。

4. 仔细与健侧对比触摸，可觉患髌骨上移或上移中伴有侧方位置的改变。

5. X线片一般不能显示髌骨错移情况，有时膝关节侧位片和髌骨切位片或可测出。具体方法是：膝关节侧位片，以髌骨关节面的中点为A点，以股骨髁间窝上方的骨质疏松区中点为B点，以胫骨上端后缘和腓骨的相交点为C点，作A–B、B–C连线，在B点相交成角，若此角＞100°～110°的正常值，即为向上方移位，或与健侧对比也可看出。髌骨切位片，正常髌骨位于股骨内髁与外髁之间，伴有向外侧移位错骨缝时，髌骨与股骨内髁的间隙变宽，而与股骨外髁的间隙变窄，伴有向内侧移位错骨缝时与此相反，或与健侧X线片对比观察时也可测出。

6．应与膝关节创伤性滑膜炎鉴别　该症浮髌试验（即一手在髌骨上压髌上囊，一手在髌骨下使关节内液体集中到髌骨后方，然后用手指轻轻按压髌骨，如有浮动感即为阳性）阳性，而且肿胀在髌骨周围，使髌骨的轮廓变为不清。

【治疗】

1．术前处理　在髌骨周围做摩法、推法和捏拿法，重点是髌骨上方的股内侧肌、股外侧肌和股直肌，以及髌骨两侧的内、外侧支持带。

2．复位手法　分成人和儿童两种。

（1）成人髌骨错骨缝复位手法：患者仰卧，助手立患侧与其面对，双手握持患侧踝部，术者也立患侧，与助手面对，双手拇指置患髌骨上方，余指分别从患膝内、外握过，合于腘部。先伸屈患膝数次，然后屈曲，稍内旋伸直患膝，术者两拇指由内上向外下推顶（向内上方错移者），或稍外旋伸直患膝，同时，术者两拇指由外上向内下推顶（向外上方错移者）。如觉移动则示复位成功（图5-5）。

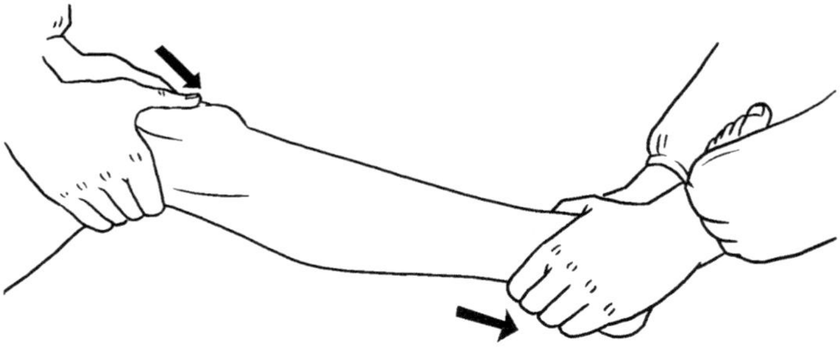

图5-5　成人髌骨错骨缝复位手法

（2）儿童髌骨错骨缝复位手法：患儿仰卧或由家长怀抱，术者立或坐于患侧。术者一手拇指抵紧患髌骨上缘，余指托握腘部，另一手握足踝，先屈伸数次，然后屈曲，稍内旋伸直患膝，同时拇指由内上向外下推挤（向内上方错移者），或稍外旋伸直患膝，同时拇指由外上向内下推挤（向外上方错移者），最后伸屈患膝数次，术毕（图5-6）。

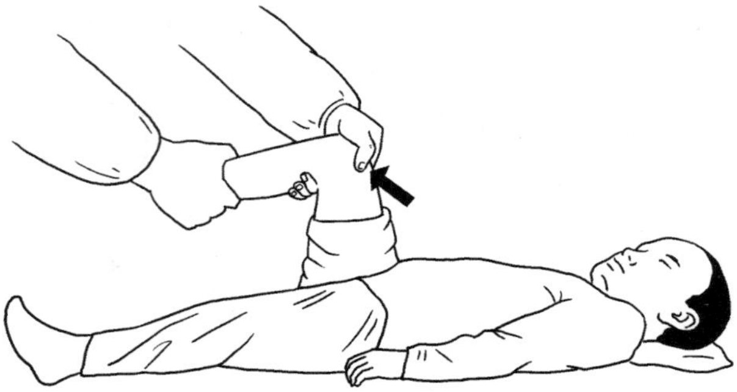

图5-6　儿童髌骨错骨缝复位手法

3. 术后处理　无明显肿胀者不需用药，局部热敷及限制剧烈活动三天即可。有肿胀者，用“骨科药膏”外敷，陈旧性损伤，因肌力减弱而多次复发的病例，用“骨科药膏”加川断、杜仲、白及、五加皮、羌活、防风外敷。

【讨论】

1. 髌骨之所以能够移位错骨缝，与其上、下、内、外附着的肌肉的肌力和力线特点有很大关系。髌骨上缘的股四头肌，稳定并使髌骨向上运动，下缘的髌韧带则限制髌骨过度上移。从力量上讲，上缘远比下缘强劲有力，所以在外力不是很大、主要是肌肉收缩牵拉而致的错骨缝，大多是向上方移位。此外，由于股四头肌中的股内侧肌和股外侧肌，收缩的力线与髌韧带的轴线不在一条直线上，而是随下肢的形态不同而异，所以错骨缝时，髌骨易向上内或上外方移位，很少单纯向上方，以及不可能单纯向侧方移位。

2. 下肢的形态，因年龄和性别的不同，而有如下特点，这也决定了错骨缝的移位方向。

（1）新生儿是O形腿，即下肢的力线从膝关节的内侧通过，也就是说，对髌韧带的轴线而言，股四头肌收缩的力线指向内上方，这种情况随着年龄的增长及步行的开始而逐渐减小，直至2岁左右。所以，2岁以内小儿髌骨错骨缝，多是向内上方移位。

（2）2岁以后，逐渐形成生理性的X形腿，即力线通过膝关节的外侧，也就是说，对髌韧带的轴线而言，股四头肌收缩的力线指向外上方，这种情况一直维持到10岁，经自然矫正，力线逐渐通过膝关节的中心。所以，2~10岁儿童髌骨错骨缝，多是向外上方移位，而超过10岁的儿童，髌骨错骨缝则既可向上外，也可向上内方移位。

3. 正常成年人股骨与胫骨的力线在髌骨处有5°~10°的膝内翻，女性甚至超过。所以，成年人的髌骨错骨缝大多是向上外方移位，而且女性发病率更较男性为高。上述特点可作为确定移位方向有困难时的参考。

第三节 膝 关 节

所谓膝关节错骨缝，是指内侧或外侧半月板因不协调的动作，发生轻微的超越正常范围的错移，并于最终未能回复原位的病理改变。它比半月板边缘被嵌夹在股骨髁与胫骨两髁关节面之间的嵌顿性损伤要轻微，也没有关节囊滑膜层被嵌夹那样敏锐的疼痛，更不是关节内游离体被交锁那样，“使膝关节伸屈至某一程度时突然被锁住而屈伸不得”。

【病因病机】

膝关节的半月板，分为内侧半月板和外侧半月板，均由纤维软骨构成，分别位于胫骨内侧髁与外侧髁的关节面上。它们具有多种复杂的功能，如保护关节面、减少摩擦、吻合关节、增加稳定、限制旋动以及平衡关节内压力等。在膝关节运动时，它们也随之移动，即伸膝过程中，内、外侧半月板都向后移动；屈膝过程中，内、外侧半月板都向前移动；内旋时，内侧半月板后移而外侧半月板前移；外旋时，内侧半月板前移而外侧半月板后移，此外，当关节内压力减小时，内侧半月板向内移动，而当关节内压力增大时，内侧半月板向外移动。

膝关节内，外侧半月板的移动虽然不大，但这正是发生轻微超越正常范围错移，即错骨缝的病理基础。当猛烈的跳跃、不协调的蹲起，以及足被固定过度扭膝时，均可致内或外侧半月板发生向前或向后方向的错移，或者内侧半月板向内或向外方向的错移。由于术者不能直接用手触摸到移位的半月板，而且仅凭患者自觉症状又不能作为诊断依据，所以具体确定是内侧半月板还是外侧半月板以及向那个方向错移是困难的。为此，临床上对膝关节错骨缝就不再详细分类，同时在设计复位手法时，也考虑到各个方向的错移，可以用一种手法适合于各类错移复位。

【诊断与鉴别】

1．有病因病机中所述的外伤史。

2．伸屈旋转膝部时，关节内有涩滞不吻合的摩擦声（注意，不是弹响声），并伴有轻度疼痛。如果是内侧半月板错骨缝，患者自觉疼痛在关节内的内侧，若是外侧半月板错骨缝，则在关节内的外侧。

3．伸膝和屈膝角度都较健侧差，行走时自觉关节内有不吻合感，重者甚至有时跛行。

4．应与膝关节半月板损伤（半月板和盘状软骨撕裂，半月板囊肿、半月板周围炎，半月板边缘附着处松弛等）鉴别，其损伤侧关节间隙处有肿胀及压痛，“摇摆试验”阳性（方法为患者仰卧，术者一手握小腿，一手拇指按住损伤半月板侧的关节间隙，当左右推拉小腿时，若触到半月板进出活动度较健肢加大，且有疼痛或响声为阳性）。而错骨缝“摇摆试验”阴性，也无明显肿胀与压痛。

【治疗】

1．术前处理　在膝关节上、下及周围做摩法、推法和捏拿法，重点是股四头肌、腓肠肌、腘部的股二头肌和半腱肌以及膝内、外侧副韧带等处。

2．复位手法　患者俯卧，健肢外展、伸直，患膝屈曲成90°，置床的边沿处。助手按定患股骨近端，术者俯身，双手分别从患膝两侧扣住患胫骨近端，并将患足背搭在肩上。先沿胫骨纵轴上提、下压数次，再沿股骨纵轴前推，后拉数次，并将小腿向左、右移动数次。接着，在沿股骨纵轴向远端牵拉的同时，保持牵拉力将患小腿内旋—屈曲—外旋—伸直，然后反向再做外旋—屈曲—内旋—伸直。最后，旋动、伸屈患膝数次，术毕（图5-7）。

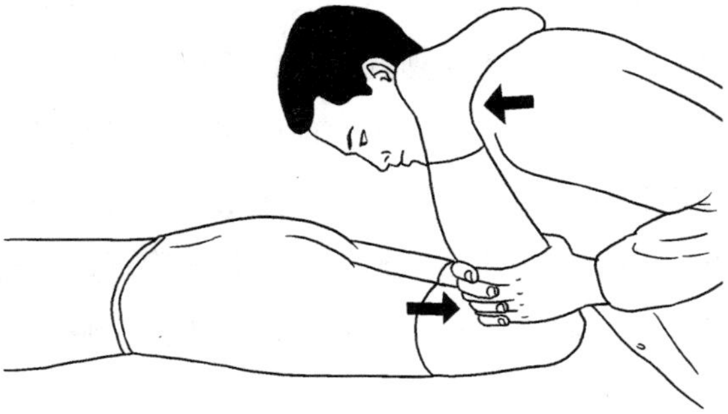

图5-7　膝关节错骨缝复位手法

3．术后处理　一般情况下，术后症状立即或数日后均缓解，若日久不愈、仍遗有轻度疼痛不适者，应考虑是否伴有其他损伤，如髌骨软化症、膝关节脂肪垫损伤以及膝外侧疼痛综合征等，需要进一步检查确诊，以免延误治疗。

【讨论】

1．半月板其他损伤的病理

（1）半月板嵌顿："当膝关节屈曲内收着地时，身躯内旋，迫使小腿突然外旋，膝关节伸直，外侧半月板未能及时回复到原来位置，即被挤压在股骨外髁与胫骨上端外髁关节面之间，而引起外侧半月板嵌顿性损伤。"（《中西医结合治疗软组织损伤》）

（2）半月板过度活动：因半月板周围软组织的慢性炎症改变，使其边缘附着处松弛，而致可以过度活动。（《中国医学百科全书·运动医学》）

（3）半月板破裂和交锁：可分为三种形式，即前角破裂、后角破裂和桶柄型破裂（即中心部破裂）。如果破裂半月板移位的碎片，阻碍了关节的活动，主要是不能将膝关节充分地伸直，但仍有自由的屈曲活动范围，称为交锁。（《矫形外科学纲要》）

2．复位手法机制

（1）屈曲膝关节90°时，两侧副韧带均较松弛，小腿的旋转角度因而最大。如在此位置做旋转活动，将利用最大范围的旋动，使错移的半月板在运动中复位。

（2）内侧半月板的作用之一是平衡关节内压力，即当关节内压力减小时它向内移，而压力增大时则向外移。术中沿胫骨纵轴上提小腿时，关节内压力减小，内侧半月板内移；反之，下压小腿时，关节内压力增加，内侧半月板外移。如此，使内侧半月板于内外反复的活动中复位。另外，沿股骨纵轴前推、后拉，其意也是带动前、后异位的半月板，同时回复到正常位置。侧方移动小腿的作用也是此意。

3．术中的两个连续屈伸旋转动作，目的也是使内、外侧半月板前、后活动，并在活动中复位。做内旋—屈曲—外旋—伸直动作时，内侧半月板的运动是：后移—前移—后移；而外侧半月板的运动是：前移—后移。同理，做外旋—屈曲—内旋—伸直动作时，内侧半月板的运动是；前移—后移；而外侧半月板的运动是：后移—前移—后移。由于术中调动了内、外侧半月板向前、后、左、右各个方向的活动，就可以将不同方向的半月板轻微移位矫正。这也可以说，是传统中医骨伤复位手法精髓“动中求解”“动中使活”“借力使力”“动外治内”的典型范例。

第四节　胫腓近端关节

胫骨与腓骨的连接，上为胫腓近端关节或称胫腓关节，下为胫腓远端韧带联合，中间是小腿骨间膜。

胫腓近端关节由腓骨头关节面与胫骨的腓骨关节面构成，关节囊附着于两骨关节面的周缘，前壁较厚、后壁较薄，周围还有腓骨头韧带加强，属于滑膜关节。其运动范围极微，只在足背屈、腓骨出现轻度外旋时，随之轻微移动。胫腓近端关节的功能是增加小腿旋转的幅度。

【病因病机】

当足突然强力背屈，或下肢以膝关节为中心、受到扭转暴力（如躯干向内转动，但足被固定不能协同随之旋转时），关节囊及韧带即因过度延展而发生损伤。若外力继续作用，腓骨头关节面则超越正常活动范围，稍微异位于胫骨腓骨关节面的后方，造成胫腓近端关节错骨缝。此外，长期进行反复扭转小腿动作的运动，可引起慢性劳损，因关节松弛而在没有外伤的情况下，也可以发生错骨缝。

【诊断与鉴别】

1．有上述外伤及劳损病史。

2．小腿转动不利、行走不便，重者略有跛行，但一般都不影响行动。

3．自觉小腿沉胀不适，甚则小腿前外侧麻木、感觉迟钝。

4．腓骨小头的前、后方压痛，仔细与健侧对比触摸，可觉腓骨头略微向外后方旋转错移。

5．屈膝位旋动小腿时，关节内可有涩滞不吻合的研磨声或摩擦感，腓骨头处略有前后错动现象。

6. 部分病例足部背屈、外翻无力，有力不从心之感。

7. X线片一般不能显示关节轻微的移位，但仔细对比观察投照位置及条件均相同的患、健侧膝关节侧位X线片时，有时可以看出仅有几毫米的腓骨头向外后的旋转错移。

【治疗】

1. 术前处理 在腓骨头周围做摩法、推法和捏拿法，重点是股二头肌、腓骨长肌和比目鱼肌。如有筋结、筋索等异常改变，常规分理解除之。

2. 复位手法 患者仰卧，髋关节和膝关节均屈曲。术者立患侧前方，与患者面对，一手握成半圆状，四指末节勾住腓骨头后侧、拇指绕过胫骨结节至膝内侧，全手用力握紧，另一手抓住足踝部。先伸屈旋动膝关节数次，待患者完全放松、配合良好时，将小腿屈曲—内收—伸直，与此同时，术者四指顺势勾拉腓骨头向前，若觉手下移动，则示复位成功（图5-8）。

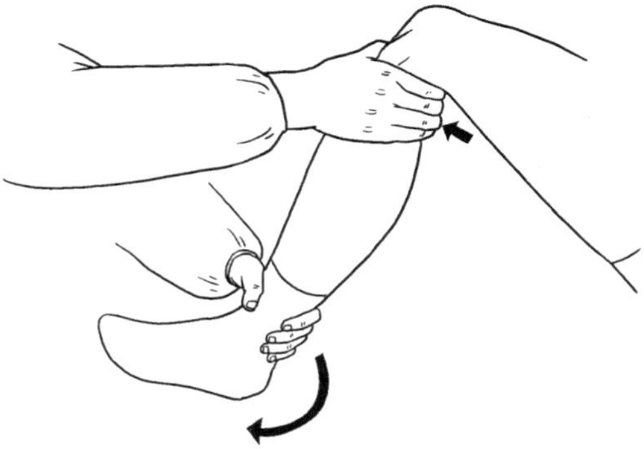

图5-8 胫腓近端关节错骨缝复位手法

3. 术后处理 用绷带环绕胫腓近端关节5～10圈，但不能过紧影响血液循环，2周后去除。固定期间禁做小腿旋转动作及用力蹬腿等。

一般不需用药，对复位后仍觉小腿外侧麻木、感觉迟钝者，用“骨科药膏”加麻黄、全虫、僵蚕、五加皮，外敷患处，以促进神经功能恢复。

【讨论】

1. 关节类型与发生错骨缝的关系 按照关节面的形状，胫腓近端关节可以分成两个基本类型。一是水平型，即关节面呈扁圆形，有轻度的凹陷，稳定性较好；另一种是斜面型，即关节面较小，形状变化较大，倾斜度为20°～70°，稳定性差。所以，斜面型的胫腓近端关节是发生错骨缝的主要类型。

2．腓骨头向后方错移的原因　腓骨头关节面的前方有胫骨外侧髁盂下缘阻挡，而后方却无骨性屏障，加上关节囊前厚后薄以及腓骨只能有外旋功能等因素，都形成了胫腓近端关节的前方坚强、后方相对薄弱的特点，所以，胫腓近端关节错骨缝基本都是腓骨头向外后方旋转移位。

3．出现神经刺激症状的原因　腓总神经沿股二头肌腱内侧，从腓骨头下方的腓骨颈下绕至小腿前外侧，并向下分布走行的，移位的腓骨头和周围受累的软组织，常刺激腓总神经和其分支腓深、浅神经，造成小腿前外侧麻木、感觉迟钝，进而可使该神经支配的胫前肌、腓骨长短肌肌力减弱，出现足背屈、外翻无力，力不从心等症状。

4．应与胫腓近端关节和膝关节的骨性关节炎鉴别，该症以休息后疼痛加重、适当活动后疼痛减轻为特点，而且X线片上可显示出明显的骨质增生，所以不难与错骨缝鉴别。

第五节　胫腓远端关节

【病因病机】

胫腓远端是韧带联合，由胫骨的腓骨切迹与腓骨的关节面构成，两个面上都被一层骨膜覆盖，凭借外踝前韧带、外踝后韧带与胫腓横韧带紧密相连，仅有微小的活动范围。只有当韧带受到较大暴力的损伤，才有可能使腓骨关节面沿着外旋或内旋的方向稍微错移到胫骨腓骨切迹的后方或前方，发生胫腓远端错骨缝。由于单独使胫腓远端受到这种暴力的情况不多，所以此症发病率不高，而且大多是与踝部的其他损伤，如踝关节扭伤、双踝骨折、距骨脱位等同时发生。

【诊断与鉴别】

1．踝部有过度背屈或跖屈的外伤史，或者在踝部骨折、脱位及韧带损伤时，同时受到强度背屈或跖屈的暴力。

2．踝关节屈伸不利，活动范围小于健侧（外旋移位者背屈受限、内旋移位者跖屈受限），并伴有疼痛不适感。

3．外旋错移者，压痛在踝关节前方；内旋错移者，压痛在外踝后方。常可在压痛点附近摸到筋结、筋索等软组织异常改变。

4．仔细触摸并与健侧对比，可觉患侧外踝略向后外方或前内方移位。

5．X线片一般难以显示微小的而且带有旋转的错移。但对比观察患、健侧踝关节侧位X线片或踝关节60°内旋位片（即足内面与台面呈60°拍摄）时或可看出略向前、后错移。此外，踝关节60°内旋位X线片中，正常胫腓骨远端的间隙小于3mm，如果间隙加宽，则表示韧带断裂，有发生错骨缝的可能。

【治疗】

1．术前处理　沿胫腓骨间由上向下推、摩、捏拿，并重点捏拿腓肠肌及跟腱。

2．复位手法　患者坐床上，踝部伸出床沿，患趾朝上。助手甲固定患侧小腿中部，助手乙一手握住患足跟，另一手握住患足跖部，相对用力握紧。术者站在患下肢胫侧，与患者面对。

嘱助手乙沿患肢纵轴向远侧牵拉，同时连续做背屈、跖屈活动。术者两手分别握住患足内踝和外踝，在患踝关节背屈时固定内踝，推外踝向后（内旋错移者），或于患踝关节跖屈时固定内踝，拉外踝向前（外旋错移者），若有声响或觉手下移动，表示复位成功（图5-9）。

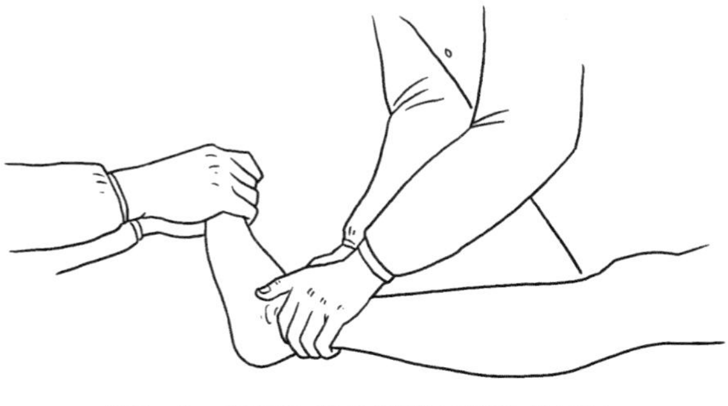

图5-9　胫腓远端关节错骨缝复位手法

3．术后处理　用弹力绷带或布条环绕内外踝，固定1周。

【讨论】

1．胫腓远端关节的运动与错骨缝移位方向的关系　胫腓远端韧带联合的运动，主要是腓骨关节面围绕胫骨的腓骨切迹进行的，踝关节背屈时，腓骨远端后移1cm、上升0.5～1cm，并向外旋转，使胫腓远侧间隙增宽1.5～2mm；踝关节跖屈时，腓骨则内旋、下降和前移。由于只有当胫腓近端关节也同时损伤，才有可能发生上下错移，所以大多数都是局部韧带断裂所致的向外旋方向或内旋方向的错移。

2．错骨缝与分离的不同 胫腓远端错骨缝，是在腓骨内旋和外旋活动过程中，发生略微超过或未达到正常位置的一种病变，韧带损伤的程度轻，治疗较容易，预后也良好。而胫腓远端分离，则是韧带较严重的断裂或松弛，以致胫腓骨远端完全分离移开，不带有旋转移位的因素，损伤程度较重，治疗困难，既不容易完全回位，更不好保持，常留有胫腓远端变宽、行走疼痛等后遗症，进而由于踝穴改变，多造成踝关节的创伤性关节炎。

3．治疗中的机制 由于小腿骨间膜也有联结胫腓两骨，参与胫腓骨运动的作用，所以在术前处理中，重点推摩和捏拿胫腓骨间的肌肉，先将其放松、解除痉挛，以利复位手法成功。

由于踝关节在跖屈、背屈中，腓骨远端随之移动，所以复位手法也借助关节在运动时的暂时失稳状态，较省力地顺势推按移位的腓骨远端回复原位。

4．并发症问题 如前所述，单纯的胫腓远端错骨缝发病率不高，多与双踝骨折、距骨脱位和踝关节扭伤同时发生。所以，在做上述损伤的诊断时，要予以一定的注意。此外，在上述损伤基本治愈，还遗有疼痛不适时，则应进一步排除错骨缝的可能，如确诊是错骨缝就应立即整复，免得迁延日久难治。

第六节 距 骨

中医古籍中将内踝和外踝合称上方骨或踝骨，将距骨和跟骨合称下方骨，谓踝关节是由上方骨嵌纳下方骨而成。还有“踝骨者，胻骨之下，足跗之上，两旁突出之高骨也。在内者名内踝，俗名合骨，在外者，为外踝，俗名核骨”，并把距骨叫作肢骨。所述损伤多为脱臼（挫出臼），无错骨缝的病名。

踝关节又称距骨小腿关节，由胫骨的下关节面、踝关节面和腓骨的踝关节面组成的踝穴，与距骨的上面和内、外踝关节面构成，关节面上均覆盖一层透明软骨。关节囊前后较薄，上方起自胫骨下关节面和胫骨踝关节面的周缘，向上止于距骨滑车的边缘及距骨颈的上面。关节的稳定依靠三角韧带、距腓前韧带、距腓后韧带、跟腓韧带等维持。踝关节除可背伸、跖屈外，还在跖屈时有轻度的旋转、内收、外展及侧方运动。

【病因病机】

当以足跟为重心，足部过度内翻时，韧带部分断裂，距骨随之向内翻转，其上面与胫骨下关节面内侧之间的距离变小，而与胫骨下关节面外侧之间的距离增宽，呈一种距骨上面的内侧向外上方，距骨上面的外侧向内下方旋转的错移，造成距骨错骨缝。此外，踝关节内翻扭伤所致的距骨一过性脱位，自行复位不全，以及陈旧性韧带损伤、关节松弛不固，也都是造成距骨错骨缝的原因。由于足内翻角度远较外翻为大，所以错骨缝大多是距骨向内翻旋转移位，极少是距骨向外翻旋转移位。

【诊断与鉴别】

1．有足部过度内翻的外伤史，及陈旧性损伤或关节松弛的病史。

2．外踝下方压痛、肿胀，外踝尖下方正常的弧形凹陷因肿胀而消失变平或变为丰满突起，甚至有散在性的瘀斑。陈旧性损伤日久者，外踝周围漫肿，按压软组织成凹不复起，外踝尖下方的正常弧形凹陷不明显或消失。

3．站立和行走时，足底不能放平，仅外侧部分着地。陈旧性病例，查看其鞋底可见外侧部分磨损异常明显，而内侧部分几乎完好如新。

4．仔细触摸并与健侧对比，可觉外踝下方略突起、内踝下方略凹陷，而且足跟内翻、跟腱偏向外侧。

5．主、被动活动足踝部时，踝关节内有“吱吱”声响，是因错骨缝的关节面吻合不良、涩滞摩擦所发出。

6．踝关节正位X线片中，距骨与胫骨和腓骨组成的三个关节间隙不平行，外侧关节面间隙宽于内侧1～2mm，则示距骨向内旋转移位。对比观察患、健侧踝关节正位X线片，有时也可测出关节面间隙不等宽。但是，部分错移轻微的病例，在X线片中无法提供可供观察的显示。

7．应与踝关节内翻扭伤鉴别　该症被动内翻时外踝痛、外翻时内踝痛，而距骨错骨缝是被动内翻时外踝痛、外翻时只觉关节内有阻力，仍是外踝疼痛。此外，虽然扭伤的足部也呈内翻状，但稍加力即可矫正，而错骨缝即使加力，也不能矫正内翻畸形。对疑为扭伤合并外踝撕脱性或裂隙骨折者，应拍摄X线片确诊，以免延误病情。

【治疗】

1．术前处理　在踝关节前、后及侧方做摩法、推法和捏拿法，重点是外踝下方、腓骨长肌腱、腓骨短肌腱及腓肠肌处。

嘱助手固定患小腿，术者一手托握患足跟，一手捏拿患前足，沿患小腿纵轴向远端牵拉，并于牵拉中背伸和跖屈患踝关节。

2．复位手法　患者坐床上，足踝超出床沿（或将小腿放在支架下），身体向健侧倾斜，使内踝向地、外踝朝上。助手握紧小腿上部，沿纵轴向近端牵拉做反牵引。术者一手由后向前握患足跟，另一手从前向后握踝关节，两手拇指叠压于患外踝下方高凸处，余指屈曲握紧。先按患足伤姿角度向远端牵拉一分钟，遂将患足在保持牵拉力作用下内翻、跖屈，逐渐至极度，当觉踝关节已被拉开时，突然将患足外翻、背伸，与此同时，两拇指用力下压，若觉关节内骨移动并伴声响，则示错骨缝已复位。足底当即可以放平，主、被动活动踝关节亦无“吱吱”声响，内、外踝下方的轻微凹凸也随之消失（图5-10）。

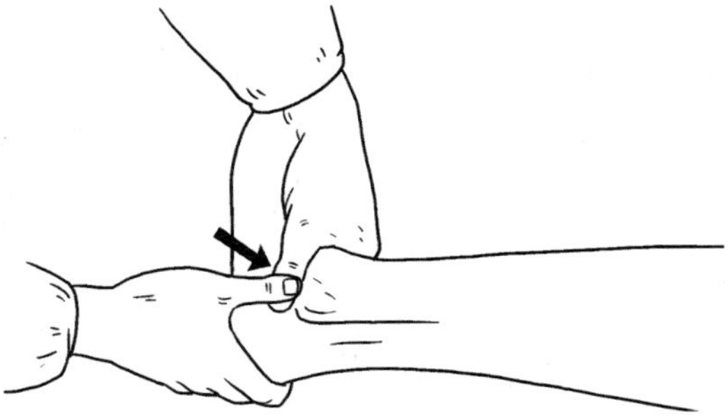

图5-10　距骨错骨缝复位手法

3．术后处理　肿胀明显者，外敷“骨科药膏”加泽兰叶、苏木。新伤伴有外侧韧带撕裂者，用胶布将患足固定于外翻背伸位3周，方法是：从小腿内侧中部开始，绕过足跟止于小腿外侧中部；另一条胶布从外踝开始，斜向足背绕过前足，经足底翻过至踝关节前方，止于内踝稍上处。解除固定后，用“骨科洗药”熏洗、练习活动。陈旧性损伤者，复位后不需胶布外固定，将鞋内外侧垫高1个月，并配合局部分筋、理筋、捏拿等手法即可。

【讨论】

1．复位手法中的机制　距骨在踝穴中只能做背伸与跖屈运动，当足跖屈时，距骨滑车的宽大部分脱离踝穴移到足背，只有距骨滑车的较窄部分处于踝穴之中。此时，距骨可有轻度的左右活动，处于一种相对不稳定状态。足背伸时则相反，距骨与踝穴接触紧密，相对处于稳定状态。复位手法中，按患足伤姿角度牵拉，是加大异常位置下的关节间隙；牵拉下将足跖屈，是为了利用距骨较窄部分处于踝穴之中的不稳定状态；牵拉下将足内翻，一方面加宽距骨与外踝间隙，另一方面“扩大畸形”，为复位时距骨能向侧方旋动打下基础；随后的外翻，使距骨与外踝的间隙突然变小，距骨与内踝的距离突然变大，距骨即回复原位；紧接着的背屈，则是随着距骨较宽大部分进入踝穴，使复位状态更加吻合。术者应对上述“顺伤牵拉”—“扩大畸形”—“反向压回”的原则清楚认识，以便将此连续动作一气呵成，恰到好处。这又是传统中医骨伤手法复位精髓之一——“欲合先离，离而复合”的典型范例。

2．距骨错骨缝的类型问题　内翻损伤所致的距骨向内旋转错骨缝占绝大多数，外翻损伤所致的距骨向外旋转错骨缝也时有发生，其复位手法与内旋错骨缝相反，即外翻、跖屈位牵拉，拇指按压内踝下方，内翻、背伸压回即可。

3．整复次数　新伤，一般一次复位即可成功。陈旧性损伤，则需1～3次复位方可成功，以三天一次为宜，复位后仍需巩固治疗，即按揉关节周围软组织和重复复位手法动作（但不是复位），其间还需用“骨科洗药”外洗。

4．年龄与错骨缝类型的关系　正常成年人胫骨纵轴与距骨小腿关节的关节间隙垂直，所以，需有较大外力方可发生错骨缝；12岁以后的青少年，关节间隙呈内侧高、外侧低的斜形，随年龄增加而倾斜逐渐减小，所以此年龄段内发生内翻型错骨缝机会多；12岁以前的儿童，关节间隙呈内侧低、外侧高的斜形，也随年龄增加而倾斜逐渐减小，故此年龄段内发生外翻型错骨缝较容易；6～8岁儿童，由于软组织保护功能尚未发育完全，甚至不需用多大外伤即可发病。这种规律可作为临床上分别类型时的参考。

第七节 跟 骨

古称有跟骨之名，称足舟骨为三毛骨，有“跟骨者，足后跟骨也，上承胻、辅二骨之末，有大筋附之，俗名脚挛筋，其筋从跟骨过踝骨至腿肚里，上至腘中，过臀抵腰脊至顶，自脑后向前至目眦，皆此筋之所达也。若落马坠蹬等伤，以至跟骨拧转向前，足趾向后，即或骨未破碎，而缝隙分离，自足至腰脊诸筋皆失其常度，拳挛疼痛，宜拨转如旧”的记载，主要还是指足部脱臼。而“缝隙分离”之说，又是在“骨未破碎”的前提之下，似是指错骨缝无疑。

跟骨分别与距骨和足舟骨组成关节，即跟骨的后关节面与距骨的跟骨后关节面组成距跟关节；跟骨的前关节面和中关节面连同足舟骨的后关节面一起，与距骨头的舟骨关节面组成距跟舟关节。这两个关节在运动时以联合关节的形式，沿贯穿跟骨后面与距骨颈上面和外侧面之间的共同运动轴，做一定范围的滑动及旋动，主要是跟骨和足舟骨连同其他全部足骨在跟骨上做内翻（即足的内侧缘提起，外侧缘下降，跖侧面向内翻转）和外翻（即足的内侧缘下降，而外侧缘提起）运动。内翻范围为35°～40°，足跖屈时可略有增加，其运动受距跟骨韧带的外侧部限制；外翻范围较小，只有20°～25°，主要受三角韧带的限制。

【病因病机】

若足过度内翻，尤其是在接近背屈位的姿势受伤，由于距骨小腿关节处于接触紧密的稳定状态，不容易发生损伤，以致距跟骨韧带的外侧部撕裂，关节之间发生跟骨内翻过度，最终也未回到原位的错骨缝状态。同理，若三角韧带延展或撕裂，也可发生跟骨外翻的错骨缝，不过由于外翻活动范围小，发生率远较内翻错骨缝为少。

【诊断与鉴别】

1. 有以足跟为重心，过度内翻或外翻的外伤史。

2. 外踝下方或内踝下方压痛、肿胀，其位置较距骨错骨缝为低。外踝尖下方的正常弧形凹陷无改变，陈旧性损伤日久者，外踝周围漫肿，但仍不失其正常凹陷。

3．站立和行走时，足跟不能放平，仅外侧部分（内翻错骨缝）或内侧部分（外翻错骨缝）触地。陈旧性病例，其鞋底触地部分磨损异常明显，但都比距骨错骨缝的要轻。

4．仔细触摸并与健侧对比，可觉距跟关节间隙内侧或外侧略宽。大部分病例较难摸出。

5．主、被动内翻或外翻足部时，距跟关节内有涩滞不吻合的摩擦声。

6．拍摄足跟骨轴位X线片，其跟骨轴位角正常值为17°（即作跟骨内、外缘突出部的切线，此两线的夹角为跟骨轴位角），若此正常值不变，而距跟关节间隙外侧宽于内侧，则示内翻错骨缝；若内侧宽于外侧，则示外翻错骨缝。对错移极小的病例，显示有所困难。患、健侧轴位X线片对比观察时，有时也可看出上述变化。此外，侧位X线片上跟骨与距骨之间间隙的改变，亦可提示有错骨缝的可能。

7．应与距骨错骨缝鉴别　其要点是：距骨错骨缝外踝下凹陷消失变为丰满，足背伸和跖屈时关节内涩滞摩擦声明显，而内翻和外翻时不明显，踝关节正位X线片显示距骨小腿关节间隙不等宽。而跟骨错骨缝则是外踝下凹陷仍存在，足内翻和外翻时关节内涩滞摩擦声明显，而背屈和跖屈时不明显，跟骨轴位片有时可显示距跟关节间隙不正常或排列紊乱。

【治疗】

1．术前处理　在距跟关节的两侧和后方做摩法、推法和捏拿法，重点是距跟骨韧带外侧部和三角韧带以及腓骨长、短肌和肌腱。

嘱助手固定患小腿，术者一手托握患足跟，一手捏拿患前足，同时按伤姿沿小腿纵轴和前足纵轴向远端牵拉，并于牵拉中内翻、外翻患足。

2．复位手法　分内翻型和外翻型2种。

（1）内翻型跟骨错骨缝复位手法：患者坐床上，足踝超出床沿，身体向健侧倾斜，使内踝贴紧床面，外踝朝上。助手握紧患小腿上部，沿纵轴向近端牵拉做反牵引。术者一手由后向前握住患足跟，另一手由患足底向后握住患足跟，两拇指叠压距跟关节外侧，余指重叠托提距跟关节内侧。先沿患跟骨伤姿向远端牵拉一分钟，遂将患足背伸，然后改为沿跟骨纵轴向远端牵拉，并尽量将患足内翻，保持片刻后，突然将患足外翻，拇指用力向上内方压下，余指用力向下外方托提，呈一捻动之力。若觉手下移动则示复位成功（图5-11）。

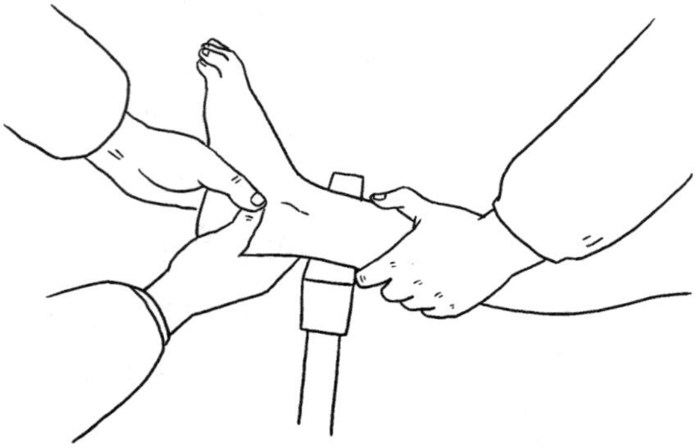

图5-11　内翻型跟骨错骨缝复位手法

（2）外翻型跟骨错骨缝复位手法：患者坐床上，足踝超出床沿，身体向患侧倾斜，使外踝贴紧床面，内踝朝上。助手握紧患小腿上部，沿纵轴向近端牵拉做反牵引。术者一手由后向前握住患足跟，另一手由患足底向后握住患足跟，两拇指叠压距跟关节内侧，余指重叠托提距跟关节外侧。先沿患跟骨伤姿向远端牵拉一分钟，遂将患足背伸，然后改为沿跟骨纵轴向远端牵拉，并尽量将患足外翻，保持片刻后，突然将患足内翻，拇指用力向上外方压下，余指用力向下内方托提，呈一捻动之力，若觉手下移动则示复位成功（图5-12）。

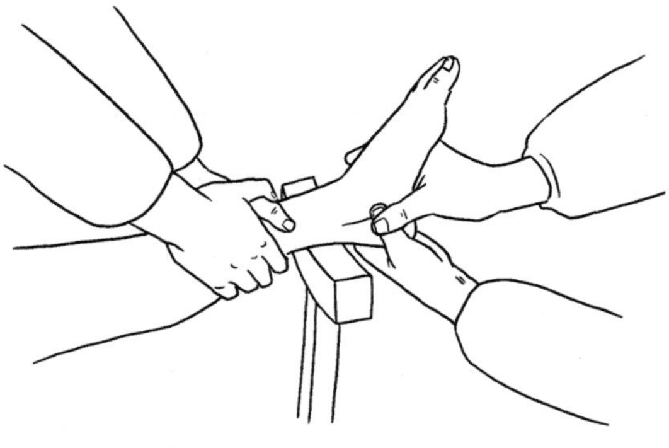

图5-12　外翻型跟骨错骨缝复位手法

3. 术后处理　与距骨错骨缝的术后处理相同。只是外翻型跟骨错骨缝的固定方法与之相反即可。此外，垫高鞋内也不是垫外侧，而是垫内侧。

【讨论】

1. 发病率问题 从四肢所有错骨缝的发病率来看，距骨和跟骨错骨缝是比较高的，尤其是经常被误诊为单纯踝关节扭伤或跟骨扭伤，所以临床上的距骨和跟骨错骨缝，远较一般认为的要多。至于距骨和跟骨错骨缝的发病率，距骨略高，而且距骨、跟骨同时发生错骨缝的情况，也时有发生，应该引起注意。

2. 复位手法的机制 将患足背屈，是把距骨的宽大部分纳入踝穴，使之稳定，不致在复位过程中将力作用于踝关节；沿跟骨伤姿牵拉，是为了增宽距跟关节间隙，先内翻是矫枉过正，扩大畸形，加大关节的外侧间隙；最后的外翻和双手的捻动，则是直接矫正跟骨向内翻转的错移，亦是“顺伤牵拉”—“扩大畸形”—“反向压回”的原则。外翻型错骨缝的复位手法，恰恰与此相反，但机制却相同。

3. 年龄与错骨缝类型的关系 从2岁开始，直至12岁，距跟关节间隙呈内侧高、外侧低的斜形，随年龄增长而逐渐趋于加大。所以，12岁以前的儿童多发生内翻型跟骨错骨缝，而且年龄越大越多发；12岁以后的青少年，随着年龄增大，距跟关节间隙逐渐趋于水平，内翻型跟骨错骨缝发病率也逐渐降低；成年人，则多发外翻型跟骨错骨缝。

第八节 前　　足

除距骨和跟骨以外的足骨，称为前足，包括足舟骨、楔骨、骰骨、跖骨和趾骨，有支持部分体重、吸收震荡及维持稳定的作用。前足诸骨构成若干个关节，虽然它们单独的活动度并不大，但协同起来却能产生多方向的复杂活动。

古称足舟骨为三毛骨，第1楔骨为聚毛骨，第2楔骨为胻骱骨，第3楔骨为踵骨，骰骨为跗骨，跖骨为足掌骨，趾骨亦称趾骨。在损伤分类中，除趾骨以外的诸骨在跗骨范畴内，趾骨单独分出，“跗者，足背也，一名足趺，俗称脚面，其骨乃足趾本节之骨也。其受伤之因不一，轻者仅伤筋肉易治，重则骨缝参差难治。先以手轻轻搓摩，令其骨合筋舒，洗八仙逍遥汤，贴万灵膏，内服健步虎潜丸及补筋丸可也。”“趾者，足之指也，名以趾者，所以别于手也，俗名足节，其节数与手之骨节同。大趾本节后内侧圆骨努突者，一名核骨，又名覈骨，俗呼为孤拐也。趾骨受伤，多与跗骨相同；惟奔走急迫，因而受伤者多。治法与跗骨同。”其中，“骨缝参差”者，当为错骨缝之症。

当外伤使某一块足骨稍微离出原位，就称该骨错骨缝，其中足舟骨、第1楔骨、第1跖骨基底、第4跖骨基底、第5跖骨基底和骰骨发病率较高，现分述如下：

一、足舟骨

【病因病机】

足舟骨前部略凸、后部略凹，内侧较外侧稍宽大，形状如舟，介于距骨头与3块楔骨之间，分为上、下、内、外及前、后6个面。前面凸隆，由两条微嵴分成3个关节面，分别与3个楔骨相关节，组成楔舟关节；后面有卵圆形凹陷的关节面，接距骨头，构成跗横关节的内侧部；外侧面粗糙，有时出现一关节面，与骰骨处组成舟骰关节；其他面均粗糙，是肌肉和韧带附着之处。楔舟关节、舟骰关节只能在起跳和跳起时有轻微的滑动，而舟骨与距骨之间在跗横关节的运动中，具有屈伸、展收和旋转活动。

足舟骨错骨缝大多发生在距舟之间，当前足极度跖屈，再受到外力时，足舟骨可移向距骨的背侧；当前足猛力过度外旋时，足舟骨又可移向距骨的内侧，而当前足极度背屈再受到外力时，则足舟骨移向距骨的跖侧，造成不同类型的足舟骨错骨缝。

【诊断与鉴别】

1. 有前足过度背伸、跖屈以及外展扭伤的病史。

2. 自觉足舟骨的内侧、背侧或跖侧疼痛，压痛也在相同位置，都是在舟骨移出的那一侧。

3. 足部活动时，关节内可有不吻合的摩擦声、感觉和疼痛，并向移出方向那侧活动轻度受限（向内侧错移者，前足内收痛限；向背侧错移者，前足背屈痛限；向跖侧错移者，前足跖屈痛限）。

4. 仔细触摸，并与健侧对比，可摸出足舟骨微小的向内侧、背侧或跖侧的错移。

5．X线片对足舟骨轻微的错移不能显示，但足舟骨内翻位（即足心向内向上倾斜45°，中心线通过足舟骨，垂直片盒拍摄），有时可看出向内侧的错移。

6．应与副舟骨和Kohler病以及距舟关节创伤性关节炎鉴别，因为这些病都有局部疼痛及压痛，并且也都分别有向内侧、跖侧或背侧的骨性高凸，容易误诊为是错骨缝。X线片可确诊。

副舟骨的表现是：在足舟骨的内上方有一圆形籽骨与之形成关节或互相连接；Kohler病的X线表现是：足舟骨体积窄小，骨小梁紊乱，密度增高，甚至呈破碎状；距舟关节创伤性关节炎的X线表现是：足舟骨背侧与距骨背侧相对处狭窄并骨质增生形成“骨唇”。

【治疗】

1．术前处理　在足舟骨的背侧、跖侧及内侧做摩、推、捏拿手法，并逐趾牵拉，稍加旋动。重点在足底做推法，以缓解紧张的跖筋膜及足底小肌肉。

2．复位手法　分3种类型。

（1）内移型足舟骨错骨缝复位手法：患者坐位，足内侧朝上，一助手固定患足跟距部及踝部做反牵引，另一助手捏定患跖骨，沿前足纵轴向远端牵拉。术者立患侧，双手拇指叠压于患足舟骨内侧，余指分别从患足跖侧和背侧握过，交叉止于患足外侧。牵拉1分钟后，改为沿前足外展方向牵拉，并稍加旋动，逐渐将患足变成外展位，展至极度时镇定片刻，突然快速将患足内收，与此同时，术者顺势推压患足舟骨向外方，若觉手下移动，则示复位成功（图5-13）。

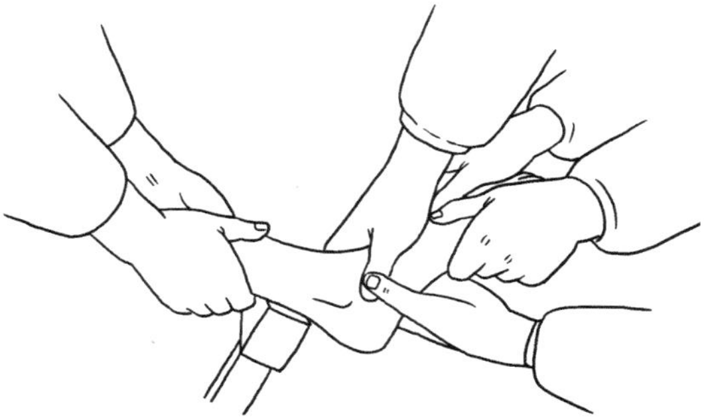

图5-13　内移型足舟骨错骨缝复位手法

（2）背移型足舟骨错骨缝复位手法：原理与内移型相同，不同点是：患足背侧朝上，术者拇指放患足舟骨背侧，牵拉1分钟后，改为沿前足跖屈方向牵拉，逐渐将患足变成跖屈位，屈至极度时镇定片刻，突然快速将患足背伸，与此同时，术者顺势推压患足舟骨向跖侧即可（图5-14）。

（3）跖移型足舟骨错骨缝复位手法：患者坐位，足心尽量朝上，与内移型原理相同，只是术者双手拇指叠压于患足舟骨跖侧，沿患前足背伸方向牵拉，突然将患足跖屈，术者拇指向患足舟骨背侧方向推压即可（图5-15）。

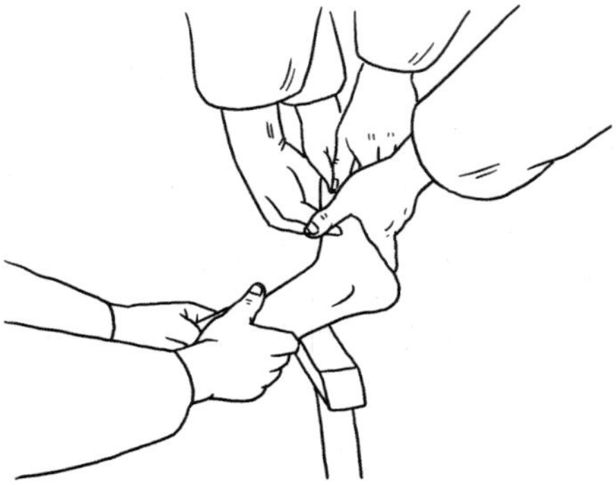

图5-14 背移型足舟骨错骨缝复位手法

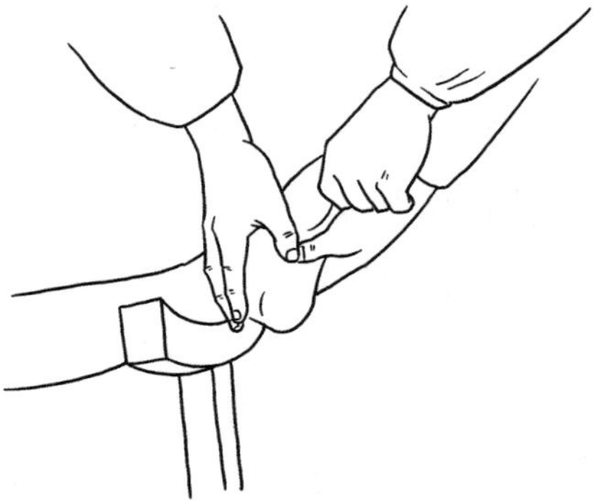

图5-15 跖移型足舟骨错骨缝复位手法

3. 术后处理 肿胀明显者外敷“骨科药膏”，一般病例均需用宽胶布或绷带环绕固定足舟骨处1周，个别陈旧性病例的固定时间应视情况适当延长。

二、楔骨

【病因病机】

3个楔骨之间以楔间关节相连，其三者的后关节面与足舟骨的前关节面构成楔舟关节，前面又分别与第1、2、3跖骨基底构成跗跖关节的内侧部分，外侧则与骰骨构成楔骰关节。其中，楔舟、楔骰、楔间关节只能在起跑和起跳时轻微滑动，跗跖关节的内侧部也仅能做轻微的屈伸、滑动及内收运动，故较为稳定。

若以跖骨小头部为中心过度背伸、跖屈或前足过度外展时，可以发生楔骨略移向足舟骨背侧、跖侧或内侧，而致错骨缝，以第1楔骨向内侧和背侧错移为多，余者少见。

【诊断与鉴别】

1. 有跳跃或过度屈曲、外展的外伤史。

2. 压痛、活动痛均在楔骨的突出侧。

3. 仔细触摸对比，可觉出轻微凸凹不平的移位表现。

【治疗】

此与足舟骨错骨缝的复位手法相同，只是作用点放在楔骨即可。

三、骰骨

【病因病机】

骰骨后与跟骨构成跟骰关节，内与第三楔骨构成楔骰关节，前与第四和五跖骨基底构成跗跖关节的外侧部。若足部过度内收、背屈或跖屈时，骰骨可略离开跟骨和第三楔骨，向外侧、跖侧或背侧错移，造成骰骨错骨缝。

【诊断与鉴别】

1. 有足部过度内收、背伸或跖屈的外伤史，以及在跳、跑剧烈运动之后发生。

2. 骰骨外侧、背侧或跖侧压痛，并有与移出方向相同的活动痛。

3. 触摸可觉出骰骨轻度的错移。

【治疗】

此与足舟骨错骨缝复位手法相同，只是作用点放在骰骨处即可。

四、跖骨

【病因病机】

第1跖骨基底与第1楔骨前面构成跗跖关节的内侧部，第2、3跖骨基底与第2、3楔骨前面构成跗跖关节的中部，第4、5跖骨基底则与骰骨前面构成跗跖关节的外侧部。此外，第2～5跖骨基底间，又互相构成3个跖骨间关节。它们可做轻微的滑动及屈伸运动，还可做轻微的内收与外展运动。

若足部因超越正常活动范围而致扭伤时，可将一个或多个跖骨基底轻微错移至相对关节面的背侧或跖侧，另外，第1跖骨基底还可向内侧轻微错移，第5跖骨基底也还可向外侧轻微错移。

【诊断与鉴别】

1．有过度跑跳运动或扭伤史。

2．一个或多个跖骨基底部压痛，并有与错移方向相同的活动痛。

3．触摸可觉出一个或多个跖骨基底轻度向背、跖、内、外的1个或2个方向的轻微错移。

【治疗】

此与足舟骨错骨缝复位手法相同，只需将作用点放在移位的跖骨基底部，并注意是否有多个跖骨错骨缝，若有，需将叠压的拇指分置2个跖骨基底突出部施术，或逐个分别施术。此外，如果第1跖骨基底或第5跖骨基底在向背或跖侧错移的同时，伴有侧方错移，可分两次复位或沿合力方向一次推挤复位。

上述以足舟骨复位手法为基础的各部位复位手法，都遵循一个基本原则，即顺伤牵拉加大关节间隙，逆伤推压扩大畸形，在反向活动中复位。这也就是前面叙述过的传统中医骨伤手法复位精髓之一。其中，如何将逆伤推压与反向活动的时间、作用点以及最强作用力暴发的瞬间有机地结合好，做到快速、准确、有力、配合默契，是复位成功与否的关键。

五、跖趾与趾间关节

足趾与手指相比，除第一跖趾关节不如拇指灵活，不能做对掌和内收活动，以及第2～5跖趾关节不如第2～5掌指关节运动范围大以外，其余均基本相同。所以跖趾与趾间关节错骨缝的复位手法，参照掌指关节与指间关节错骨缝的复位手法即可。

第六章　脊柱关节错骨缝

中医古籍中多认为脊椎骨共25节，“头骨五节，脊背骨六节，脊膂骨七节，腰骨五节，方骨一节，尾蛆骨一节，共骨二十五节”，“载背骨一行，大椎骨上有颈骨三节，俗名天柱骨，其下背骨一椎、二椎以至二十一椎长强穴止”，“颈骨名天柱骨，系三节圆骨也，加背骨二十一节，尾间骨一节，共骨二十五节”。基本都是按颈、胸、腰、骶、尾分节段，但各节段骨骼数目不一。

对于脊椎骨的损伤，有“骨缝叠出”“脊筋隆起、骨缝必错”“腰骨突出”“腰骨折断陷入”“脊骨断”“剉脊骨”“颈骨插入腔中”“颈骨筋长骨错”“颈骨筋聚”“颈骨筋强”“背骨突出”“尾间蹲垫骨错”“尾间打扑跌蹶”等命名，包括了伤筋、骨折、脱臼，也有错骨缝之症在内。

在未见诸文字的师授传统正骨术中，有脊椎骨突出、陷入、歪拧等不同类型错骨缝之说，认为病因是跌仆、坠堕、闪失、蹲垫；病机是筋长骨错、气血郁滞；症状和体征是作肿作痛，脊椎筋隆起，成伛偻之形，不可能俯仰；治法是先揉筋令其和软，再按骨徐徐合缝，并内服正骨紫金丹，外敷定痛散，外贴混元膏等。上述认识虽不够全面详尽，但已初具完整的辨证论治概念。多年来，临症运用确有显效。

发生脊椎骨错骨缝的原因，一般认为是由于脊椎骨活动范围过大、运动过猛、长期用单一姿势劳动以及退行性改变等原因，均可致椎体与椎间盘连接处的纤维环、椎间关节的关节囊以及脊椎骨内外邻近的韧带和肌肉，发生脱离原位、纵向撕裂分离、部分纤维断裂、延展松弛无力、无菌性炎症等一种或数种病理改变，从而造成维持局部稳定的约束力减弱，脊椎骨就有可能发生旨在椎间关节的轻微错移，造成解剖关系的微小改变，称为错骨缝，其错移方向因各节段脊椎骨结构和功能的不同，而又各有特点。由于错骨缝的错移程度极其轻微，并且也只是发生在椎间关节的关节面之间，所以远不至于引起脊髓和神经根受累，只能出现局部症状和部分方向轻度的功能障碍。也正是由于错移程度极其轻微，在X线片上大多无法显示紊乱的情况，加上凭手摸心会进行检查，既难掌握又不容易交流，尤其是缺少病理研究方面的在切开手术中肉眼直接观察，以致对脊椎骨错骨缝的认识只能停留在肤浅的“有症状、有疗效”阶段，至于进一步的研究探讨则待今后。

软性学说，是“软组织病理改变在脊柱疾病研究和临床中起重要作用”这一理念的简称。1992年，美国国家医学院对脊椎病的发病原因提出“软性学说”，即脊椎病的发病因素属脊椎周围的肌肉、筋膜等软组织损伤、劳损、炎症所致。颈椎病的软性学说，则是软组织病理改变在颈椎病研究和临床中，起重要作用这一理念的简称。它给通过调理软组织治疗脊椎病（包括颈椎病）的诸多非手术疗法提供了理论支撑。

关节微小移位（Minor Di Splacemnt）在中医学中称“错骨缝”，其最重要的概念就是：当软组织损伤的初期阶段（即纤维微破坏阶段），关节的不正常移位就已同时发生，随着软组织损伤程度的逐渐增加，关节的不正常移位也随之加大。如果给予有效的治疗，则关节复位、疾患痊愈；如果忽略或未给予有效的治疗，则遗留并维持关节微小移位状态，出现一系列的症状和体征。

关节微小移位常隐藏在软组织损伤之中，并随之发展，而且相当一部分的软组织损伤治愈后，仍遗留有关节微小移位，使症状和体征不能彻底消除，而且大大加强了复发的可能和复发的密度。颈椎病之所以在颈椎间盘退变和继发改变基础上出现症状，有一种病理改变即是颈椎后关节发生了微小移位，当矫正了微小移位，症状消失；如果再发生了微小移位，则再出现症状。为此，我们在充分认识关节微小移位这一疾患之后，还要能够予以确诊和鉴别，更重要的是掌握复位方法，这样才能提高治疗软组织损伤的疗效，并减少由关节微小移位继发的骨性关节炎的发生。

传统的扳动手法虽有很好的疗效，但由于技术掌握的差异而时有意外发生。近年来，在生物力学指导下，先松解痉挛的软组织，再施以不扳动的手法复位，既提高了安全性，又保证了疗效，而且易于患者和医生接受，被称为

"软性复位法"。

随着科学技术的迅猛发展，对脊椎骨解剖位置紊乱的研究在国内和国外都成为热门课题。从学术观点和研究方向分，一类是微观精确思路，按每一脊椎微小移位的类型、诊断、治疗进行研究；另一类是宏观简约思路，按某一节段脊椎微小移位的主要移位方向分类、按主要移位方向诊断、按通用术式治疗进行研究。二者各有所长，但笔者更倾向于后者，并长期在宏观简约方向上思考和实践。

第一节 寰枕关节

中医古籍中将寰枕部损伤放在后山骨里叙述，"后山骨，即头后枕骨也，其骨形状不同，或如品字，或如山字，或如川字，或圆尖，或月芽形，或偃月形，或鸡子形，皆属枕骨。凡有伤损，其人头昏目眩，耳鸣有声，项强咽直，饮食难进，坐卧不安，四肢无力"，没有关于错骨缝的病名。

【病因病机】

寰枕关节是由枕骨髁与寰椎的上关节凹构成的椭圆关节，左右各一。关节囊较松弛，可使头部做俯仰（其他颈椎不参与的点头动作）和侧屈活动，但范围都不大。当头部受到外力袭击或做不协调的头颈动作，都可以使两侧枕骨髁，同时异位于各自的寰椎上关节凹中，造成错骨缝。其错移方向可左可右、可前可后，但是由于程度轻微，以及该处不易触摸，所以具体向哪个方向轻度错移，多无法确定，也就不再分别类型了，不过不管是向何方向错移，都可以用一种复位手法整复。但按生物力学研究，寰枕关节微小移位的主要方向是矢状面上的旋转，故在手法复位时应予侧重，或只按矢状面旋转移位矫正。

【诊断与鉴别】

1. 有头部外伤或猛烈活动头颈，以及在不自然的姿势下做不协调的动作（如俯身、扭躯、昂首动作）等病史。

2. 自觉头后枕部，相当于枕大神经和枕小神经支配区域疼痛。

3. 颈部固定不动，点头昂首时发生疼痛并轻度受限。全颈活动时疼痛和受限均不明显。

4. 颈上枕下处筋肉挛紧，有时可摸到筋结、筋索样改变，压痛多在上项线、下项线、颞骨乳突、第1颈椎横突、第2颈椎棘突和风池穴、风府穴处。

5. 部分患者有眩晕、耳鸣、项强、头痛并向头顶放射等症状。

6. X线片不能显示错移情况。

【讨论】

1. 术前处理　患者坐凳上，术者立其后，先在颈项部做摩法、推法和捏拿法，重点是附着在上项线上的头最长肌、胸锁乳突肌、头夹肌、斜方肌，附着在下项线上的头后小直肌、头后大直肌、头上斜肌和另一附着点及肌腹。接着点风池、风府、哑门、天柱等穴，每穴一分钟。最后，术者双手指掌，分置患颌部及耳后两侧，向上牵拉；双前臂下压患双肩，相对用力维持一分钟。

2. 复位手法　患者俯卧在诊断床上，头颈伸出垫好软物的床沿。助手固定患者颈项部做反牵引。术者与患者头顶相对，屈膝俯身立于适当高度，屈曲双肘，分别用前臂内侧夹住患者两下颌角及下颌体部，双手分别从患耳后扣过，交叉于患头后枕部。嘱患者放松，头颈呈不伸不屈的中立位，先沿其躯干纵轴向远端略旋动着牵拉，然后与助手配合，在患第二颈椎以下部尽量不参与活动的情况下，徐缓地将患头前屈、后仰（点头动作）及轻微侧屈活动，并在至极度时略加微力顿挫一下，若觉手下有移动感，且患者症状减轻、头部活动自如，即示复位成功（图6-1）。由于寰枕关节微小移位的主要方向是矢状面上的旋转，故在手法复位时应侧重矫正矢状面上向前或向后旋转的前屈、后仰

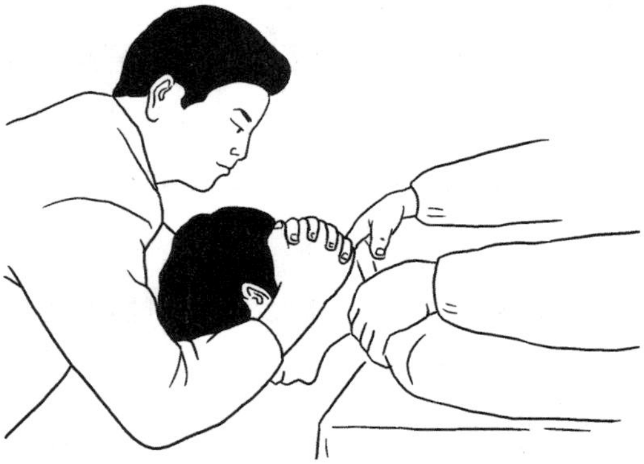

图6-1　寰枕关节错骨缝复位手法

（点头动作），或只做矫正矢状面向前或向后旋转移位的前屈、后仰（点头动作）即可。

3. 寰枕关节软性复位法

（1）寰枕关节坐位软性复位法：患者坐位，术者立其右后侧，右肘屈曲90°，前臂掌面中部置患下颌下部，左手拇、食指分置患颞骨乳突。中立位牵拉—保持牵拉力做“点头”动作—反复5～6次—最后在中立位“顿挫”（保持牵拉力，瞬间拉一下，立即放松）一下。

（2）寰枕关节俯卧位软性复位法：患者俯卧位，术者蹲其床头与其面对，双肘屈曲90°，两前臂掌面中部分置患面颊两侧，双手掌分置患枕后两侧。中立位牵拉—保持牵拉力做“点头”动作—反复5～6次—最后在中立位“顿挫”（保持牵拉力，瞬间拉一下，立即放松）一下。

4. 术后处理　复位后，疼痛不适感减轻，活动自如，但仍遗有颈项筋肉僵硬者，可配合牵引及按摩手法，或用“骨科腾药”加地龙、白芷、川芎、片姜黄腾敷。

【讨论】

1. 复位手法要领　由于在颈部活动中，前屈是以下颈段为主，后伸是以中颈段为主，而侧屈则是全颈椎的功能活动。而在寰枕关节，头颅可在此关节上做前屈、后伸（点头动作）及轻微的左右侧屈活动，但此活动往往融合于颈部的运动中。为此，助手固定部位应尽量向上，最好能达第一颈椎，并在复位中限制颈部活动，使术者手法的作用力完全施于寰枕关节。另外，寰枕关节的活动除屈伸稍大些外，侧屈活动极微，故术中用力要适中，顿挫要力到即止，切勿用力过猛而造成意外事故。

2. 内伤处理　寰枕关节靠近颅脑，发生错骨缝时往往震动脑髓，造成内伤。症见头昏目眩、耳鸣有声、项强咽直、饮食难进、坐卧不安、四肢无力等。可内服“正骨紫金丹”（丁香、木香、血竭、儿茶、大黄、红花各30g，当归头、白茯苓、白芍各60g，丹皮15g，甘草9g，共为细末，炼蜜为丸，每服9g，童便调下，黄酒亦可），外敷“乌龙膏”（百草霜9g，白及15g，白蔹9g，百合15g，百部9g，乳香、没药各15g，麝香1g，糯米30g，用陈小麦粉120g，隔年者佳，炒黑，共为末，醋熬成膏）。

第二节 寰枢关节

在全部7个颈椎中，寰椎和枢椎的形态与众不同。寰椎无椎体和棘突，由前弓、后弓和两个侧块组成，因外形呈环状而名。枢椎的特殊形态是椎体上有一骨性突起，名为齿状突或称齿突。寰枢关节由四个独立的关节构成，由寰椎的下关节面与枢椎的上关节面组成左右两个寰枢外侧关节；由枢椎齿突的前关节面与寰椎的齿突关节面组成寰齿前关节；由齿突后面的关节面与寰椎横韧带组成寰齿后关节。它们的关节囊都较松弛而薄，尤其是后侧的寰椎横韧带，仅由其前中部的纤维软骨构成关节面，所以比较容易发生相互位置轻度的错移。寰枢关节的4个部分，只有一个通过齿突尖的垂直运动轴，寰椎通过寰枕关节与头部一起沿此轴向两侧旋转。此外，寰椎与枢椎之间，还可出现轻微的向前后方和侧方的运动。

【病因病机】

当颈部活动度超越正常范围，或不协调地进行活动，都可以使寰椎相对枢椎微小移位，使寰椎位于枢椎齿突的非正常位置，两个寰枢外侧关节也相应地处于异位，这种涉及寰枢关节4个部分的位置错移，称为寰枢错骨缝。其轻微错移的方向，可在矢状、冠状和水平面上向前、后、左、右及旋转微小移位，临床上一般很难分辨具体的错移方向，但可以用一种通用的复位方法，矫正各个方向轻微的位置错移。但按生物力学研究，寰枢关节微小移位的主要方向是水平面上的旋转，故在手法复位时应予侧重，或只按水平面旋转移位矫正。

【诊断与鉴别】

1. 有颈部扭伤、落枕、受风寒或长期从事扭身旋颈工作，以及偶尔做颈部特殊方向的活动（如跳新疆舞时，向侧方移动颈部）病史。

2. 自觉头后枕部疼痛，常放射到头顶后上部的头皮处。

3. 颈部肌肉痉挛，尤以上颈段最为明显，常可在寰、枢椎两侧，尤其是第1颈椎横突、第1颈椎棘突、第2颈椎棘突处触到压痛及筋结、筋索样改变，因为附着在这三处的头上斜肌、头下斜肌以及头后小直肌是稳定寰椎与枢椎的主要因素。

4．颈部旋转时，一侧达不到45°的正常范围，并同时伴有疼痛和不自如感。仔细触摸第1颈椎的两个横突，可觉有一前一后在水平面上旋转的改变。

5．部分患者有头痛、喉痛、耳鸣及眩晕等症状。

6．张口位X线片有时可显示寰枢错骨缝的改变，主要是齿突轴线偏移至寰椎轴线的一侧，以及寰枢外侧关节面间不平行和左右外侧关节面间隙不等宽。具体测量法是：作寰椎两侧下关节突最外缘的连线，即寰底线，在寰底线中点作一垂线称为寰椎轴线，正常时齿突轴线应与寰椎轴线相重叠，若两轴线发生分离，则齿突轴线移出的那一侧即是错骨缝的方向；寰枢左右外侧关节面间距离应相等，同侧关节面应互相平行，若两侧关节面间间隙不等，相邻关节面亦不平行，则示错骨缝。

由于有的寰枢错骨缝的紊乱程度极微，所以常出现有明显症状和体征，但X线片不能显示的情况。此外，旋转移位更难以在张口正位和侧位X线片上显示。所以，X线检查对寰枢半脱位的诊断有重要意义，但对较半脱位程度更轻微的错骨缝，只有诊断上的参考价值。

【治疗】

1．术前处理　与寰枕错骨缝相同。

2．复位手法　患者俯卧在诊断床上，头颈伸出垫有软物的床沿，助手固定患者颈项部使之不动，并做反牵引。术者与患者头顶相对，屈膝俯身立于适当高度，屈曲双肘，分别用前臂内侧夹住患者两下颌角及下颌体部，双手分别从患耳后扣过，交叉于患者头后枕部。嘱患者放松，头颈呈不伸不屈的中立位，先沿其躯干纵轴向远端旋动着牵拉，然后与助手配合，在患者第三颈椎以下尽量不参与活动的情况下，逐渐加大旋转角度，先左旋至极度，略加力顿挫一下，接着右旋至极度，也略用力顿挫一下，力小稳健，切忌粗暴。若觉手下有移动感，且患者自觉症状减轻，头颈旋动自如，即表示复位成功（图6-2）。

也可采取坐位，患者头颈呈不伸不屈的中立位，术者屈肘，前臂内侧托患下颌，另一手托患枕部，沿中立位上提并左右旋转，逐渐加大角度，先左旋至极度，略加力顿挫一下，接着右旋至极度，也略用力顿挫一下，力小稳健，切忌粗暴。

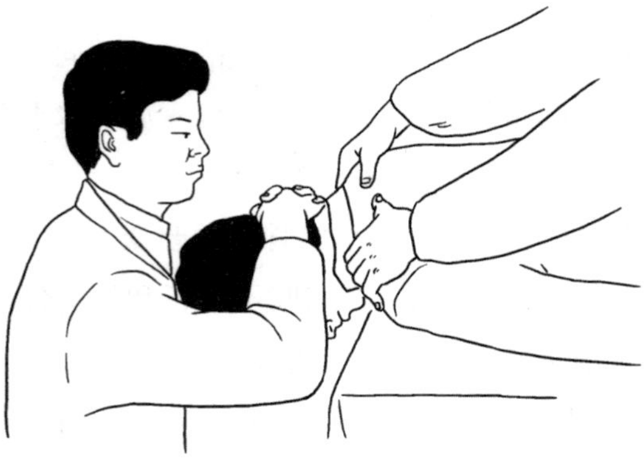

图6-2 寰枢关节错骨缝复位手法

3．寰枢关节软性复位法

（1）寰枢关节坐位软性复位法：患者坐位，术者立其右后侧，右肘屈曲90°，前臂掌面中部置患下颌下部，左手拇、食指分置患侧颞骨乳突。中立位牵拉—保持牵拉力做左右各旋转45°动作—反复5～6次—最后在中立位“顿挫”（保持牵拉力，瞬间拉一下，立即放松）一下。

（2）寰枢关节俯卧位软性复位法：患者俯卧位，术者蹲其床头，与其面对，双肘屈曲90°，两前臂掌面中部分置患面颊两侧，双手掌分置患枕后两侧。中立位牵拉—保持牵拉力做左右各旋转45°动作—反复5～6次—最后在中立位“顿挫”（保持牵拉力，瞬间拉一下，立即放松）一下。

4．术后处理　与寰枕错骨缝的术后处理相同。

【讨论】

1．复位手法要领　首先，必须使患者头颈呈不伸不屈的中立位牵引，因为此时其他颈椎的椎间关节均处于交锁状态，可以使复位作用力完全集中到寰枢关节。如果处于前屈或后伸位，其他颈椎的椎间关节均松弛，一者，分散复位作用力，被其他颈椎吸收一部分，达不到复位目的；二者，甚至造成其他颈椎椎间关节不应有的损伤。其次，应严格掌握旋转的角度，一般以一侧转至30°为宜，切勿过度。顿挫之力也宜适中，而且特别要注意瞬间顿挫之后的立即减力回旋，以免造成意外事故。

2．寰枕与寰枢关节错骨缝复位手法的不同点　二者在患者体姿、助手和术者的术式上均大致相同。但是，由于寰枕关节只能俯仰侧屈，不能旋转活动，所以复位时只能做俯仰侧屈动作，并借此矫正错移，反之，寰枢关节是以旋转为主要功能，其他活动均极微小，所以复位时只做旋转动作，并借此矫正错移。

3. 寰枕与寰枢关节错骨缝的鉴别要点　由于此二关节邻近，触摸也有困难，症状又颇多相似之处，所以容易混淆。其鉴别要点在于，前者疼痛、不适及活动轻度受限都发生在点头的前屈后伸动作中，而后者都发生在转头活动中。

4. 特别强调，一些由上呼吸道感染等所致的特发性寰枢关节半脱位，极易与寰枢错骨缝混淆，虽然影像学都显示解剖位置紊乱，但前者有发热、白细胞增高等特殊临床表现，切勿误诊，尤其切忌在诊断不清时盲目用手法复位，以免造成不良后果。

第三节　第3～7颈椎

中医古籍中一般将颈椎纳入旋台骨中讨论，“旋台骨又名玉柱骨，即头后颈骨三节也，一名天柱骨。此骨被伤，共分四证：一曰从高坠下，致颈骨插入腔内，而左右尚活动者，用提项法治之；一曰打伤，头低不起，用端法治之；一曰坠伤，左右歪斜，用整法治之；一曰仆伤，面仰头不能垂，或筋长骨错，或筋聚，或筋强骨随头低，用推、端、续、整四法治之。”其中，“头后颈骨三节”系指第3、4、5颈椎，打伤、坠伤、仆伤中都包括有错骨缝在内。

第3～7颈椎间，都是通过5个部分相互连接的，即椎间盘、两个由上椎体下缘两侧的斜面与下椎体上缘两侧的唇形构成的滑膜关节——钩椎关节，以及左右两个椎间关节。椎间盘在颈椎的活动中并不移动，仅以形状的改变来适应椎体间隙的变化，滑膜关节的活动度也很小，只有关节间隙位置接近水平的颈椎椎间关节可以做前屈、后伸、侧屈及旋转等多个方向的活动，尤其是前屈功能，幅度是整个脊柱中最大的。故错骨缝都发生在椎间关节。

【病因病机】

当头颈受到外伤，或退行性改变的颈椎以轻微外伤为诱因时，就可以发生一侧椎间关节的滑膜被嵌夹在关节间隙中，称嵌夹型颈椎错骨缝；或者发生两侧椎间关节上椎的下关节突关节面，同时向下椎上关节突关节面的前、后、左、右任一方向略微错移，或一前一后的旋转，称为错移型颈椎错骨缝。

【诊断与鉴别】

1．嵌夹型者，有过度的屈颈旋头或引项扛抬重物的外伤史；错移型者，有过度扭转头颈或颈部受挥鞭样外伤，以及素有颈椎退行性改变，复受劳累、风湿或轻微外伤的病史。

2．棘突旁压痛，向一侧侧屈、旋动时疼痛加重并明显受限（嵌夹型者），或向两侧侧屈、旋动都疼痛并轻度受限（错移型者）。

3．颈部僵硬，顾盼不便，头歪向健侧，健侧肌肉拘挛（嵌夹型者），或颈部僵硬，转侧不利，头或低或仰或歪斜，两侧肌肉均拘挛（错移型者）。

4．部分患者伴有头痛、头晕、牵扯项部、肩部、背部沉胀不适等症状。嵌夹型患者多是一侧不适感明显，而错移型患者则多是双侧。

5．X线片多不能显示各种类型的错移，但是，若从颈椎正位X线片上看到颈椎向患侧侧凸、侧位片上颈椎正常生理前凸变小、斜位片上患侧椎间关节间隙略宽于健侧，则提示应考虑嵌夹型颈椎错骨缝；若在颈椎侧位X线片上看到正常生理前凸变小、斜位X线片上看到椎间关节间隙不清或关节面互不平行，则提示有错移型颈椎错骨缝的可能。上述可作为诊断时的参考。

【治疗】

1．术前处理　与寰枕错骨缝相同，摩、推、捏拿的重点应是项韧带、胸锁乳突肌、斜方肌、肩胛提肌等处。

2．复位手法　分嵌夹型和错移型两种。

（1）嵌夹型颈椎错骨缝复位手法：患者坐位，术者立其患侧，以一手前臂压紧患肩峰内侧，拇指放患耳后，余指置健侧颈部，另一手按压患头顶，使向健侧并稍前屈歪斜。先适力晃动，逐渐加大角度，至极度后保持片刻，待患者放松时，乘其不备稍加力迅速顿挫一下，立即松开，常可闻清脆的声响或软组织解脱感（图6-3）。

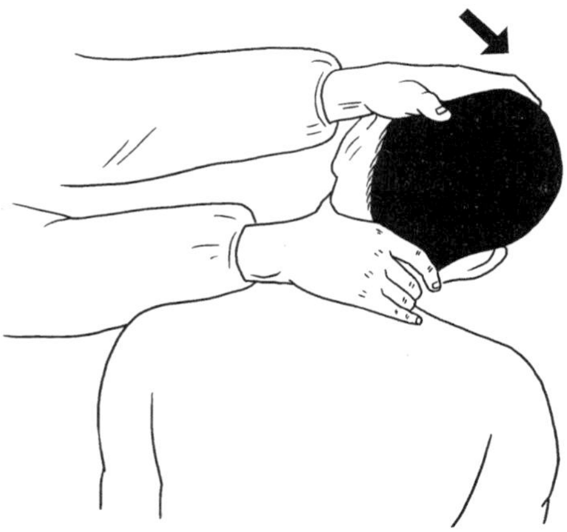

图6-3 嵌夹型颈椎错骨缝复位手法

其中，在侧屈时略加的前屈角度应视不同部位而异，第2～3颈椎错骨缝可稍加或不加，以下诸椎错骨缝则需渐次增加，至第7颈椎加至中度前屈位即可，切不可过于前屈。

（2）错移型颈椎错骨缝复位手法：患者俯卧在诊断床上，胸部垫一枕头，头颈伸出床沿。助手固定患者项部做反牵引。术者与患者头顶相对，屈膝俯身立于适当高度，屈曲双肘，分别用前臂内侧夹住患者两下颌角及下颌体部，双手分别从患耳后扣过、交叉于患者头后枕部。嘱患者放松，头颈呈略前屈位，先沿此前屈方向向远端略旋动着牵拉，然后保持牵拉力，逐渐左旋至极度后保持片刻，突然顿挫一下并立即放松。右旋也同法操作。若感手下移动或闻声响，则示复位成功（图6-4）。

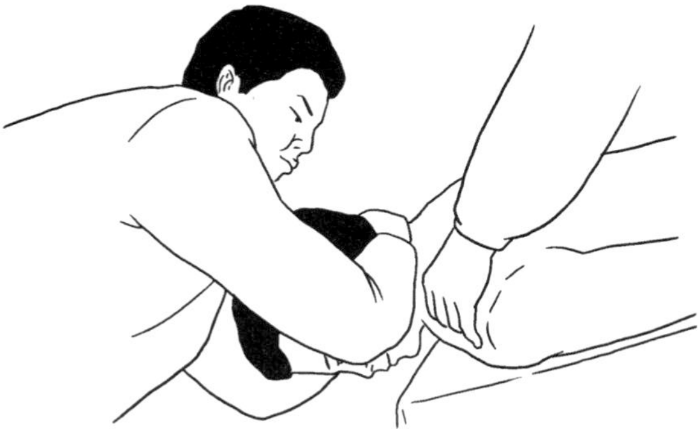

图6-4 错移型颈椎错骨缝复位手法

与寰枢错骨缝复位手法基本相同，不同点在于，患者胸部需垫一小枕头，并沿患头略前屈位牵拉和旋动。

（3）也可采用前屈位旋转法，矫正水平面上的旋转微小移位（即临床上所称的棘突偏歪）。

1）患者头颈前屈，越下位棘突屈度越大，一般用“定动法”确定（一指按住患椎棘突，在患者反复前屈时，感觉患椎棘突刚开始移动的屈度即是）。

2）术者一手将前屈位的患头向偏歪侧旋转，术者另一手放相应部位（C_1放对侧横突，C_3、C_4、C_5放对侧关节突，其他C_6、C_7放棘突），准备适时推动。

3）旋转至最大角度时，硬法复位则扳动；软法复位则持续片刻或沿轴向稍牵拉顿挫一下。

4）对于响声，原理至今尚不明了，我们应有一个正确的理解，即响声不完全表示复位，只有既有响声，又有术者手下骨移动感，还有症状减轻或消失时才表示复位。为此，治疗的关键是复位而不是响声，我们希望有响声，但绝不能强求，以免出现意外。

（4）颈椎3～7错骨缝软法复位

1）$C_{3\sim7}$后关节坐位软性复位法：患者坐位，术者立其右后侧，右肘屈曲90°，前臂掌面中部置患下颌下部，左手拇、食指分置患颞骨乳突。前屈牵拉—保持牵拉力向右旋转—反复3～5次—保持牵拉力，旋转到最大限度—稍停片刻—沿此特定轴向上“顿挫”（保持牵拉力，瞬间拉一下，立即放松）一下。对侧，反向实施。

2）$C_{3\sim7}$后关节仰卧位软性复位法：患者仰卧，头旋向右侧，术者坐床端右侧，右手掌置患右侧面颊下，左手四指弯曲勾住患下颌左侧。前屈牵拉—保持牵拉力向右旋转—反复3～5次—保持牵拉力，旋转到最大限度—稍停片刻—沿此特定轴向上“顿挫”（保持牵拉力，瞬间拉一下，立即放松）一下。对侧，反向实施。

3．术后处理　与寰枕错骨缝相同，另需在一周内每日做如下手法：嘱患者闭口咬牙，术者一手托其下颌，另一手托其头后枕部，略加向上提起之力，并轻柔地向各个方向活动颈部，范围由小渐大，徐缓进行。

【讨论】

1．嵌夹型颈椎错骨缝复位手法前屈角度的机制　从解剖学可知，颈椎椎间关节的上关节突的关节面朝向后上方，下关节突的关节面朝向前下方，与水平面有一定的角度，而且此角度由上到下逐渐减小，到第6、7颈椎间就几乎接近水平了。所以，欲整复第5～7椎间关节，必须中度前屈颈部，以交锁中、上部颈椎的椎间关节，将复位作用力不分散地集中到第5～7椎间关节；同理，整复第3～5椎间关节时，需略屈曲颈部，以交锁上部颈椎椎间关节；至于第2、3颈椎略屈或不屈即可。为此，适当的前屈角度是复位成功的关键之一。

2．颈椎错骨缝与落枕、扭伤的关系　临床上所见的落枕和扭伤，有的经治数日不愈，偶于被动活动之中闻一声响，症状立即大减，不日而愈。也有的错骨缝，其位已复，症状也减，但仍遗疼痛、僵硬，需继续以辅助手法治疗才能痊愈。可见该三症常并发，极易诊断不全，应引起注意。

3．近年来，生物力学的试验表明，第3～7颈椎微小移位的主要方向是水平面上的旋转移位，故在错移型微小移位中，前屈位旋转复位法越来越受到重视。与普遍应用的前屈—侧屈—旋转法相比，省去了侧屈环节，是因为生物力学的试验同时表明，颈椎前屈位旋转时自动带有侧屈，这既简约了术式，又避免了因侧屈度掌握不好而达不到矫正的目的。

第四节　胸椎倾倒型

中医古籍中将胸椎称背骨，“背者，自身后大椎骨以下，腰以上之通称也。其骨一名脊骨，一名膂骨，俗称脊梁骨……其两旁诸骨附接横叠而弯合于前，则为胸胁也。”在损伤方面，除坐背骨、背骨突出是指胸椎脱位和前屈型椎体压缩性骨折外，骨缝必错之症极可能即是今称之错骨缝，“若脊筋陇起，骨缝必错，则成伛偻之形。当先揉筋，令其和软，再按其骨，徐徐合缝，脊膂始直。内服正骨紫金丹，再敷定痛散，以烧红铁器烙之，觉热，去敷药，再贴混元膏。”

12节胸椎之间的结构比较复杂，它通过椎间盘以及椎间、肋小头和肋横突等80多个关节互相连接和运动，但整个胸椎的活动，除旋转外，前屈、后伸、侧屈的范围都不太大，这是由于胸椎的椎间关节接近额状位，使前屈、后伸明显受限，而肋骨的阻挡又使侧屈角度不能过大之故。鉴于这些解剖特点，椎间关节嵌夹滑膜的情况不易发生，整个椎体水平面旋转错移的机会也不会太多。所以，一般在临床上所见的是整个椎体沿矢状面略向前或后的旋转错移，称前倾和后倒；以及肋小头关节和肋横突关节关节面间位置的错移，这两种类型的错骨缝。

【病因病机】

当胸椎过度前屈或前屈位遭受外力作用时，患椎上关节突关节面向前旋转错移，同时下关节突关节面向后旋转错移，如果胸椎伸直时这种错移仍未得以矫正，则使整个患椎呈向前倾倒状，称前倾型胸椎错骨缝；同理，当胸椎过度后伸或后伸位遭受外力作用时，患椎上关节突关节面向后旋转错移，同时下关节突关节面向前旋转错移，使整个椎体呈向后倾倒状，称后倒型胸椎错骨缝。这种前倾后倒的程度是极其微小的。

【诊断与鉴别】

1. 有过度前屈、前屈过久或前屈被压，以及过度背伸、背伸被推等外伤史。

2. 相邻数个胸椎有深在的疼痛，压痛在棘上及棘间韧带处，有时可在此摸到筋结或筋索等软组织异常改变。

3. 前屈或背伸疼痛以及轻度受限。

4. 仔细与其他胸椎对比触摸，可觉患椎棘突略高起，与上椎棘突间距离较正常略窄，而与下椎棘突间距离略宽（前倾型），或者患椎棘突略低陷，与下椎棘突间距离较正常略窄，而与上椎棘突间距离略宽（后倒型）。

5. X线片一般不能显示胸椎轻度的倾倒改变，但侧位X线片常可见正常的生理后凸曲线在患椎处失去自然流畅，甚至轻度成角或中断。这种改变虽然也出现在诸如颈椎病等的X线片上，但结合错骨缝的其他症状和体征，仍有一定参考价值。此外，前屈侧位或后伸侧位胸椎X线片上，也有可能看出损伤椎体上、下椎间关节排列及棘突间宽度的改变，对确定类型有所帮助。

【治疗】

1. 术前处理　在背部由上而下做摩法、推法、捏拿法，重点是斜方肌、背阔肌以及棘上、棘间韧带处，若有筋结、筋索等软组织异常改变，用分筋、理筋、拨络等法解除之。

2．复位手法　患者俯卧，胸部垫一个薄枕头，双手搬住床头。两助手分别握患者两侧足踝，向远端牵拉。然后，按不同类型分别施术：

（1）前倾型：术者一手掌根按定伤椎微凸的棘突，另一手重叠其上。嘱患者有节律地鼓力咳嗽，先仅在伤处向背侧顶起时适力下压阻挡之，当觉患者放松，鼓咳自然有力时，待伤处向背侧快顶至最高点而未达到的瞬间，用力迎而压向前下方，多可觉移动，其位已复（图6–5）。

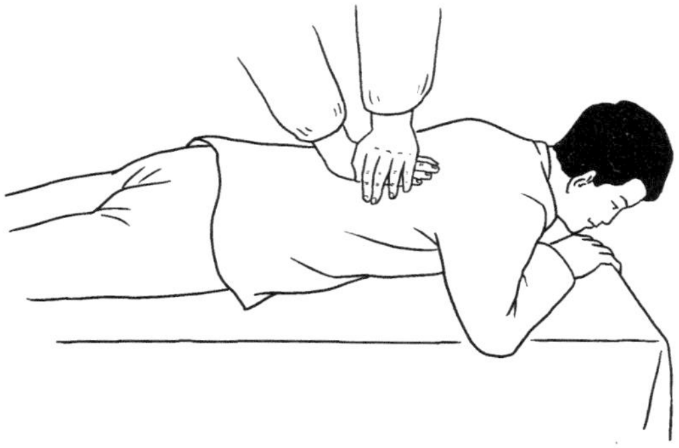

图6–5　前倾型胸椎错骨缝复位手法

（2）后倒型：术者双手掌根分置陷下胸椎相邻的上椎和下椎的棘突处，嘱患者有节律地咳嗽，先于咳嗽中上手向上、下手向下反向推动，形如分开之势。当觉患者放松、鼓咳自然有力时，待鼓气咳嗽刚刚开始的瞬间，双手迅速分别向上和向下方用力疾推，有如顿挫之势。在患者鼓咳力至极度时，可觉下陷随之提起（图6–6）。

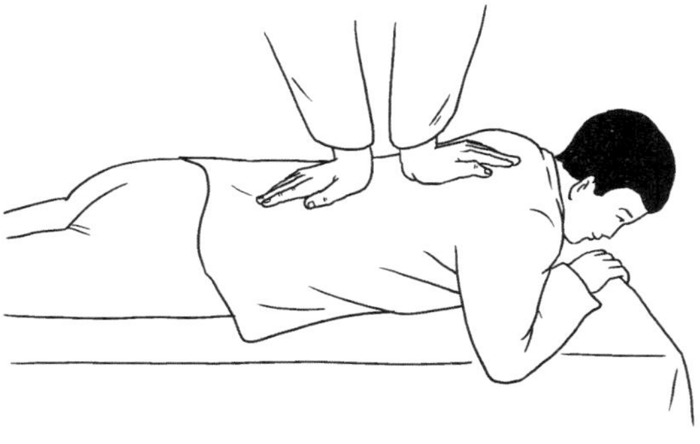

图6–6　后倒型胸椎错骨缝复位手法

（3）当前倾或后倒型分辨不清时，可用坐位提拉法，术者两臂从患腋下穿过分握患腕，将患者提起、臀部离凳，先提顿数下，最后确实上拉至最大限度，随即顺势放下。

3．术后处理　术后若活动已正常，仍遗有局部微痛、俯仰不利者，用“骨科药膏”加羌活、乌药、威灵仙，外敷1～2周。若棘上韧带处有筋结、筋索等异常改变者，按伤筋手法继续治疗，直至痊愈。

【讨论】

1．鼓咳法的机制　嘱患者有节律地鼓力咳嗽，适时、适力地在局部施术的手法称鼓咳法，是错骨缝复位手法中常用的。其作用有四：一是分散患者注意力，以减缓复位时机体的抗阻和疼痛；二是利用咳嗽时肌肉猛烈地收缩，协助复位作用力复骨归原；三是借咳嗽时胸腔压力的增加，拮抗复位时压向前方之力，使此力不致过大，而是力量适中、回位即止；四是借由内向外鼓动之力，在手法分开椎间隙的协同下，将后倒之胸椎提起复平。

2．棘突略高出或陷下的机制　传统中医正骨科，有所谓背骨错骨缝后棘突略微高出或陷下之说，临床检查中，有时也确实能感到患椎棘突比邻椎棘突略高出或陷下的改变。究其原因，认为是：胸椎棘突的形态是斜向后下方的，当整个椎体前倾时，棘突向上方移动，就相当是减少了斜向后下方的角度，结果出现比邻椎棘突略突向背侧，亦即略高出的现象。同理，当整个椎体后倒时，棘突向下方移动，就相当是增加了斜向后下方的角度，结果出现比邻椎棘突略离开背侧、靠向胸侧，亦即略陷下的现象。为此，所谓高出或陷下只是棘突上旋或下旋移位的外在表现，并非整个椎体向后高出或向前陷下。

3．复位手法中的机制　患者胸部垫一小枕头，是使胸椎前屈，加大椎间关节间隙，以利复位之意；对前倾型胸椎错骨缝，在压向胸侧时，必须加一向下方推动之力，原因是：只有椎体前倾旋转矫正后，所谓的高出才能复平，如果单向胸侧下压，是不能达到复位目的的，掌握局部施力的时机，是整复成功与否的关键，前倾型之所以要在患椎向背侧顶起，即将达到最高点时向胸侧和下方推压，是因为此推压之力随着患椎顶起到最高点，顺势将前倾矫正，两个力合二为一是最理想的时机；反之，后倒型要在鼓咳刚开始，各胸椎准备向背侧顶起时才上下推动分开椎间隙，待各胸椎向背侧顶起时，患椎后倒旋转即随之矫正了。

4. 适用于前倾型错骨缝的一种复位手法 “坐位后伸推顶法（适于单纯后凸者），病人体位同上，医生正坐病人之后，摸清后凸棘突后，以右（左）手掌心勾顶住后凸棘突，嘱病人尽量后伸，使上身重量尽量落在医生手掌上。左（右）手从病人胸前伸过，握拿腋前壁，借病人后伸之力，向后上方提拔，待病人后伸到最大限度，右（左）手掌按关节突关节面方向推顶棘突，可有如一法同样感觉而复位。”（《中西医结合治疗软组织损伤》），其中，病人与助手的体位是：病人端坐无靠背方凳上，两腿分开与肩同宽。助手面对病人站立，两腿夹住病人左大腿，双手压住大腿根部，维持病人正坐姿势。所谓“如一法同样感觉”，是指“立即可感到指下椎体轻微错动，且常伴声响，示复位”。另外，推顶棘突时，应略带向上方的力，亦即向前上方推顶。

5. 尽管大多数人认为，胸椎段微小移位主要是沿矢状面略向前或后的旋转错移，但矫正水平面或冠状面的手法术式仍普遍应用并有显效，是否这些手法术式中带有矫正矢状面微小移位因素？还是另有原因？尚待探讨。

第五节 肋 椎 关 节

中医古籍中有“自背骨以下，腰眼以上，两旁附生环抱于前者肋骨”，“其两旁诸骨，附接横叠，而弯合于前，则为胸胁也”的记载，系指胸椎与肋骨相接处的肋椎关节，但过略而欠详。

肋椎关节是联动的肋小头关节与肋横突关节的总称，位于胸椎的两侧，由肋骨的后端与胸椎构成。这两个平面关节，沿着贯穿肋结节与肋骨小头中点的轴一起进行旋转活动，使肋骨随之产生上升和下降运动。

【病因病机】

肋小头关节，由肋骨小头关节面与一个或者相邻的两个胸椎肋凹及椎间盘组成。肋横突关节，则由肋结节的关节面与胸椎横突的肋凹相关节。其中，除第1、11、12肋骨分别与其对应的一个胸椎相连外，其余肋骨均分别与相邻两个胸椎的肋凹组成肋小头关节。另外，第11与第12肋骨由于没有肋结节，而使肋横突关节缺如。

当扭动身躯失调或呼吸过猛时，可使肋骨于上下运动中超越常度，发生肋小头关节面间上下位置的错移，这种情况只发生在第11与第12肋骨，因其关节囊松弛，没有肋横突关节，也没有肋小头关节间韧带，又是浮肋，所以稳定性差，容易发生这种错移；此外，第2～10肋骨的肋小头关节，在胸椎退行性病变、椎间盘变窄时，相邻胸椎的两个肋凹也相应变小，往往不能完好地容纳肋骨小头，而比较容易发生向上旋转、向下旋转或稍离肋凹而出等位置错移。此时，肋横突关节也随之发生错移。上述病变统称为肋椎关节错骨缝，由于错移轻微，又难以用手触摸，X线片也不能显示病变情况，所以不大可能、也不必要详细分类，只通过一两种通用手法将其一同复位即可。

【诊断与鉴别】

1. 有搬提、举重、扛抬、抛物过猛，扭转身躯不协调或过度，以及在胸椎退行性改变基础上略受外伤等病史。

2. 自觉一侧背部痛无定处，深在不可及。在呼吸、咳嗽、转侧时加重。部分患者有疼痛沿肋间放射，或牵扯到前胸内部，重者不敢深呼吸，甚至有胸闷、头晕等症状。

3. 压痛常不可触及，部分患者可在1或2个胸椎外侧横突附近找到，但多很深在。

4. 颈、项、肩、背的活动因肌肉拘挛而受限，常可因不注意随便扭动一下身体而引起剧痛。如缓慢小心地扭动，疼痛较轻。

5. X线片一般不能显示肋椎错骨缝情况，但可看出有否胸椎的退行性改变及其程度。

【治疗】

1. 术前处理　沿脊柱两侧由上至下做摩法及推法，并用掌根按在各椎棘突上做揉法，最后用食、中二指指腹从后向前，沿同一肋骨的上、下肋间间隙适力推压。

2. 复位手法　以右侧为例说明。

法一：患者直腰正坐，双臂交叉抱于胸前，双手分置对侧腋下。助手与患者面对，固定其双膝，使术中患者骨盆保持不动。术者立于患者背后，左手从患胸前伸过，搬住患者右肩，沿患躯干向左旋转方向牵拉，右手掌根放在伤椎右侧横突处。当患者躯干左旋至极度时，稍停片刻，迅速顿挫一下，右手同时顺势向前推压，常可闻及复位声响（图6-7）。

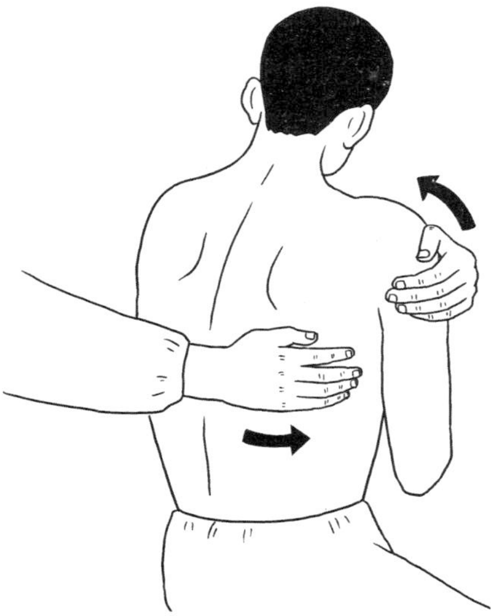
图6-7　肋椎关节错骨缝复位手法一

法二：患者坐凳上，术者立其患侧与之斜对，右前臂从患腋下穿过，嘱患者做深呼吸，每当吸气终了时，上提患腋并随即放下，连续数次后，待患者放松，呼吸自然时，仍在吸气终了之际，适力迅速上提患腋并立即放下，常可闻及复位声响。此法适用于各肋椎关节的中上段，即第7胸椎肋椎关节以上部分的错骨缝（图6-8）。

3．术后处理　术后1周内，患者每日需做深呼吸100～200次，分数次完成。若复位后仍遗疼痛不适感者，可予“加味木金散”内服。

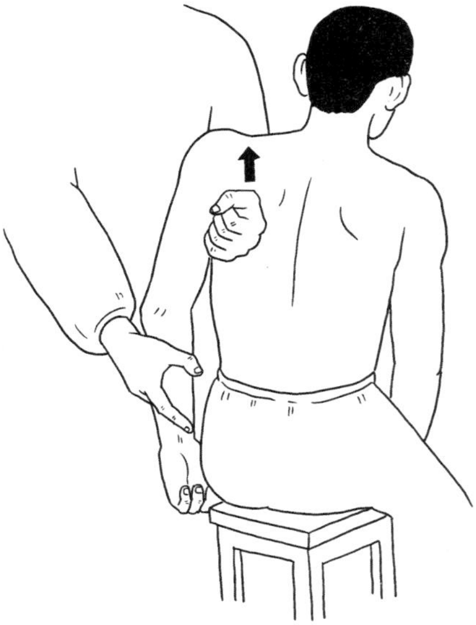
图6-8　肋椎关节错骨缝复位手法二

【讨论】

1．各肋椎关节错骨缝的发病率　第1肋椎关节位置靠上，结构也较稳固，除做深呼吸外，一般都不出现运动，所以发生错骨缝的机会最少；第2～10肋椎关节，在胸椎退行性病变时，因椎间盘变性、相邻胸椎的肋凹相应变小，较容易发生错骨缝；此外，由于肋骨的活动范围由上而下逐渐增加，所以错骨缝的发病率也随之以下段为高；还有第11和12肋椎关节，也由于结构的不稳，发病率较高。

2．合并肋间神经痛的机制　由于肋

间神经和肋下神经都是沿各肋骨下缘走行，当肋骨向下旋转移位错骨缝时，则刺激肋间神经而出现症状，尽管这种错移的程度极轻，但敏感的肋间神经仍能作出反应。反之，如肋骨向上旋转移位错骨缝，则不会刺激肋间神经，而不出现症状。

3. 复位手法要领　在法一中，要求患者必须伸直腰部，因为只有这样才能交锁腰椎的椎间关节，使复位作用力全部集中到胸椎的肋椎关节。若过于前屈，部分作用力被腰椎椎间关节吸收，就达不到复位要求的力度，以致复位失败。另外，在法二中，要求术者在患者吸气即将终了时提起腋部，原因是此时胸腔压力和肌肉张力都最大，能增强提腋，亦即提起肋骨的作用力，当术者松手，被提起的肋骨下降时，正是呼气动作中肋骨下降之时，正好又加强了肋骨的下降，这一升一降短暂而有力，将错移的两个关节面先略分离，旋即对位吻合。

4. 肋椎关节错骨缝的其他复位手法

（1）"患者坐位，患侧在右，术者以右前臂自前侧插于右腋下，以右前臂向上提拉肩部，提拉时可将移位的关节和痉挛的肌肉拉顺。"（《按摩》）

（2）"患者俯卧位。术者立其左侧，先以拇指用按法，疏理患者两侧背肌数次，以松弛背肌。然后，术者双手交叉，用两手小鱼际部分别置于患者脊柱两侧旁开约2寸处，由第1胸椎开始，用压法由上往下做颤抖性的快速按压，在按压的同时，令患者咳嗽，使按压动作与咳嗽同时发力，配合一致，此时可听到清脆的回位声。如此反复数次，至再不出现回位声时，说明错骨全部回位，即"入槽"，然后可用轻手法疏理筋肉2～3次即可。"（《黄乐山骨科临床经验选》）

（3）"患者取俯卧位。术者立于健侧，一手搬患侧肩部，使脊柱向后旋转，另一手按压患部，双手同时交错用力下压椎肋关节，可听有回位声。"（《黄乐山骨科临床经验选》）

（4）"坐位旋转复位（适用于有棘突偏歪者）：病人体位及助手动作同脊柱旋转复位法。医生正坐患者之后（以棘突右偏为例），右手从病人胸前向左伸，抓握病人左肩上方，右肘部卡住病人右肩部。左手拇指扣住偏向右侧之棘突。按需要嘱病人做前屈、右侧弯及旋转动作，待脊柱旋转力传到拇指时，左手拇指协同用力把棘突向左上方顶推，立即可感到指下椎体轻微错动，且常伴响声，示复位。”（《中西医结合治疗软组织损伤》）。其中，病人体位及助手姿势是：病人端坐无靠背方凳上，两脚分开与肩等宽，助手面对病人站立，两腿夹住病人左大腿，双手压住左大腿根部，维持病人正坐姿势。

（5）“病人取俯卧位。医生一手掌根置于患处向下按压，一手握住患侧肩头由前向后扳拉。两手密切配合，同时操作，使患处产生前后活动。这时可以听到局部有“咔嗒”响声，从而关节可得到合缝复位。（《骨错缝、筋出槽的理论及其在伤科病理学上的意义》）

（6）“患者坐于治疗床的一端，双手相扣于颈后，两肘朝前，躯干前屈。术者站于患者背后，左手搂过患者的胸部，握住患者的右臂，使躯干屈曲并向左旋转。然后将右手置于患者的右肋下缘处。当进一步用左手用力旋转躯干的同时，用右手做一下稳快的推动。然后在相反方向重复以上动作。”（《椎间盘及其他椎间组织损害》）

第六节　腰椎嵌夹型

对腰部损伤，古籍中有“腰骨陷入内，皆因筋绷裂，俯伏板凳上，脊背骨矼凸，器具安妥当，手法并按捏，腰背俱一般，莫逢致命节”，“若骨缝叠出，俯仰不能，疼痛难忍，腰筋僵硬，使患者两手攀索，两足踏砖上，每足下叠砖三块踏定，将后腰拿住，各抽去砖一块，令病人直身，又各去一块，如是者三，其足著地使气舒瘀散，陷者能起，曲者可直”等记载，可为探讨腰椎错骨缝时参考。

【病因病机】

腰椎的椎间盘大而厚，椎间关节的关节面接近于矢状位或冠状位，这就使得腰部的伸屈活动范围较大，而旋转及侧屈活动范围较小或者相反，加上腰部活动频繁，所以因外伤、劳损或先天性畸形等造成腰椎后关节错骨缝的可能性，就要比颈椎和胸椎为大。

所谓嵌夹型腰椎错骨缝，就是当腰椎充分前屈带有旋转或单纯旋转时，使关节间隙张开，由于负压力的作用，滑膜被吸入关节间隙，以至于伸直时，被嵌夹于关节面之间，现代医学称“滑膜嵌顿”。腰骶关节的后关节面，排列为冠状位，最容易发生，此外，第四、第五腰椎间也多发。

【诊断与鉴别】

1. 有屈身旋腰的扭伤史，或下蹲位工作过久突然站起的病史。

2. 疼痛敏锐，但指不出具体压痛点，保持俯身屈腰位可缓解疼痛，拒绝任何搬动。

3. 整个腰背部肌肉呈僵硬、紧张状，尤以健侧为重。腰椎保持于异常后凸位。

4. 身体呈前屈并略向健侧侧屈的特殊体姿，不管是坐、立、仰卧、俯卧或侧卧，都不能改变此姿势，而伸直腰部。

5. 除前屈活动尚可外，其他活动均受限，尤以后伸为最。

6. 直腿抬高试验一般均为阴性。

7. X线片不能显示嵌夹情况，但有腰椎生理前凸变小、变平直，甚至倒置以及姿势性侧弯现象。由于很多腰部疾患都有这种X线特点，故仅以此不能作为嵌夹型错骨缝的诊断依据，还需与症状和体征等合参确定。

【治疗】

1. 术前处理　患者俯卧，腹部垫一个枕头，高度以舒适、不引起疼痛为宜。在背部、腰部和骶部做滚法、摩法，并点“太溪”穴（内踝后侧，相当于胫后神经所在部位），“解溪”穴（踝关节前方，相当于胫前肌与伸趾总肌肌腱之间），以及“承山”，“委中”（均在坐骨神经路线上），“环跳”，“足三里”，“风市”（在髂胫束止点附近），“承扶”（股二头肌和半腱肌、半膜肌共同的附着点）等穴。

2. 复位手法

法一：患者俯卧姿势如术前处理，一助手拉患者双腋向上做反牵引，另两名助手分别握紧患者双踝向下牵引。术者一手掌压另一手背，以下手掌根按压在第5腰椎与骶椎之间，先缓慢轻柔地反复做压下—放松的连续动作，渐渐增加压力和加快频率，与此同时，顺伤姿拉患腿的两助手于保持牵拉力的作用下，逐渐抬高患腿向背侧（即将患者腰部逐渐由前屈位变为后伸位），如在此过程中出现剧烈疼痛，说明嵌夹尚未解除，需重复操作，直至后伸不痛为止（图6–9）。

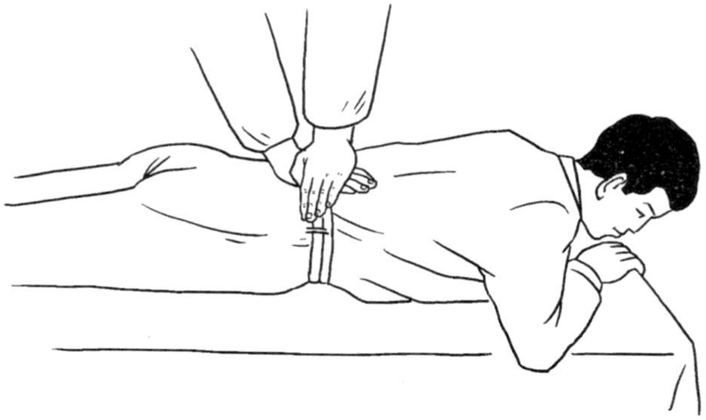

图6–9 嵌夹型腰椎错骨缝复位手法

若多次重复仍未成功，可能是4、5腰椎间嵌夹，将双手上移，放在4、5腰椎间施术。复位成功后，疼痛顿减，后伸及其他功能不同程度恢复，甚至立即痊愈。

法二：患者仰卧，双髋关节极度屈曲，膝关节屈曲90°，术者双手按患腘部，先向患腹部下压数次，再稍偏左下压数次，后再偏右下压数次，均可在最后稍加力顿挫数下。如可伸直双下肢平卧，则示解脱成功，如未成功，重复操作。注意，术中患膝关节应始终保持屈曲90°，屈膝90°，屈髋下压之力作用在腰部，而极度屈膝屈髋下压之力作用在髋关节，二者颇为相似，但作用却完全不同。

3．术后处理　复位后一般仍遗有不同程度的腰扭伤症状，应按腰扭伤常规治疗。较严重的病例，要在局部外敷“骨科药膏”，以缓解被夹滑膜的出血、渗液等病变。

【讨论】

1．腰椎嵌夹型错骨缝的特点　由于椎间关节的滑膜十分敏感，所以此症的特点是外伤轻微、发病迅速、疼痛剧烈、后伸障碍明显，但整复后症状和体征立即顿减或消失，为此常有症状与体征不符之感。临床上常见由多人抬来，术后自行走回的患者，其恢复之快令人惊讶。

2．腰椎嵌夹型错骨缝的多发部位　由于腰椎完成前屈动作时，75%左右是第4、5腰椎参与的，所以其椎间关节张开最大，容易嵌夹滑膜，而发生此型错骨缝。另外，第5腰椎和骶椎构成的腰骶关节的关节面接近水平，介于冠状位与矢状位之间的一种斜位，也参与不少的前屈活动，关节间隙开张度也很大，更容易嵌夹滑膜，造成此型错骨缝。

3．复位手法的机制

法一：患者腹部垫枕头，是使其腰椎成前屈位，即可缓解疼痛、减小抗阻，又可张开椎间关节间隙，以利解脱嵌夹；术者在局部反复做压下—放松动作，是通过改变已经受牵拉而紧张的脊柱背侧韧带和肌肉的弛张度，利用它们的弹性回缩力，牵拉滑膜使之解脱嵌夹。两助手于牵拉中抬高患肢，使腰椎后伸，是一种确定嵌夹解脱与否的试验性动作，如不产生疼痛，则示解脱，否则应重复施术，直至不产生疼痛为止。

法二：患者仰卧，双膝关节屈曲90°位，双髋关节极度屈曲时，腰椎后关节分开，有利嵌夹解脱；屈膝90°位，屈髋下压动作，可牵拉腰背部肌肉，协助嵌夹解脱；稍偏左下压，有利右侧解脱；而稍偏右下压，则有利左侧解脱。如果极度屈膝屈髋下压，则力作用在髋关节，达不到解脱腰椎后关节囊被嵌夹的目的。

4．其他复位手法

（1）“患者俯卧或仰卧。助手将患者肩部紧紧固定，术者双手握住患者的踝部，身体后靠，对躯干施加牵引”，“牵引保持一分钟，然后慢慢松开，如此重复数次”。（《椎间盘和其他椎间组织损害》）

（2）“令病人俯卧床上，缘脊骨两旁筋道，用圆针一一拨点，再一手按脊椎上端，一手按骨盘中部，上向上推，下向下推，用强力而两头争之（即使脊骨上下开张之意），再推按之可也。注意：拨点者，于伤处上下，缘其筋道两旁，轻轻挑动。推按者，按其伤处平推，意下垂而实上托，且带平推之意。牵引者，一向上推、一向下推，同时齐力并举之意”。（《时氏家传正骨术》）

第七节　腰椎倾倒型

此型错骨缝多发生在第3腰椎，因为它正处于整个腰椎前凸的最高点，虽然前屈过程中，整个腰椎只发生前凸变小或稍微后凸的改变，但其中受力最大、变形最多的还是在此处，所以腰椎倾倒型错骨缝多发生在第3腰椎。

其病因病机、诊断与鉴别以及治疗等，都与胸椎倾倒型错骨缝类同。只是将垫在胸部的枕头移到腹部即可，就不在此赘述了。

近年来，生物力学的试验表明，腰椎微小移位的主要方向是水平面上的旋转移位，故学者均注重研究旋转型错骨缝。而临床观察也表明，采用矫正水平面上的微小移位的手法术式，疗效较其他术式更为满意。

第八节　腰椎旋转型

【病因病机】

在受到扭转外力作用，或腰部过度扭转时，可发生一个腰椎的两个下关节突关节面，一个向前、一个向后稍微超越正常活动范围，而最终仍未回复原位，遗有关节面间轻微错移，因就这个腰椎来说，是发生了旋转移动，所以称为腰椎旋转型错骨缝。

由于腰部在旋转运动中，第4腰椎受到的扭转力最大，若周围肌肉、韧带一旦失去平衡，减弱了维持腰椎稳定的保护力，则最容易使两侧椎间关节的关节面同时处于异位，如第4腰椎的下关节突关节面左侧向前错移、右侧向后错移，则出现棘突偏向左侧的旋转移位，反之则出现棘突偏向右侧的旋转移位。

【诊断与鉴别】

1. 有扭腰或滑闪腰部的外伤史。

2. 腰部隐痛不适，常向臀部、小腹及尾骶部放射，活动时加重，但无明显压痛点。

3. 两侧腰肌胀硬，活动转侧不利。

4. 仔细与其他腰椎棘突对比触摸，可觉患椎棘突略向左侧或右侧偏移，但程度极微。

5. 对X线片上能否显示棘突偏歪问题，目前的认识尚不统一，可在症状体征都符合的情况下参考，并进一步在理论和临床上研究。但如果出现椎体后缘双边影、棘突轴线与椎体两侧缘线距离不等，均可做为参考。

【治疗】

术前、术后处理均与腰椎嵌夹型错骨缝相同，只是腹部不需要垫枕头。

法一：患者俯卧，腹部垫一个枕头，双手搬住床头。一助手拉患者双腋向上做反牵引，另两名助手分别握患者双踝向下牵拉。术者侧立伤处，一手拇指伸直、示指屈曲，以拇指端部及示指中节的背面分置偏歪棘突的两侧（图6-10），另一手覆其上以增加力量。嘱患者有节律地用力咳嗽，先只迎而阻挡之，待患者放松、鼓咳有力时，在患棘突向背侧顶起之际，两指用力顺势旋动，推偏歪的棘突回位（也可两手拇指置棘突偏歪侧，顺势向正位顿推）（图6-11）。

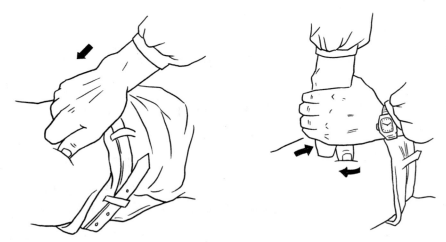

图6-10　旋转型腰椎错骨缝复位手法中术者手的姿势

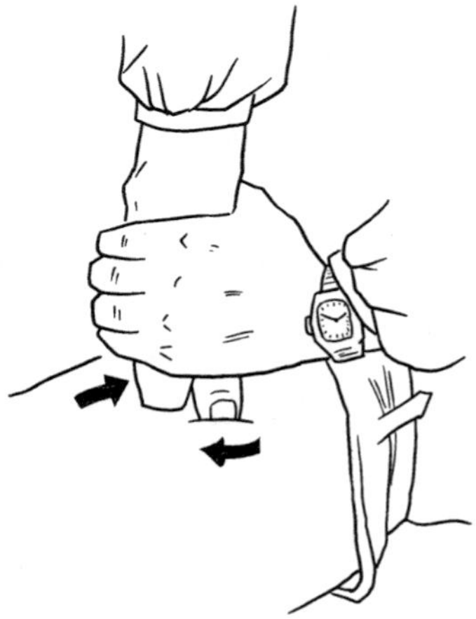

图6-11　旋转型腰椎错骨缝复位手法

若觉手下移动、偏歪棘突复正，则示复位成功。术后应禁做扭转腰部的活动一周，以巩固疗效。

法二：患者坐诊断床上前屈，助手固定患骨盆。术者肩顶患腋窝，手从患者胸前把住对侧患肩后方，前屈旋转致极度时顿挫，另一置棘突偏歪侧的拇指配合顿推，两手默契配合产生爆发力推骨复位。

法三：患者站在诊断床尾端，上身前屈，俯卧在垫有被子的诊断床上，呈前屈位。保持此姿势，先嘱患者上身旋向偏歪侧致极度（下身不动），术者一手拇指置棘突偏歪侧，术者另一手掌置上面的患肩前面，瞬间分别向棘突正位方向和加大旋转方向顿推和顿挫，两手默契配合产生爆发力推骨复位。

【讨论】

1. 法一治疗的机制　在术前处理中，强调腹部不要垫枕头，是为了保持腰椎正常形态，使肌肉处于松弛位，以利解除痉挛。而在复位手法中，又要求在腹部垫枕头，其原因在于此位置腰椎的棘突最易触及，利于局部施术，而且腰椎椎间关节间隙张开，利于关节面间移动而复位。

2. 法二与目前广泛应用的坐位旋转复位法不同点在于：

（1）患者坐在诊疗床上（不是习惯的连体矮凳），助手固定患者骨盆。

（2）术者肩顶患腋窝，手把对侧患肩后方（不是习惯的穿腋勾颈）。

（3）前屈旋转（不是习惯的前屈、侧屈、旋转），原因是生物力学的试验表明，腰椎前屈位旋转时自动带有侧屈，这既简约了术式，又避免了因侧屈度掌握不好而达不到矫正的目的。

（4）推棘突的手指先放好，定位而不用力，当旋转至感觉棘突欲动时再用力推动一下（不要开始就用力，以致最后无力可用、推之不动）。

（5）如果要松解腰椎软组织，可先后在两个方向旋转数次（不像坐位旋转法，只在一个方向上旋转），放在棘突上的手指也只做支点而不顿推。

3. 法三仍然是前屈旋转复位模式，其特点是先预置要求体位，再顿推、顿挫复位。有作用点准、容易操作、安全稳健等优点。

4. 其他复位方法

（1）“病人体位：端坐方凳上（无靠背），两脚分开与肩等宽。医生正坐病人之后，以左旋型棘突向右偏歪为例，首先用双拇指触诊法查清偏歪的棘突，右手自病人右腋下伸向前，掌部压于颈后，拇指向下，余四指扶持左颈部（病人稍低头），同时嘱病人双脚踏地，臀部正坐不准移动（助手面对病人站立，两腿夹住患者左大腿，双手压住左大腿根部，维持患者正坐姿势）。左手拇指扣住偏向右侧之棘突，然后医生右手拉病人颈部使身体前屈60°～70°（或略小），继续向右侧弯（尽量大于45°），在最大侧弯位医生右上肢使其病人躯干向后内侧旋转，同时左手拇指顺向左上顶推棘突（根据棘间隙不同，拇指可稍向上或向下），立即可觉察指下椎体轻微错动，往往伴随“咔嗒”一声。之后，双手拇指从上至下将棘上韧带理顺，同时松动腰肌。”（《中西医结合治疗软组织损伤》）

（2）“病人体位：俯卧位，两腿稍分开。医生：双拇指触诊腰部，摸清偏歪的棘突（以左旋型棘突向右偏歪者为例），站在病人的右侧，面对侧方，左臂从右（或左）大腿下面伸进，将右（或左）腿抱起，过伸膝、髋，以患椎为支点旋转大腿。右手拇指借大腿摇转牵引之力，将偏向右侧的棘突拨正。棘突向左偏歪，则方向相反。”（《中西医结合治疗软组织损伤》）。

第九节 骶　　尾

古称骶骨为尾骶骨、尻骨、方骨，称尾骨为尾闾、骶端、橛骨、穷骨、尾桩、尾蛆骨等，认为骶骨“其形上宽下窄，上承腰脊诸骨，两旁各有四孔，名曰八髎”，“男女腰间各有一骨，大如掌，有八孔”，并述“其末节名曰尾闾”，即指尾椎。

【病因病机】

由于尾椎通常由4～5节愈合而成，幼年时彼此分离，至成年后逐渐骨化，形成骨性愈合，所以除较大暴力造成骨折脱位外，它们之间难以发生错骨缝。只有由骶尖下面的一个卵圆形关节面，与尾椎底部的卵圆形粗面构成的骶尾联合，可以做轻微的前后运动。当较小的直接暴力作用于此处，不足以引起骨折、脱位，甚至半脱位时，就可以发生尾椎底部略微移向腹侧的错骨缝。传统中医正骨所谓尾骨错骨缝，实际就是骶尾联合的位置错移。

【诊断与鉴别】

1. 有碰撞骶尾部，或跌坐于地被硬物垫伤的病史。
2. 骶尾联合处肿胀、压痛，起立、坐下、下蹲时疼痛加重，并有坠胀感。
3. 仔细触摸，可觉骶尾联合部不平，尾椎底部稍低于骶尖。
4. X线片一般不能显示错移情况。

【治疗】

1. 术前处理　肿胀严重者，外敷“骨科药膏”，待减轻后再施复位手法。
2. 复位手法　患者双腿分开站立于地，上身趴在床上。术者在一旁侧立，一手掌根按压在骶尖背侧，另一手掌尺侧小鱼际置于尾椎背侧，嘱患者有节律地鼓力咳嗽，术者两手先随而迎之，待患者放松、鼓咳有力时，在某一声鼓咳刚刚开始的瞬间，上手压骶尖向腹侧，下手随之推尾椎向上方（图6-12）。若有移动感，且低凹复平，则示复位成功。

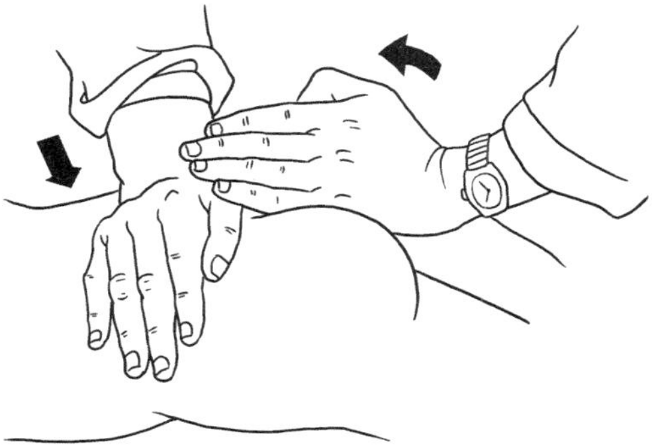

图6-12　骶尾错骨缝复位手法

3．术后处理　复位后，不少患者仍遗留较长时间的轻微疼痛及坠胀感，用“骨科洗药”加独活、木瓜、地龙坐浴熏洗，数周可愈。

【讨论】

1．错移方向　由于外力只能从背侧作用局部，所以骶尾错骨缝只有尾椎底部向腹侧错移这一种类型。

2．复位手法的要领　此法不是通过直接对局部的提起之力，将向腹侧错移的尾椎提起，而是借助患者咳嗽时，由内向外的鼓动之力，间接提骨归原。这就要求术者积累经验，准确掌握好时机，否则往往不易成功。

3．此复位手法的优点　骶尾联合部位置靠上，若采用肛门内复位法，术者手指常放不到骶尾联合部的腹侧，造成困难。而此法简便、痛苦小，也易于被患者接受。

下篇

筋出槽

第七章　筋出槽概论

错骨缝与筋出槽都是传统中医骨伤科特有的诊断病名，常常连缀出现，为了对仗还多改为骨错缝，以与筋出槽应对。其实，错骨缝，是指“骨缝”（即关节间隙）错动；骨错缝，是指骨头折断的断端间错动。从语法和意义上讲，错骨缝与骨错缝都截然不同，也绝对不能通用。

尽管错骨缝与筋出槽的病名都历史悠久，但在伤科著作中，叙述筋出槽的内容远比叙述错骨缝的要少，究其原因，可能是筋出槽的发病率较低而且复位手法术式又较少之故。也恰恰如此，研究和使用筋出槽的学者和医生极为稀少，或因不甚了解，或为不屑一顾，筋出槽已到了即将失传的边缘。不少中医骨伤科前辈，二十多年前就有“今后在临床工作或实验研究中，都应开展此项研究工作，把关节和软组织损伤的诊断及治疗，推向一个更高的水平”的期许，我们责无旁贷，理应身体力行。

第一节　中医学伤科文献中有关筋出槽的论述

一、《仙授理伤续断秘方》相关论述

“手足久损，筋骨差爻，举动不得。”差，参差不齐的差；爻（音摇），原指八卦中每一卦中的长、短横道，此处按《易·系辞上》“爻者，言乎变也”之说，可广义地理解为交错、变动。这句话的意思是：由于损伤日久，筋的位置发生交错、变动，或骨关节的位置发生交错、变动，使肢体的活动受限。

“筋骨缝纵，挛缩不舒。”缝，指空隙，如秦观《秋夜病起怀端叔》诗

“月色清无缝”句；纵，有耸、向上，以及起皱之意。骨关节耸、向上，以及起皱多不可能，此处只是指筋而已。这句话的意思是：筋在空隙处向上耸，或者起皱（即出槽），以致挛缩不能正常舒展。

“筋骨乖纵，挛缩不舒。”乖，指不顺，不和谐，如乖僻；纵，有耸、向上，以及起皱之意，此处也主要是指筋。这句话的意思是：筋的位置不顺、不吻合，向上耸，或者起皱（即出槽），以致挛缩不能正常舒展。

“筋骨乖张，挛缩不伸。”乖，指不顺，不和谐，如乖僻；张，指伸展、扩大、张开，如《老子》：“将欲翕之，必故张之。”此处也主要是指筋。这句话的意思是：筋的位置不顺、不吻合，或伸展、扩大、张开（即出槽），以致挛缩不能正常伸展。

“筋骨偏纵，挛缩不伸。”偏，指不正、倾斜；纵，有耸、向上，以及起皱之意，此处也主要是指筋。这句话的意思是：筋的位置不正、倾斜、向上耸，或者起皱（即出槽），以致挛缩不能正常伸展。

二、《伤科大成》相关论述

“骨有截断、碎断、斜断之分，骱有全脱、半脱之别，筋有弛纵、卷挛、翻转、离合各门”，表明损伤之中除了骨折、脱骱外，尚有筋的弛纵、卷挛、翻转、离合等有别于正常位置的改变，这是对筋出槽最明确的阐释。

“或因筋急难于转摇，或筋纵难运动，或骨节稍有错落不合缝者，当推拿以通经络之气血。”这句话表明，筋急（挛缩）是指伤筋；筋纵（耸、向上、起皱等位置异常）是指筋出槽；而骨节稍有错落不合缝是指错骨缝。

三、《医宗金鉴》相关论述

“用手细细摸其所伤之处，或骨断、骨碎、骨歪、骨整、骨软、骨硬、筋强、筋柔、筋歪、筋正、筋断、筋走、筋粗、筋翻、筋寒、筋热”，其中，筋歪、筋走、筋翻当属筋出槽。

四、《伤科汇纂》相关论述

“筋横纵急搦安恬。”搦（音诺），拿、握；恬（音田），安静，可引申为正常。这句话的意思是：把位置不正常的筋，用手拿握着安置到正常位置。

“筋翻肿结脚跟蹩。”蹩（音别），跛。这句话的意思是：如果筋翻转位，就会肿痛、聚结、跛行。

“筋翻筋结要分清。”提示说筋翻（筋出槽）和筋结（伤筋）不是同一种病理改变。

五、《时氏家传正骨术》相关论述

“因跌打伤，或用力过猛，使该部筋带错位。治法，错位者先用圆针拨点上、下、左、右之筋，再用手指推按伤处，而左、右捻动之。”在该书“筋疼”一节中，已有上述明确的病因、病名和治疗方法。

六、笔者的理解

1．筋出槽与错骨缝一样，都是传统中医骨伤科原创、特有的诊断病名，不但在临床上有确切疗效，同时也得到现代医学科学知识的支持。

2．与错骨缝相比，对筋出槽的认识、应用和研究远远滞后，应该奋起直追，继承、提高、弘扬。

3．筋出槽，主要是强调损伤时肌束、肌腱、周围神经等软组织发生了解剖位置的改变，出现疼痛不适、局部形态异常和影响活动功能等临床症状和体征。

4．筋出槽与错骨缝关系密切，筋的移位可导致骨缝错开（如“大抵脊筋离出位，至于骨缝裂开崩”）；而骨缝错开又会引起筋的移位（如“背骨突出外，伛偻似虾弓，骨缝必开错，脊筋定起陇”）。为此，筋出槽与错骨缝既可单独发生，又可同时发生。治疗同时发生时，尽管有先治筋再整骨之法（如“推筋捺骨归原位”），以及先整骨再治筋之法（如“轻轻搦骨归原处，骨若还原筋已痊”），但一般都是按“先治筋再整骨”的原则治疗。

5．筋出槽属“伤筋”（筋强、筋柔、筋歪、筋正、筋断、筋走、筋粗、筋翻、筋寒、筋热、弛纵、卷挛、翻转、离合）范畴，其中筋强、筋柔、筋正、筋断、筋粗、筋寒、筋热属解剖位置没有改变的“伤筋”；筋走、筋翻、弛纵、翻转属在有槽处的筋有解剖位置改变的“伤筋”（即筋出槽的一种）；而筋歪、卷挛、离合则是在没有槽处的筋有解剖位置改变的“伤筋”（即筋出槽的另一种）。

6. 临床上有不少关节与软组织损伤后，除疼痛外尚有不同程度的功能障碍，局部出血、渗出、肿胀固然是一个重要因素，但关节和（或）软组织失去正常解剖位置更是一个重要原因。在按筋出槽或错骨缝手法治疗过程中，常出现声响和筋骨的移动感，症状大都立即得到改善而肿胀并未改变，尽管对响声有不同阐释，但这种情况不得不让我们支持是出槽的筋或错缝的关节回复原位的指征。

第二节 现代医学关于软组织紊乱的论述

有关软组织解剖位置紊乱的论述很少，《中国医学百科全书——骨科学》在肌肉、肌腱损伤中说：“因外伤或其他原因，肌腱离开其正常滑动的轨道，称肌腱滑脱。如腓骨长、短肌腱滑脱，肱二头肌长头肌腱滑脱”，“肌腱脱位者，可行手法复位，然后固定于功能位3周。”

但是，“肌肉损伤是一个多发、常见，但没有引起人们重视的领域”的观点，越来越引起医生们的关注。卢鼎厚教授在《肌肉损伤和颈肩腰臀腿痛》一书中指出：“由于骨骼肌损伤引起的颈肩腰臀腿痛在一般人，特别是中老年人也有很高的发病率。肌肉的损伤必然引起它所涉及的肌肉功能障碍。由于损伤所涉及的肌肉部位、数量和程度不同，它对人们的生活、劳动、运动能力影响的程度也不一样。轻的仅仅引起局部疼痛和局部的运动功能障碍；重则可能使人卧床翻转身体都有困难”，“对于完成人体运动功能的肌肉系统的生理和病理规律的认识，却远远落后于其他器官和系统，特别是肌肉在超过习惯负荷的工作后的结构和机能变化规律的认识还仅仅处于起步阶段。因此，颈肩腰臀腿痛的运动功能障碍，比较自然地就会联想到是骨关节或神经系统出现问题的可能性，因而安排患者到骨科或神经科就诊。这样实际上忽视了肌肉本身的结构和机能的变化也会导致运动功能障碍的可能。”遗憾的是，在软组织损伤中只涉及拉伤（strain）和扭伤（sprain），以及电镜图上，肌原纤维螺旋卷曲在同一平面扭曲、在不同平面扭曲和走向紊乱等结构变化图像，还没有研究到肌束。

矫形按摩（orthopedic massage，OM），对与“筋出槽”相同概念的**软组织解剖位置紊乱，有独到的见解。**

一、矫形按摩（orthopedic massage，OM）的核心理念

1．OM可以使骨骼肌肉系统恢复正常，而不仅仅是减轻疼痛和改善功能。

2．OM的治疗目的　改变神经肌肉骨骼软组织的结构和功能。

（1）松弛紧缩的肌肉。

（2）增加局部血液循环。

（3）分离软组织粘连或使结缔组织延展。

（4）降低过高的神经肌肉张力，增加抑制力，使肌肉力量减弱。

（5）解除软组织的扭转，恢复到正常位置。

（6）通过恢复其自然的润滑性和生物力学特征，使关节功能达到正常。

（7）松解被嵌夹的周围神经，促进正常的神经系统功能恢复。

3．OM的理论基础　软组织包括皮肤、筋膜、肌肉、肌腱、韧带、软骨、关节囊、神经、血管、淋巴和滑液。这些组织主要由纤维和液体构成。当它们产生张力时，可以使机体直立，并可以传递力而产生运动。无论肉眼还是镜下，大部分的纤维彼此平行，并排列成螺旋状。而对每个关节来说，其纤维的螺旋都有特定的方向。

人体内所有的软组织与相邻软组织及关节的关系都具有特定部位。肌肉、肌腱、韧带和软组织，相对与其相邻软组织和所在的关节都有正常的解剖位置。

如果软组织对位排列发生变化，称软组织错位，则使用轻柔、垂直于纤维走向（即横跨于纤维走行）的手法，使扭曲的胶原纤维恢复正常的平行排列，将软组织重新对位排列，使软组织和其相关的功能正常化。主要的治疗部位是肌肉与肌腱的交织部、肌腱与骨膜的交织部，以及韧带的抵止部。在不损失疗效的条件下，越轻柔越好。

4．束间扭转　如果软组织发生微观粘连和异常扭伤，则使机体扭曲而异常旋转，出现功能障碍，称“束间扭转”，使用反扭曲手法治疗。

5. 在关节运动的同时，按摩周围软组织的作用

（1）使过高的肌张力恢复正常。

（2）使关节的滑膜软骨或间盘的润滑度正常化。

（3）刺激机械感受器控制疼痛。

（4）产生极大的放松反射。

6. 软组织的排列形式

（1）肉眼观察，软组织呈螺旋形式分布在关节周围。

（2）肉眼观察，肌腱的大体结构是螺旋式的。

（3）肉眼观察，肌肉由螺旋排列的平行纤维组成，如肩胛提肌。

（4）镜下观察，每个胶原分子是三螺旋结构。

（5）镜下观察，肌腱、韧带、关节囊以及肌肉筋膜的胶原纤维都是平行排列。

7. 软组织排列理论　肌肉、肌腱、肌韧带相对于邻近软组织和它们作用的关节，都有一个正常的排列位置。功能障碍及关节损伤，会引起关节周围的软组织异常排列或排列不整。在镜下呈正常螺旋排列的胶原以及肉眼可见的肌肉、肌腱或韧带的大体部位都会发生排列不整。例如，跌倒姿势会造成三角肌前束向前移位到异常位置，这个异位会造成力学及神经学的后果。

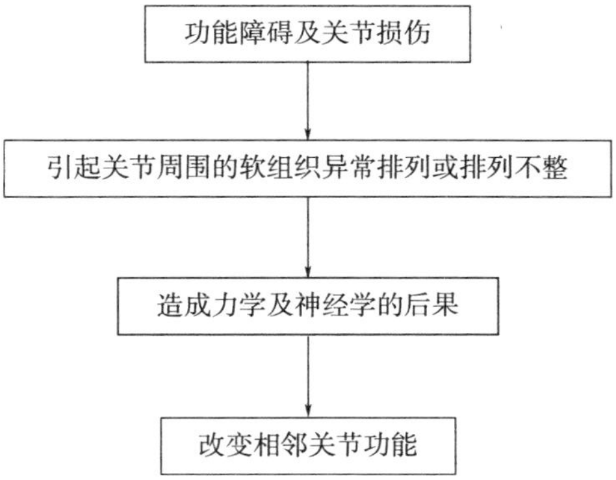

二、软组织解剖位置紊乱的矫正理念

软组织解剖位置紊乱的矫正方法，有些是与其他形式的手法治疗相同的，而另外一些特殊的理解和方法，则是不相同的，具有独到之处的如下：

1. 软组织的复位　针对每一个关节以特殊方向将离开解剖位置的软组

织复位。

2. 恢复组织的正常螺旋方式 将软组织的异常扭转形式恢复到正常的螺旋排列形式，比起整个软组织离开解剖位置，软组织的异常扭转形式更为局限和微观。

（1）重建软组织纤维的正常平行排列。韧带、肌腱以及肌肉就好像绳子或是长的通讯电缆，由圈圈相套的纤维组成。Lauren Berry将这一技术从工程应用到人体。他发现了一个纲缆或电缆的扭曲可以通过沿垂直长轴的方向来回摆它来“解开”，由此类推也可以重建纤维的正常平行排列。

（2）恢复大量纤维（筋膜）彼此相对滑动的能力。按摩无一例外地是沿垂直于纤维方向而进行的。这样可以溶解异常粘连，增宽纤维，增强润滑。

（3）提高细胞活性和产生电流，以修复与再生机体。沿垂直纤维走行方向的按摩可以对纤维产生机械张力或推力，从而产生压电效应，提高细胞的活性，修复组织，恢复正常的排列。

（4）恢复体液的流动。采用按摩可实现压迫和解压有节律地交替进行；同时以振动波来摇动体液。这种技术不仅可以恢复体液的原有节律性运动，而且可以产生深度放松。

至于全面的关于软组织解剖位置紊乱的论述，有待今后查找更多的资料加以补充。

第三节 软 组 织

一、软组织概述

软组织包括皮肤、筋膜、肌肉、肌腱、韧带、软骨、关节囊、神经、血管、淋巴和滑液。

（一）机体的组成

机体主要由纤维和液体组成。

软组织主要是由纤维和液体构成，甚至骨骼也是矿石化了的纤维。这些纤维类似房屋的骨架，它具有为机体赋形的功能。当它们产生张力时，可以使机体直立，并可以传递力而产生运动。无论是肉眼还是镜下，大部分的纤维彼此平行，并排列成螺旋状。而对每个关节来说，其纤维的螺旋都有特定的方向。

人的体内大约70%是水，主要存在于体液中。这些体液包括血液、淋巴、滑液、脑脊液、组织间液（细胞外液）。像地球上的海洋一样，体内的液体也是以波浪的形式流动的。这些波浪由三个泵产生：心脏、呼吸膈肌及肌肉。

（二）螺旋、波浪与人体

我们生活在螺旋的宇宙中，我们的银河系是螺旋结构的（图7–1）。螺旋是地球表面空气流动的运动形式（图7–2）。覆盖地球表面积71%的海洋也是以螺旋形式运动的，不仅在表面上蛇行般流经陆地，而且其流动的水的内部的二级流动形式也是螺旋式的（图7–3）。

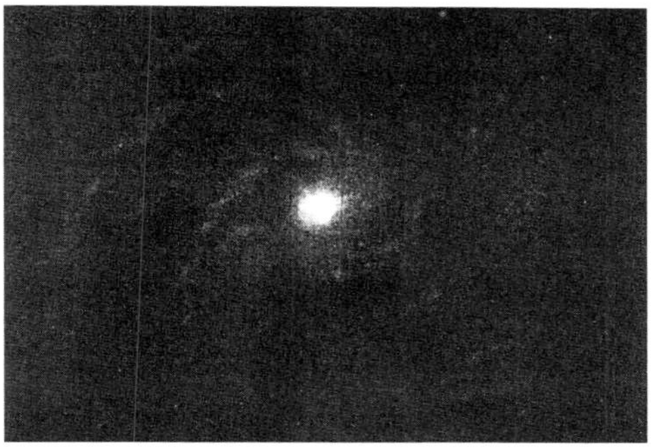

图7–1 银河的螺旋结构（获准引自Kaufman《宇宙学》，第3版，纽约：W H Freeman公司，1991）

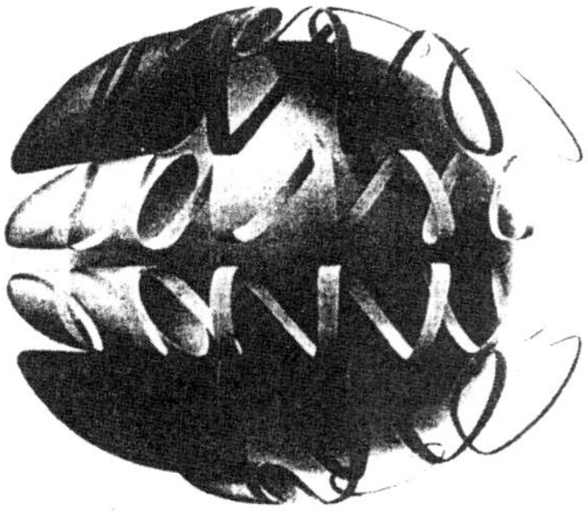

图7–2 地球在气螺旋气流循环模型（获准引自同图1–1）

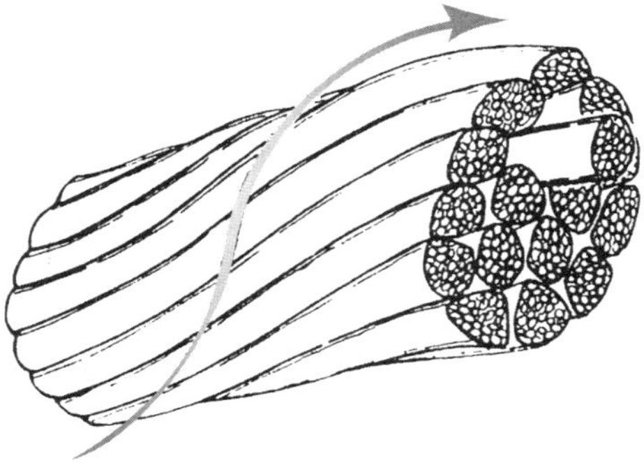

图7–3 流动的水的螺旋结构（获准引自Sckwenk T.《敏感的混沌学》，纽约：Sckocken Book，1976）

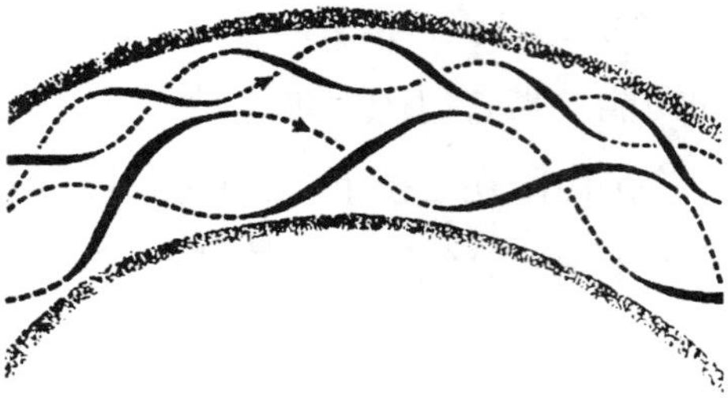
图7-4 三螺旋结构

螺旋在机体内也是必要形式，并存在于许多观察水平上。在镜下，肌腱、韧带、关节囊以及肌肉筋膜有胶原纤维平行排列。每个胶原分子是三螺旋结构（图7-4）。从肉眼看，肌腱的大体结构也是螺旋式的（图7-5）。

肌肉是由螺旋排列的平行纤维组成。例如，肩胛提肌从肩胛骨的附着处到颈椎棘突也是螺旋走行的（图7-6）。肌动蛋白和肌凝蛋白是组成肌肉纤维的两种基本蛋白。每个肌动蛋白肌丝都是由双链构成的双螺旋，肌凝蛋白含有螺旋排列的球端。软组织也是呈螺旋形式分布在关节周围。DNA也是双螺旋结构，它是细胞复制结构的基础（图7-7）。

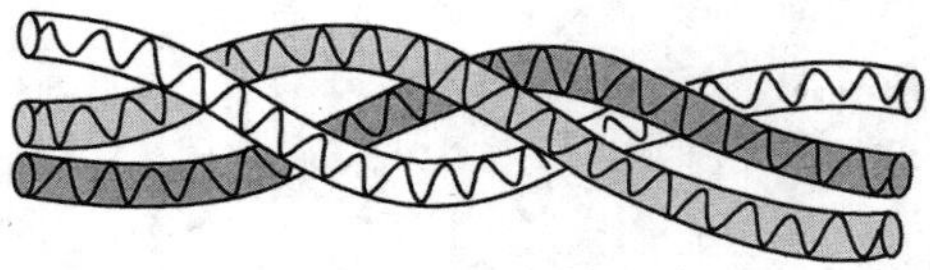
图7-5 肌腱中胶原排列表现出出螺旋式结构

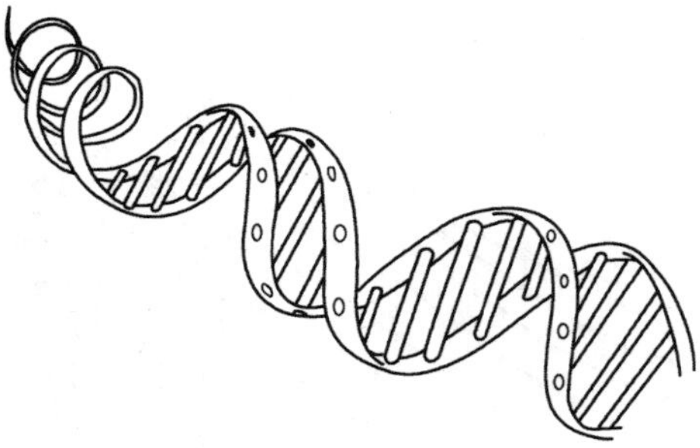
图7-6 DNA的螺旋式结构

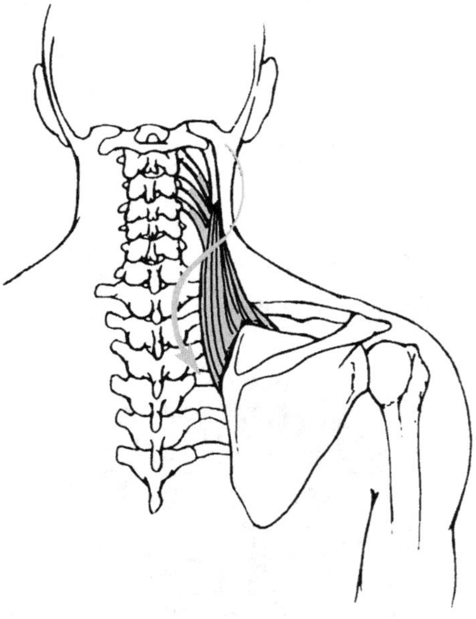
图7-7 肩胛提肌的起、止排列表现出了螺旋式结构

（三）软组织排列理论

本书将介绍一种按摩理论的新理论模型：肌肉、肌腱、肌韧带相对与邻近

软组织和它们作用的关节都有一个正常的排列位置。Lauren Berry是一位躯体治疗师和机械工程师，他阐述了这个概念并解释道，功能障碍及关节损伤会引起关节周围的软组织异常排列或排列不整。在镜下呈正常螺旋排列的胶原以及肉眼可见的肌肉、肌腱或韧带的大体部分都会发生排列不整。例如，跌倒姿势会造成三角肌前束向前移位到异常位置，这个异位会造成力学及神经学的后果。

二、肌肉

人体的肌肉分成骨骼肌、心肌和平滑肌3种，发生“筋出槽”的是骨骼肌。

骨骼肌是附着在骨骼上的肌肉，它的收缩和舒张使人体能够维持一定的姿势，也使人能够完成各种日常生活、工作、劳动和体育运动的动作，有学者把骨骼、关节、肌肉的关系形象地比喻为“骨骼是支架，关节是枢纽，肌肉是动力”，可见肌肉的重要性。

每块骨骼肌都是一个器官，除肌组织外，还有结缔组织、血管和神经等分布。

骨骼肌由中间部分的肌腹和端部附着于骨面的肌腱2个部分组成。

肌腹由细长圆柱状的横纹肌细胞（也称肌纤维）组成，细胞的直径约为20～150μm，肌纤维的长短不一，短的仅数毫米（如手指肌），长的可达20～30cm（如大腿肌）。若干肌纤维集合成为肌束，再由许多肌束合并成整块肌肉。肌纤维、肌束和整块肌肉的表面，都有肌内膜、肌束膜和肌膜包裹着。而肌腱主要由胶原纤维束组成。

肌纤维由细胞膜、细胞核、线粒体、肌原纤维、肌浆及其内含物等结构组成。肌原纤维主要由肌丝组成，肌丝有粗细之分，粗肌丝由200多个纵行的肌球蛋白分子组成，肌球蛋白分子的头部和颈部构成横桥，每间膈一定距离旋转60°向外伸出，尾部螺旋聚集形成粗丝主干，固定于中膜（中线）；细丝由肌动蛋白和其他几种蛋白组成，一端固定于Z盘（Z线），另一端游离，插入于粗丝之间。粗、细丝排列规则，从横切图像可见，每一粗丝周围有6根细丝成六角形列阵，每三根呈三角形列阵的粗丝中间有一根细丝，排列十分规则。肌原纤维被Z-膜（Z-线）间隔，两个相邻的Z-膜之间的结构称为肌节。肌节的中部有中膜（也称中线或M-线），中线两侧不含横桥的粗丝区域称H区，由于折光能力不同，粗丝部分称为暗带（也称A带），仅有细丝的部分称为明带（也称I带）。各肌原纤维的Z线之间和中线之间，都有中等粗细的蛋白质丝（也称细胞骨架）相连，使各肌原纤维的Z线、中线、明带、暗带排列在同一水平，而使肌原纤维十分规则地呈现明暗交替的横纹。肌原纤维在膜内纵向平行排列，肌原纤维之间充满着浆液。

筋膜是骨骼肌的附属结构，分为浅筋膜（皮下筋膜）和深筋膜（固有筋膜）。

浅筋膜位于皮肤的深面，是含有脂肪成分的一层疏松结缔组织，对它深部的肌肉、血管、神经等起保护作用，手掌和足底等处的浅筋膜发达，能起缓冲作用；深筋膜位于浅筋膜深层，由致密结缔组织构成，遍布全身，深筋膜包被肌肉的周围形成膜鞘，还插入肌群之间，并附着于骨，构成肌间隔，对肌肉起约束、保护和保证各块肌肉和肌群单独活动，免受摩擦的作用。某些部位深筋膜显著增厚，形成韧带。

筋膜出口，是筋膜上固有的孔隙，供周围神经和血管从深层穿过浅出。

三、周围神经

神经系是由脑、脊髓和神经组成。脑和脊髓构成中枢部（即中枢神经系），而由脑和脊髓发出的神经构成周围部（即周围神经）。周围神经，即解剖所称的神经或神经干，包括同脑相连的脑神经、同脊髓相连的脊神经，以及分布于内脏等处的自主神经（由交感神经系和副交感神经系两部分组成）。

脊神经有31对，除上7对颈神经由相应椎骨上方的椎间孔穿出外，第8颈神经由第7颈椎下方的椎间孔穿出，第1胸神经以下均由相应椎骨下方的椎间孔穿出椎管。脊神经穿出椎管后，立即分成前支、后支和脊膜支。

与筋出槽密切相关的是，周围神经系中的脊神经穿出椎管后，立即分成的后支的分支，和前支分布于肢体的分支。

脊神经后支自脊神经分出后，向后走行，绕椎骨的关节突，经相邻两个椎骨横突之间（骶部穿骶后孔），在横突间韧带的内侧分为内侧支和外侧支。内侧支行向棘突，分布于骨、关节、肌肉和皮肤；外侧支行向后，分布到棘突旁有关的关节、肌肉和皮肤。

脊神经前支自脊神经分出后，在颈部形成颈丛、臂丛，在腰骶部形成腰丛、骶丛。臂丛再分成桡神经、正中神经和尺神经；腰丛合成股神经后，再分出隐神经；而骶丛合成坐骨神经后，再分成胫神经和腓总神经，腓总神经又分成腓深神经和腓浅神经等。

第四节　病理改变推断

筋（包括肌束、肌腱、周围神经）以不同形式偏离了正常的解剖位置，并维持异常状态，称“筋出槽”。其中，出现了临床症状的，是“筋出槽”的主要内涵，需要进行治疗；而未出现临床症状的，虽然也是“筋出槽”，但不需要进行治疗。

由于有关筋出槽的资料匮乏，因而得不到更多的理论支持，尽管我们根据老师口传心授、向民间捏骨师学习、临床体验和忖度提出上述观点，但远不能科学地阐明筋出槽这一传统病名，尚有待基础研究、临床试验来证实。

筋出槽的病理改变，除肌腱滑脱外很少见到论述。在没有进行各种试验研究，仅凭临床有效来讨论病理改变时，只能、也必须加推断二字。同时，期待进一步深入的研究。

当兴奋冲动由神经传至肌肉时，引发一系列的变化过程，使粗丝的头部和细丝一定的位点结合，由于横桥的向心摆动，把细丝拉向中线，随即和已结合的位点分离，并立即与下一个位点结合，继续向心摆动，如此往复，使细丝进入A带而使肌节缩短，肌肉收缩。反之，当兴奋停止发放时，细丝和粗丝分离，细丝回到原位，肌肉放松。

由此可见，肌丝和肌原纤维的规则排列是保证骨骼肌正常收缩与舒张的结构基础，如果骨骼肌受到适当外力的牵拉，细丝就会向相反的方向滑动，使肌节的长度加大，肌肉伸展；反之，如果骨骼肌受到不适当外力的牵拉，细丝就会向相同的方向滑动，使肌节的长度减小，肌肉收缩。

造成筋出槽的病理改变推断如下：

1. 肌束、肌腱出槽的病理改变推断　正常在镜下呈螺旋排列的纤维以及肌肉和肌腱，损伤后均可见到排列不整现象，其生物力学和神经功能均发生改变。

（1）纤维失去正常的排列：当肌丝和肌原纤维的规则排列受到破坏，骨骼肌正常收缩与舒张也随之异常，肌束之间不同步、不协调的收缩与舒张运动，则可引起部分肌束移位。骨骼肌异常的收缩与舒张产生的异常张力，在一些特定的运动中，牵拉肌腱移位。

软组织的机械损伤，镜下表现为胶原纤维断裂，由于新生的胶原以任意方向排列，使得修复后的纤维失去了它们的正常走向，从而造成了大量的纤维组成的筋膜层之间失去了相对滑动能力。因此，肌束、肌腱和关节囊中的胶原纤维或筋膜的滑动能力降低，导致粘连形成；粘连的形成，又影响了肌肉收缩时的肌肉纤维正常加宽。

（2）肌肉、肌腱出现扭转：软组织损伤达到一定程度后，这些损伤的纤维组织常发生异常扭转或扭曲。异常扭曲能减少组织含水量，导致软组织及相关关节的粘连和功能异常。

（3）液体潴留降低了细胞的活力：机体的功能障碍和损伤初始阶段就是正常液体局部流量减少。急性损伤后的肿胀也阻止了液体的正常交换，慢性的积累性损伤的软组织粘连也会造成液体滞留。由于细胞活性的降低以及代谢产物的积累，使软组织自我修复能力下降。

（4）软组织损伤导致神经功能的改变：庞大的神经网络包埋在胶原中。粘连、肌肉萎缩，软组织纤维失去了正常的排列、异位、扭转、液体滞留，不仅会引起疼痛，而且会使肌肉、关节、动脉、内脏器官及中枢神经系统产生异常的神经反射。

（5）软组织损伤致关节功能障碍：软组织的移位和扭转会使关节受力异常，可导致关节功能障碍，特别是椎间盘过早的退变。这种关节功能障碍的椎间盘退行性改变又会刺激椎旁软组织的感觉神经感受器，这种刺激会引起神经反应，抑制或诱发周围肌肉张力过强，从而使脊柱力平衡失调，出现一系列的临床症状。

2．周围神经出槽的病理改变推断　周围神经从肌肉间穿过致密的深筋膜至疏松的皮下，其受力和活动度都会发生变化，远端活动度大而近端相对被固定。一些筋膜出口（或称筋膜穿出孔）为适应神经活动而形成扇形结构，从穿出点到完全穿出有一个过渡带，形成一个扁的筋膜漏斗，漏斗尖是穿出点。这个过渡带在神经表面是与神经相垂直的纤维膜，对神经具有约束作用，使神经在一定的范围内活动（图7-8）。

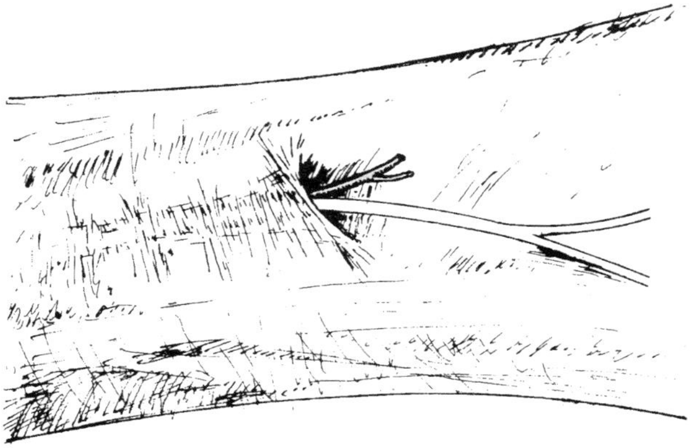

图7-8　筋膜穿出孔呈漏斗形，适合于运动时神经的摆动

筋膜出口是神经受力和活动度发生改变的集中点，如果骨骼肌异常的收缩与舒张，也可以使周围神经的活动度发生改变，以致在其附属结构筋膜的皮神经出口处，偏离正常解剖位置并保持在异常位置，发生神经出槽。当神经继发无菌性炎症或水肿时，则出现临床症状。

3．软组织功能障碍和损伤造成力学和神经改变

（1）肌肉、肌腱和韧带排列不齐：软组织损伤和功能障碍改变了软组织的正常排列关系，继而也改变了相邻关节功能。

（2）肌肉、肌腱和韧带会导致异常扭转：如果软组织由于功能障碍和损伤导致异位，就会发生异常扭转或扭曲。异常扭曲减少了组织含水量，导致软组织及相关关节的粘连和功能异常。

（3）纤维失去正常的平行排列：软组织的机械损伤，镜下表现为胶原纤维的断裂。由于新生的胶原以任意方向排列，使得修复后的纤维失去了它们的正常平行走向，从而造成了大量的纤维组成的筋膜层间失去了相对滑动能力。因

此，肌腱、韧带和关节囊中的胶原纤维或筋膜相对滑动的能力降低，导致粘连形成。这些粘连也阻止了肌肉萎缩发生时的肌肉纤维的正常加宽。

（4）液体潴留，降低了细胞的活力：机体的功能障碍和损伤的最初后果是正常液体流量的减少，导致了原发的循环节律的紊乱，使液体以波浪的形式节律性地泵出发生改变。急性损伤后的肿胀也阻止了液体的正常交换。受累肌肉在慢性功能障碍和损伤时会发生收缩和粘连，也会造成液体滞留。而且由于细胞活性的降低以及营养不良和代谢物的积累，使组织自我修复能力下降。

（5）软组织功能障碍和损伤导致神经学方面的改变：庞大的神经网包埋在胶原中。粘连，软组织纤维失去正常的平行排列，异位，扭转，液体滞留，不仅会引起疼痛，而且会使肌肉、关节、动脉、内脏器官及中枢神经系统产生异常的神经反射。

（6）软组织功能障碍和损伤导致关节功能障碍：软组织的移位和扭转会使关节受力异常，导致关节功能障碍和潜在的退化。关节功能障碍和退化性变又会刺激关节周围的软组织的感觉神经感受器，这种刺激会引起神经反应，抑制或诱发周围肌肉的张力过强，导致协调和平衡异常。

第五节　分型和临床诊断

一、分型

疾患的分型方法很多，如腰椎间盘突出症既有病理分型，又有位置分型，还有程度分型等。对于筋出槽来说，由于移出的状态（高起、翻转、横移、扭结等）难以准确诊断，故以发生偏离了正常解剖位置的软组织分型较为合适。

1．肌束出槽　主要发生在肌腹部，多因肌束在猛烈收缩时不协调、不同步所致（如三角肌前、中、后部的肌腹）。

2．肌腱出槽　多因不正确的姿势、不协调的动作或扭闪等外伤所致，除可在骨性沟管处发生（如肱二头肌长头肌腱在肱骨结节间沟处），还可在无骨性沟管处发生（如腓骨长、短肌腱在外踝后方处）。

3. 周围神经出槽 多继发于劳损或扭闪等肌肉损伤，多发生在周围神经筋膜出口处（如枕大神经筋膜出口处），以及走行在皮下的部分（如副神经走行于胸锁乳突肌后方与斜方肌上部之间处）。

二、临床判断

筋出槽的诊断，由于目前尚缺少诸如影像学那样明确诊断的依据，所以只能称临床判断。

1. 在肌束的体表投影处，可触到压痛，“沟”（肌束移出后，原位空出的低凹感）、“痕”（肌束移出后，异常位置处的高凸感）改变，以及有关关节的活动痛限，或有影响到该肌起、止点的放射痛。

2. 在周围神经筋膜出口的体表投影处，可触到压痛，以及放散到该神经支配区的疼痛和（或）感觉障碍。但一般触不到压痛和“沟”“痕”改变，也没有相关关节的活动痛限。

第六节 治 疗

1. 术前处理 主要是为矫正手法的实施作准备，以放松紧张的肌肉为目的。方法是按压相关肌肉的起、止点，和按肌肉纵轴方向牵拉。前者即传统中医骨伤科的“捺正”法，与现代医学利用“局部压反射原理”抑制按压部周围神经同理；后者则是传统中医骨伤科的“拔伸”法，也与现代医学利用肌肉蠕变和兴奋腱放射器松弛肌肉同理。

如果病程过长或粘连严重，手法松解无效时，可考虑刃针微创治疗术松解（具体操作详见《刃针疗法》一书）。

2. 矫正手法

（1）分理法：先沿与出槽软组织纵轴垂直的方向，保持按压力反复推动（也称“分筋”），目的是使出槽的软组织回到原位（也称“归槽”）；再沿出槽软组织纵轴方向，保持按压力反复推压（也称“理筋”），目的是使出槽的软组织回到原位后更加吻合（也称“合槽”）。

（2）动拨法：在一手做肢体屈伸、展收或旋转动作的同时，另一手指顺势拨推出槽的软组织回到原位。此法特别体现了传统中医骨伤科“借力使力，动中合槽”的特点。

（3）抓弹法：用拇、示指卡住出槽的软组织，反复卡紧、松开为“抓”，属轻手法；用拇、示指卡住出槽的软组织，捏紧—提起—松开，反复3～5次为“抓”，属重手法。此法特别体现了传统中医骨伤科“欲合先离，离而复合”的特点。

3．术后处理　视软组织损害程度，分别选用推拿、理疗、药物、制动、外固定、主动练习等方法，巩固疗效。

第八章 肌束出槽

第一节 肩胛提肌

肩胛提肌损伤是造成颈、背痛的重要病理改变，以往多按扭伤、劳损或颈椎错骨缝治疗，却常常忽视了肌束出槽的存在，以致对部分病例治疗的疗效不够理想。

【解剖复习】

肩胛提肌位于斜方肌的深面，受肩胛背神经（$C_{2\sim5}$）支配。起点是第一颈椎横突及第2、3、4颈椎横突后结节，止点为肩胛骨上角及肩胛骨脊柱缘上端，肌束呈螺旋状排列。起点固定时肌收缩，使肩胛骨上提和下回旋，止点固定时肌一侧收缩，使头颈向同侧侧屈和旋转，双侧收缩则使颈伸直（图8-1）。

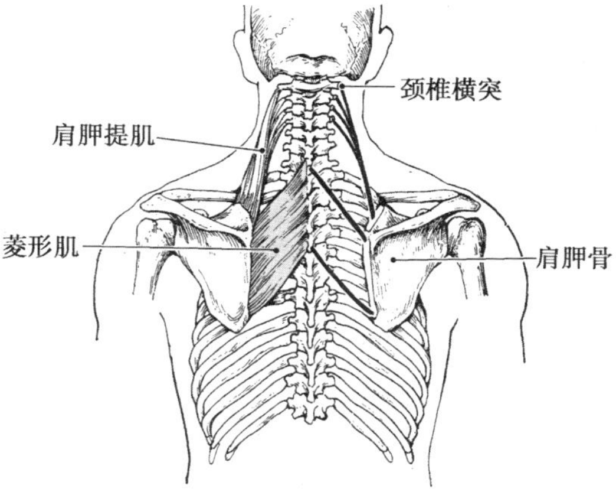

图8-1　肩胛提肌

术者对患头外侧和肩部施力，嘱患者抗阻力上提肩胛骨并向同侧侧屈头部，或做耸肩动作，可于胸锁乳突肌上部后方触到肩胛提肌肌腹。

【临床表现】

1. 压痛在第1颈椎横突及第2、3、4颈椎横突后结节，或肩胛骨上角及肩胛骨脊柱缘上端，以及肌腹部。

2. 在肌腹上部可触到不平顺的解剖位置紊乱体征，并伴有压痛和活动痛，有时尚有肌束不吻合的摩擦声音或感觉。

3. 做上提肩胛骨并向同侧侧屈头部和做耸肩等收缩肌肉的动作，肌腹解剖位置紊乱处出现或加重疼痛。若鉴别有所困难，抗阻力做上述动作，则疼痛更为明显，甚至因疼痛而不能进行。

【治疗】

1. 在头颈向患侧稍侧屈、后仰的肩胛提肌放松状态下，按揉肌肉起、止点，并捏拿肌腹。

2. 在头颈向健侧稍侧屈、前屈的肩胛提肌被牵拉状态下，分筋、理筋，使出槽的肌束归位吻合。若有困难，可在患者主动左右旋转头颈运动中分筋，使出槽的肌束归位；再在头颈向健侧稍侧屈、前屈时理筋，使归槽的肌束吻合。

3. 按揉肌肉起、止点及肌腹，并做颈、肩部各方向的被动活动。

4. 顽固的病例，可先做刃针微创治疗，再手法复位。

第二节 三 角 肌

三角肌肌束出槽在临床上不为少见，如不能充分了解并归位吻合，常使肩痛难以痊愈或经常复发。

【解剖复习】

三角肌位于肩部皮下，为羽状肌，肌束分前、中、后三个部分，受腋（$C_{5\sim6}$）神经支配。前部肌束起于锁骨外侧半下缘，中部肌束起自肩峰下缘，后部肌束起于肩胛冈下缘；3部肌束结合共同止于肱骨三角肌粗隆。前部肌束收缩时，上臂在肩肱关节处屈和旋内；中部肌束收缩时，上臂在肩肱关节处外展；后部肌束收缩时，上臂在肩肱关节处伸和旋外；3部肌束共同收缩时，上臂在肩肱关节处外展（图8–2）。

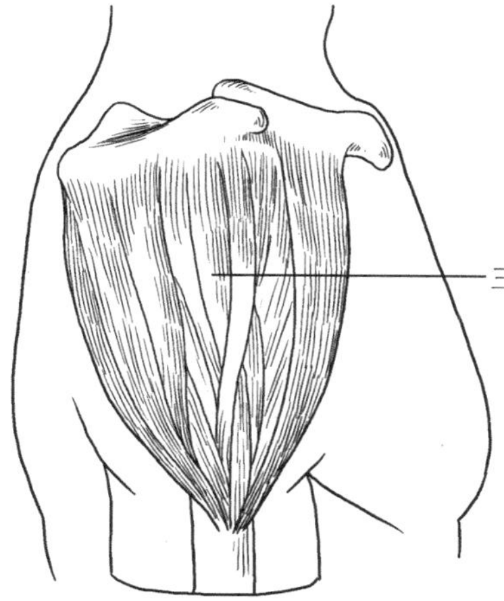

图8–2 三角肌

使患肘关节屈曲、肩肱关节外展90°，整个上臂水平向后运动，可在肩肱关节的后部观察到或触到三角肌后部肌束；嘱患肘关节屈曲、肩肱关节外展90°，整个上臂抗阻力外展，则可以观察到或触到三角肌前、后部之间的中部肌束；嘱患肘关节屈曲、肩肱关节外展90°，整个上臂水平向前运动，可在肩肱关节的前部观察到或触到三角肌前部肌束。

【临床表现】

1．压痛在锁骨外侧半下缘、肩峰下缘、肩胛冈下缘，或肱骨三角肌粗隆，以及前、中、后肌束部。

2．在前、中、后部肌束上，可触到不平顺的解剖位置紊乱体征，并伴有压痛和活动痛，有时尚有肌束不吻合的摩擦声音或感觉。

3．做上臂在肩肱关节处屈和旋内动作时，前部肌束出现或加重疼痛；做上臂在肩肱关节处外展动作时，中部肌束出现或加重疼痛；做上臂在肩肱关节处伸和旋外动作时，后部肌束出现或加重疼痛；做上臂在肩肱关节处外展动作时，肌束解剖位置紊乱处出现或加重疼痛。若鉴别有所困难，抗阻力做上述动作，则疼痛更为明显，甚至因疼痛而不能进行。

【治疗】

1. 在肩肱关节自然下垂的三角肌放松状态下，按揉肌肉起、止点，并捏拿肌腹。

2. 根据出槽肌束不同，选用相应的复位方法：

（1）前部肌束出槽：上臂呈肩肱关节伸和旋外位的三角肌前部肌束被牵拉状态下，分筋、理筋，使出槽的前部肌束归位吻合。

（2）中部肌束出槽：上臂呈肩肱关节内收的三角肌中部肌束被牵拉状态下，分筋、理筋，使出槽的中部肌束归位吻合。

（3）后部肌束出槽：上臂呈肩肱关节屈和旋内的三角肌后部肌束被牵拉状态下，分筋、理筋，使出槽的后部肌束归位吻合。

（4）若有困难，可在患者主动做牵拉—放松的连续运动中分筋，使出槽的肌束归位；再在维持被牵拉姿势时理筋，使归槽的肌束吻合。

3. 按揉肌肉3部肌束起、止点及肌腹，并做肩部各方向的被动活动。

4. 顽固的病例，可先做刃针微创治疗，再手法复位。

第三节 肱 三 头 肌

肱三头肌的损伤除引起肩后部疼痛外，还常常因影响桡神经而致上肢疼痛和（或）麻木，邻近桡神经沟处的肌束出槽则是最多见的病理改变，应引起重视。

【解剖复习】

肱三头肌位于上臂后面，有长、外侧和内侧三个头，受桡神经（$C_{5\sim8}$）支配。

长头起于肩胛骨盂下结节后面，外侧头起于肱骨体后面桡神经沟外上方，内侧头起于肱骨体后面桡神经沟内下方；三个头共同止于尺骨鹰嘴。

肱三头肌的功能是，使前臂在肘关节处伸，上臂在肩关节处伸（长头）（图8-3）。

使患上肢略伸，抗阻力后伸肘关节，即可在三角肌后部肌束的后方触到肱三头肌长头的肌腹；同上，在肱三头肌长头肌腹的外前方（上臂的外侧面），可触到肱三头肌外侧头的肌腹；嘱患肘关节交替地做屈伸动作，使肱三头肌反复收缩—放松，即可在肱骨内上髁上方看到和触到肱三头肌内侧头的肌腹。

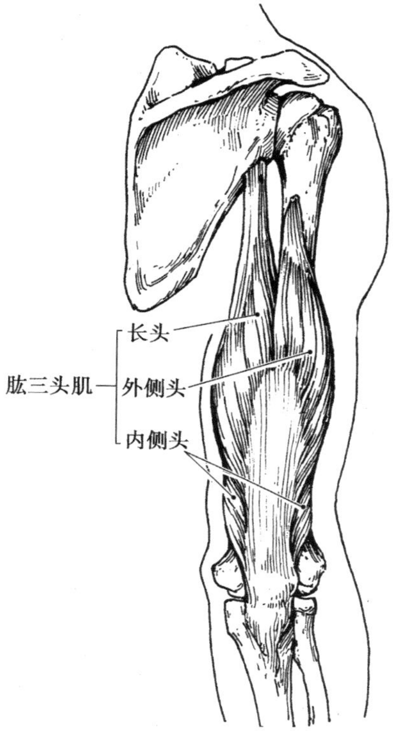

图8-3 肱三头肌

【临床表现】

1. 压痛在肩胛骨盂下结节后面、肱骨体后面桡神经沟外上方和内下方、尺骨鹰嘴以及三个头的肌腹。

2. 在前、中或后部肌腹上，可触到肌束不平顺的解剖位置紊乱体征，并伴有压痛和活动痛，有时尚有肌束不吻合的摩擦声音或感觉。

3. 患肘关节交替地做屈伸动作，或抗阻力后伸肘关节时，肌腹解剖位置紊乱处出现或加重疼痛，甚至因疼痛而不能进行。

【治疗】

1. 在患上肢自然伸直的肱三头肌放松状态下，按揉肌肉起、止点，并捏拿肌腹。

2. 在极度屈曲患肘关节的肱三头肌各部肌束被牵拉状态下，分筋、理筋，使出槽肌束归位吻合。

3. 若有困难，可在患肘关节交替地做屈曲—伸直的连续运动中分筋，使出槽的肌束归位；再在维持极度屈曲患肘关节的姿势时理筋，使归槽的肌束吻合。

4. 按揉3个头的起、止点及肌腹，并做肩、肘关节各方向的被动活动。

5. 顽固的病例，可先做刀针微创治疗，再手法复位。

第四节 桡侧腕伸肌

桡侧腕伸肌，分桡侧腕长伸肌和桡侧腕短伸肌。桡侧腕伸肌损伤，是引发肘、前臂和腕部疼痛的主要病理改变，肱骨外上髁炎的残留症状也多因此而致。

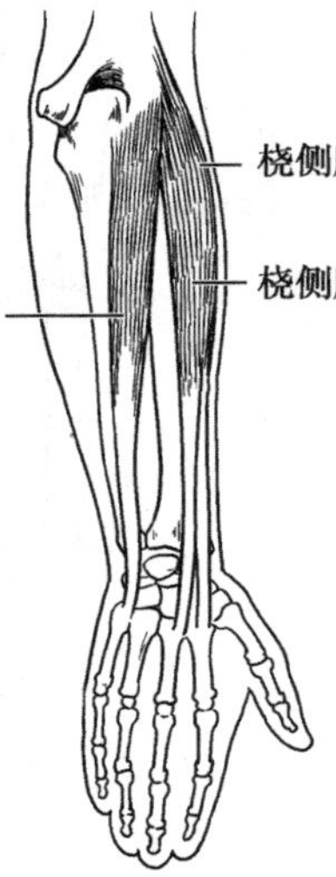

图8-4 桡侧腕长伸肌和桡侧腕短伸肌

【解剖复习】

桡侧腕伸肌属前臂肌后群，位于前臂桡背侧皮下，受桡神经深支（$C_{5\sim8}$）支配。

桡侧腕长伸肌起于肱骨远端外侧（包括肱骨外髁和肱骨外上髁），止于第二掌骨基底背侧；桡侧腕短伸肌起于肱骨外上髁，止于第三掌骨基底背侧。

桡侧腕长、短伸肌的功能是，伸腕伴手外展（图8-4）。

嘱患肘关节屈曲，腕关节伸直并且外展，桡侧腕长伸肌的肌腹就能出现在前臂近端的桡背侧，而桡侧腕短伸肌的肌腹在桡侧腕长伸肌肌腹的再后外侧。如果观察得不够清晰，抗阻力做患肘关节屈曲，腕关节伸直并且外展动作，则可更为明显。也可嘱患者屈肘，反复交替做伸腕、外展—屈腕、内收的连续动作，可在前臂近端桡背侧清楚地看到桡侧腕长伸肌肌腹的收缩运动，由于该部的桡侧腕短伸肌肌腹被桡侧腕长伸肌肌腹所覆盖，所以多不能看到。

【临床表现】

1．压痛在肱骨远端外侧、肱骨外髁、肱骨外上髁、第二掌骨基底背侧、第三掌骨基底背侧以及桡侧腕长伸肌和桡侧腕短伸肌的肌腹。

2．在桡侧腕长伸肌肌腹上，可触到肌束不平顺的解剖位置紊乱体征，并伴有压痛和活动痛，有时尚有肌束不吻合的摩擦声音或感觉。但桡侧腕短伸肌发生解剖位置紊乱较少。

3．患肘屈曲，腕关节反复交替地做伸腕、外展—屈腕、内收的连续动作，或抗阻力做伸腕和手外展动作时，肌腹解剖位置紊乱处出现或加重疼痛，甚至因疼痛而不能进行。

【治疗】

1．将患肘屈曲，手心向下，前臂放在桌面上，在此桡侧腕长伸肌和桡侧腕短伸肌放松状态下，按揉肌肉起、止点，并捏拿肌腹。

2．在患肘关节伸直、前臂极度旋前、屈曲腕关节，桡侧腕长伸肌和桡侧腕短伸肌肌束被牵拉状态下，分筋、理筋，使出槽肌束归位吻合。

3．若有困难，可在患肘关节交替地做伸腕、外展—屈腕、内收的连续运动中分筋，使出槽的肌束归位；再在维持患肘关节伸直、前臂极度旋前、屈曲腕关节的姿势时理筋，使归槽的肌束吻合。

4．按揉前臂桡背侧肌腹，并做腕、肘关节各方向的被动活动。

5．顽固的病例，可先做刃针斜排刺微创治疗，再手法复位。

第五节　骶　棘　肌

骶棘肌走行的部位十分重要，经络学中的夹脊穴、膀胱经，沿此循行；信息医疗学中的隐性循经传感线（LPSC）也从此通过；解剖学中的胸、腰神经后支的内、外侧支，也分布、支配此部位的肌肉和皮肤。临床上背腰痛、内脏器官的功能性病变以及“亚健康”状态等，均与此部位有关。尤其胸段，是肺、心、肝、胆、脾、胃功能性病变重点考虑的部位，为此，重点讨论骶棘肌的胸段。

对此部位损伤，以往的研究多强调软组织慢性无菌性炎症、错骨缝以及脊柱阶段性的序列紊乱，极少涉及骶棘肌肌束出槽，以致部分病例的治疗达不到理想疗效。

【解剖复习】

骶棘肌位于脊柱两侧，由棘肌、最长肌和髂肋肌三个部分组成，受脊神经后支支配。

骶棘肌3部分，以腱膜的形式共同起于骶骨背面、髂嵴后部、腰椎棘突和胸腰筋膜；棘肌止于颈、胸椎的棘突，最长肌止于颈、胸椎的横突和颞骨乳突，髂肋肌止于肋骨的肋角。

骶棘肌的功能是，起点固定不动，一侧收缩使脊柱向同侧侧屈，两侧收缩使脊柱后伸并仰头；止点固定不动，使骨盆前倾（图8-5）。

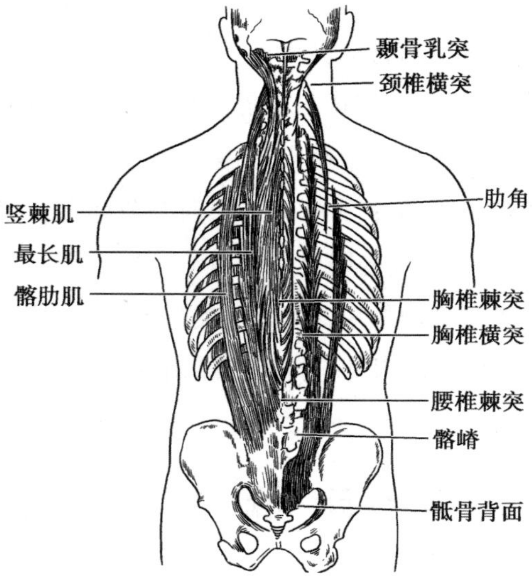

图8-5 骶棘肌

使患肘屈曲90°，肩肱关节略后伸，在胸椎棘突旁的脊柱沟中可触到纵向走行的肌肉，即是骶棘肌。由于浅层尚有斜向外上方的斜方肌下部和斜向内上方的菱形肌，应重点从肌肉走行的方向和深度鉴别。

【临床表现】

1．压痛在骶骨背面、髂嵴后部、腰椎棘突、胸腰筋膜，颈、胸椎的棘突，颈、胸椎的横突和颞骨乳突，肋骨的肋角，以及棘突旁脊柱沟中的肌腹。

2．在棘突旁脊柱沟中的骶棘肌肌腹上，可触到肌束不平顺的解剖位置紊乱体征，并伴有压痛和活动痛，有时尚有肌束不吻合的摩擦声音或感觉。但多在胸椎中、下段棘突旁，其他段较少。

3．患脊柱前屈，以及抗阻力做脊柱伸展或侧屈动作时，肌腹解剖位置紊乱处出现或加重疼痛，甚至因疼痛而不能进行。

【治疗】

1．在患肘屈曲90°、肩肱关节略后伸、身体略后仰的骶棘肌放松状态下，按揉肌肉起、止点，并捏拿肌腹。

2．在患脊柱前屈的骶棘肌肌束被牵拉状态下，分筋、理筋，使出槽的肌束归位吻合。

3．若有困难，可在患者坐位连续左右旋转脊柱的运动中分筋，使出槽的肌束归位；再在维持患脊柱前屈的姿势理筋，使归槽的肌束吻合。

4．经上述方法使出槽的肌束归位、吻合之后，都要弹筋。具体操作是，患者坐位，屈肘90°、肩肱关节略后伸；术者一手托持患前臂稍前后摆动，另一手拇、示指卡压在肌束处，待肌束被完全夹住时，捏紧—提起—松开，反复做3～5下。弹筋既可使出槽的肌束归位，又可使归槽的肌束吻合，还可以使骶棘肌与粘连的其他肌肉分离，同时也有振奋经络循行、通畅信息传递和急救的作用，是非常独到和有效的手法。

5．按揉脊柱沟中的肌腹，并做胸椎、腰椎和骨盆各方向的被动活动。

6．顽固的病例，可先做刃针微创治疗，再手法复位。

第六节 下后锯肌

后锯肌由上后锯肌和下后锯肌组成，通过一层位于脊柱与第4～9肋骨之间的薄筋膜相连，本书重点讨论下后锯肌。下后锯肌肌束出槽，是造成传统病名“闪腰岔气”的主要病理改变，以往虽少有明确提出，但治疗手法中却多带有矫正筋出槽的因素，有必要确切提出。

【解剖复习】

下后锯肌位于背阔肌深面，由四条肌束组成，受肋间神经（$T_{9\sim12}$）支配。4条平行的肌束，分别起于第11、12胸椎和第1、2腰椎棘突端部的侧面；分别止于第9、10、11、12肋骨角的外侧。功能是帮助吸气（图8–6）。

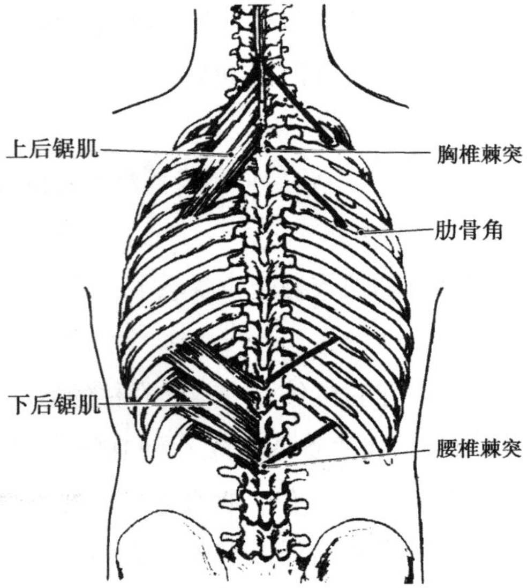

图8-6 下后锯肌

患者患侧在上侧卧位，身体下部固定不动，上部尽量向前旋转，在胸椎11、12和腰椎1、2棘突端部的侧面与第9、10、11、12肋骨角之间，可触到斜向外上方、呈扁平四边形的下后锯肌。

【临床表现】

1. 压痛在胸椎11、12和腰椎1、2棘突端部的侧面，第9、10、11、12肋骨角，以及它们之间的肌束。

2. 在胸椎11、12和腰椎1、2棘突端部的侧面与第9、10、11、12肋骨角之间的肌束上，可触到肌束不平顺的解剖位置紊乱体征，并伴有压痛和活动痛，有时尚有肌束不吻合的摩擦声音或感觉。但多在胸椎中、下段棘突旁，其他段较少。

3. 患脊柱向对侧旋转、深吸气、咳嗽、喷嚏时，肌束解剖位置紊乱处出现或加重疼痛，甚至因疼痛而不能进行。

【治疗】

1. 患者患侧在上侧卧位，身体下部固定不动，上部尽量向后旋转，在下后锯肌放松状态下，按揉肌肉起、止点，并捏拿肌束。

2. 患者患侧在上侧卧位，身体下部固定不动，上部尽量向前旋转，在下后锯肌肌束被牵拉的状态下，分筋、理筋，使出槽的肌束归位吻合。

3．若有困难，患者患侧在上侧卧位，身体下部固定不动，在交替地做身体上部向前和后旋转的连续运动中分筋，使出槽的肌束归位；再在维持患者患侧在上侧卧位，身体下部固定不动、上部尽量向前旋转的姿势时理筋，使归槽的肌束吻合。

4．如还有困难，嘱患者患侧在上侧卧位，身体下部固定不动、上部尽量向前旋转，先有节律地轻声咳嗽，在某一下用力咳嗽时瞬间分筋，使出槽的肌束归位；再在维持患者患侧在上侧卧位，身体下部固定不动、上部尽量向前旋转的姿势时理筋，使归槽的肌束吻合。

5．按揉下后锯肌肌束，并做胸椎、腰椎各方向的被动活动。

6．顽固的病例，可先做刃针微创治疗，再手法复位。

第九章　肌 腱 出 槽

第一节　肱二头肌长头腱

肱二头肌长头腱滑脱，是研究得很多的一种疾患，但它与肱二头肌长头腱出槽不是完全相同的概念。肱二头肌长头腱滑脱，是指肱二头肌长头腱移到肱骨小结节侧（不完全性），甚至从结节间沟内移到小结节之上（完全性）；而肱二头肌长头腱出槽，是指肱二头肌长头腱仅在结节间沟内翻转或高起，并未完全离出。

【解剖复习】

肱二头肌位于上臂前面，有长、短二头，受肌皮神经（$C_{5\sim7}$）支配。

长头以长腱起于肩胛骨盂上结节，通过由肱骨大、小结节组成的结节间沟，与起于喙突的短头合成肌腹，以肌腱止于桡骨粗隆，以腱膜止于前臂筋膜。功能是，起点固定使上臂在肩关节处屈（长头），以及使前臂在肘关节处屈和旋外，止点固定使上臂向前臂靠拢。

结节间沟并非沟，而是一个骨–纤维管结构。底部是肱骨，外、内侧壁分别是肱骨大、小结节，而附着于肱骨大、小结节的结节间韧带覆盖在沟的顶部，肱二头肌长头腱和包裹它的腱鞘从骨–纤维管中穿过。肱二头肌长头腱在结节间沟内并不引起活动，只在肩肱关节内旋时，沟的内侧壁贴紧肱二头肌长头腱；而肩肱关节外旋时，肱二头肌长头腱位于肱骨头的顶及中心，并位于沟底。相对而言，肱二头肌长头腱与结节间沟之间，在肩肱关节内外旋时也产生运动。具有结节上嵴（即在结节间沟内侧壁生成骨嵴）和沟底浅等先天性畸形者，肱二头肌长头腱滑脱或肱二头肌长头腱出槽的发生率较高（图9–1）。

术者四指横放在患肩肱关节前外方，嘱患者上肢连续旋动，可觉指下有一筋随之转动，此即肱二头肌长头腱。其外侧骨突为肱骨大结节，而内侧骨突为肱骨小结节。

【临床表现】

1. 压痛在肱二头肌长头腱、短头腱以及肌腹部。

2. 在肱骨大、小结节之间，可触到肱二头肌长头腱不平顺的解剖位置紊乱体征，并伴有压痛和活动痛，尤其是患手后伸摸背动作时疼痛更加明显，有时尚有肌腱不吻合的摩擦声音或感觉。

3. 抗阻力主动屈曲肩肱关节时，肌腱解剖位置紊乱处出现或加重疼痛，甚至因疼痛而不能进行。

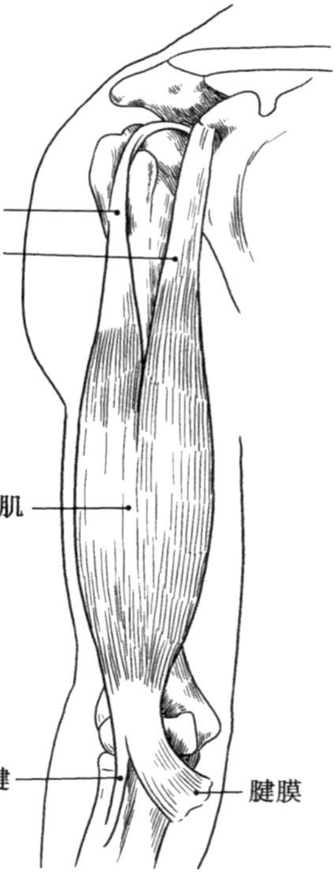

图9-1 肱二头肌图

【治疗】

1. 在患肘屈曲90°位肱二头肌松弛状态下，按揉肌肉起、止点，并捏拿肌腹。

2. 在患手后伸摸背的肱二头肌长头肌腱被牵拉状态下，分筋、理筋，使出槽的肌腱归位吻合。

3. 若有困难，可在患者做连续旋转上肢的运动中分筋（患肢内旋时，术者向外侧推；患肢外旋时，术者向内侧推），使出槽的肌束归位；再在持续患手后伸摸背的姿势下理筋，使归槽的肌束吻合。

4. 可在患者屈肘，患肢做连续向前、向后的运动中分筋（患肢向前时，术者向外后推；患肢向后时，术者向前侧推），使出槽的肌腱归位；再在持续患手后伸摸背的姿势下理筋，使归槽的肌腱吻合。

5. 在患手后伸摸背的姿势下，沿肱二头肌长头腱压推，并做肩肱关节各方向的被动活动。

6. 必要时，用宽胶布先从肱骨小结节内侧粘紧，牵拉着贴向肱骨大结节外侧，3～5天后去除。

7. 顽固的病例，可先做刃针微创治疗，再手法复位。

第二节 肱二头肌短头腱

与肱二头肌长头肌腱出槽相比，对肱二头肌短头肌腱出槽的了解就知之甚少。其实，肱二头肌短头肌腱出槽在临床上很常见，只是混于喙突部损伤之中，没有明确提出而已。由于肱二头肌短头没有像肱二头肌长头那样从结节间沟中通过，所以它的出槽应理解为肌腱在没有骨—纤维管处的移动或扭转。

【解剖复习】

喙突是肩胛骨前外方突出的骨突，其外下方的深层是喙肱肌起点，浅层是肱二头肌短头起点，二者重叠并行，受同一神经支配。由于喙肱肌的功能是使上臂在肩肱关节处屈和内收，而肱二头肌的功能中也有使上臂在肩肱关节处屈、但没有内收，因此可在同步和不同步的复杂运动中使肱二头肌短头腱移动或扭转，造成筋出槽。

喙肱肌位于肱二头肌短头深层，起于喙突，止于肱骨中部内侧，受肌皮（$C_{5\sim7}$）神经支配，见图9-2。

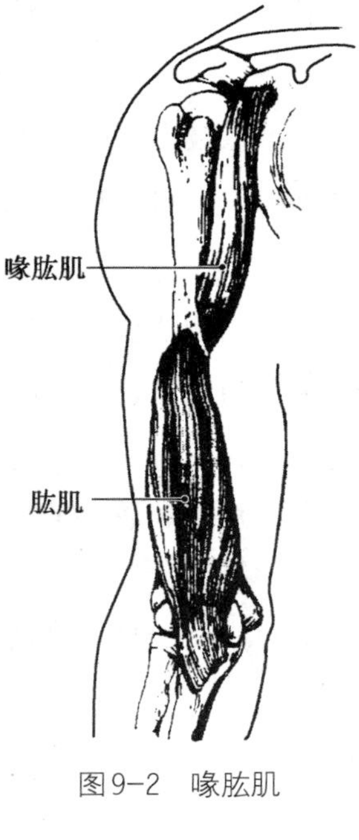

图9-2 喙肱肌

在肩肱关节前内方，有一由胸大肌外侧缘与三角肌内侧缘形成的肌间沟，称三角–胸大肌间沟，此沟中上方距锁骨下缘约一横指处，即可触到喙突及附着在其上的肌肉。

【临床表现】

1. 压痛在喙突，以及稍下、外的肱二头肌短头腱和肌腹部。

2. 在喙突稍下、外的肱二头肌短头腱处，可触到不平顺的解剖位置紊乱体征，并伴有压痛和活动痛，尤以肩肱关节伸或外展姿势，有时尚有肌腱不吻合的摩擦声音或感觉。

3. 抗阻力主动屈曲或内收肩肱关节时，肌腱解剖位置紊乱处出现或加重疼痛，甚至因疼痛而不能进行。

【治疗】

1. 在患肘屈曲90°位肱二头肌松弛状态下，按揉肌肉起、止点，并捏拿肌腹。

2. 在患上肢稍外展并外旋的肱二头肌短头肌腱被牵拉状态下，分筋、理筋，使移动或扭转的肌腱归位。

3. 若有困难，可在患者仰卧、上肢稍外展并外旋的姿势，连续做旋转上肢的运动中分筋（患肢内旋时，术者向外侧推；患肢外旋时，术者向内侧推），使出槽的肌腱归位。

4. 在患上肢稍外展并外旋的的姿势下，沿肱二头肌短头腱压推，并做肩肱关节各方向的被动活动。

5. 顽固的病例，可先做刃针微创治疗，再手法复位。

第三节　掌长肌肌腱

掌长肌肌腱，在前臂远端掌侧表浅显露，又与正中神经毗邻，还与掌腱膜移行，容易发生出槽，出现影响正中神经的临床症状。

【解剖复习】

掌长肌属前臂肌前群浅层，位于前臂远端掌侧及腕掌侧皮下，受正中神经（$C_{6\sim7}$）支配。起于肱骨内上髁及前臂筋膜，远端移行于手掌皮下的掌腱膜，功能是屈腕，并拉紧掌腱膜（图9–3）。

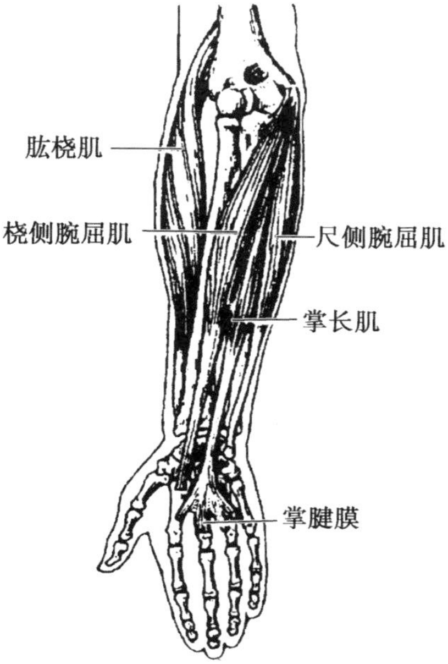

图9–3　掌长肌

嘱患者握拳和屈曲腕关节，在前臂远端掌侧中央，可以清晰地看到凸起的掌长肌腱，其桡侧为桡侧腕屈肌腱，尺侧为尺侧腕屈肌腱。

【临床表现】

1. 压痛在肱骨内上髁、前臂掌侧（近端偏尺侧，远端近中部），以及手掌。

2. 触不到掌长肌腱不平顺的解剖位置紊乱体征，但有压痛和活动痛，尤其是做腕背伸动作时，疼痛更加明显，有时尚有肌腱不吻合的摩擦声音或感觉。

3. 抗阻力主动屈曲腕关节时，掌长肌腱处出现或加重疼痛，甚至因疼痛而不能进行。

4. 如影响了正中神经，则出现桡侧3个半指掌侧疼痛、麻木及感觉减退，手指力弱。按压掌长肌腱、伸腕及抗阻力屈腕时，上述症状加重。有时有手指力弱，握物有力不从心感。

【治疗】

1. 患前臂中立位，按揉肌肉起、止点，并捏拿肌腹。

2. 在患腕背伸的掌长肌腱被牵拉状态下，分筋、理筋，使移动的肌腱归位。

3. 也可在患手握拳、腕关节掌屈，掌长肌腱充分显露时弹筋3～5下，使移动的肌腱归位。

4. 若有困难，可在患手握拳、腕关节中立位，桡偏和尺偏的连续运动中分筋（患腕桡偏时，术者向尺侧推；患腕尺偏时，术者向桡侧推），使出槽的肌腱归位。

5. 患肘屈曲90°，助手固定前臂近端，术者双手握持患腕向远端牵拉旋动。最后，做腕关节和肘关节各方向的被动活动。

第四节　膝内侧肌腱

膝内侧肌腱出槽不少见，临床上多只侧重膝内侧副韧带损伤或“鹅足”部损伤，以致有些病例疗效不佳，应予以提出并加以强调。

【解剖复习】

膝内侧有缝匠肌肌腱、股薄肌肌腱、半腱肌肌腱和半膜肌肌腱等四条肌腱。

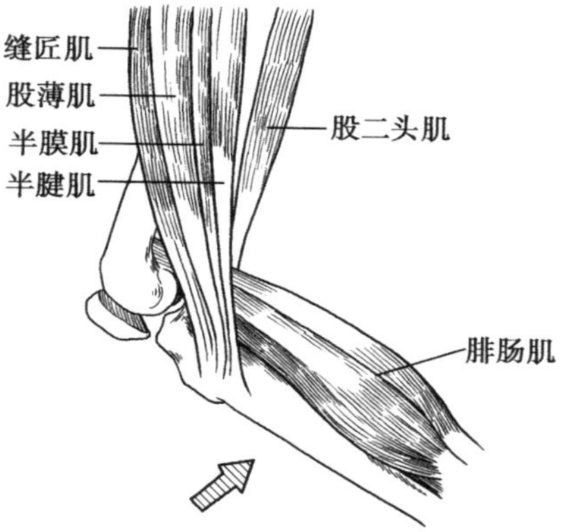

图9-4 膝内侧肌腱

缝匠肌起于髂前上棘，止于胫骨粗隆内侧面，受股神经（$L_{2\sim4}$）支配，主要功能是使大腿屈、外展和旋外；股薄肌起于耻骨下支，止于胫骨上端内侧，受闭孔神经（$L_{2\sim4}$）支配，主要功能是使大腿内收和屈；半腱肌起于坐骨结节，止于胫骨上端内侧，受坐骨神经（$L_4\sim S_1$）支配，主要功能是使小腿在膝关节处屈和旋内；半膜肌起于坐骨结节，止于胫骨内侧髁后面，受坐骨神经（$L_4\sim S_1$）支配，主要功能是使小腿在膝关节处屈和旋内（图9–4）。此四块肌肉的肌腱，均止于胫骨上端内侧，由于互相愈着，形如鹅掌，故名“鹅足”。

患者仰卧，屈髋、屈膝、足跟触床，术者一手指放在胫骨内侧缘上端稍上方，另一手置患小腿内侧中部给予阻力。嘱患者连续做抗阻力屈膝和内旋—放松动作，即可感到各肌腱的伸缩，由前至后分别是缝匠肌肌腱、股薄肌肌腱、半膜肌肌腱和半腱肌肌腱。

【临床表现】

1．压痛在髂前上棘、耻骨下支、坐骨结节、大腿前内侧、大腿后内侧以及膝关节内侧部。

2．触不到四条肌腱不平顺的解剖位置紊乱体征，但有压痛和活动痛，尤其是做抬起大腿动作时，疼痛更加明显，有时尚有肌腱不吻合的摩擦声音或感觉。

3．抗阻力主动做屈膝和内旋动作时，四条肌腱处出现或加重疼痛，甚至因疼痛而不能进行。

4．如影响了隐神经的髌下支，则出现膝内侧酸痛，行走时膝部发软，股骨内上髁有一明显压痛、叩击有麻感，胫骨粗隆内侧有局限的皮肤感觉减退区。按压肌腱出槽处，上述症状加重。

【治疗】

1．患者仰卧，屈髋、屈膝、足跟触床，按揉肌肉起、止点，并捏拿肌腹。

2．在患者仰卧，屈髋、屈膝、足跟触床的姿势下，分筋、弹筋，使移动的肌腱归位。

3．做膝关节和髋关节各方向的被动活动。

4．顽固的病例，可先做刃针微创治疗，再手法复位。

第五节 膝外侧肌腱

膝外侧肌腱出槽，是卡压腓总神经的主要病理改变之一，应引起重视。

【解剖复习】

膝外侧肌腱，主要是股二头肌肌腱和髂胫束。

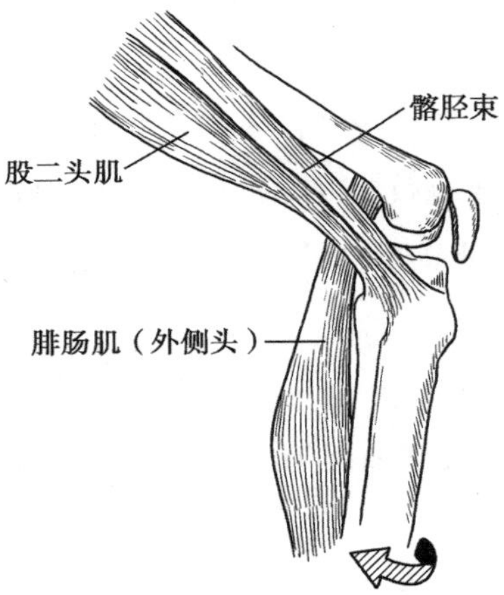

图9-5 膝外侧肌腱

股二头肌在大腿后面外侧，有长、短两个头，受坐骨神经（$L_4 \sim S_2$）支配。长头起于坐骨结节，短头起于股骨粗线外侧的下半部，止于腓骨头，主要功能是使小腿在膝关节处屈曲和旋外，腓总神经沿股二头肌肌腱内侧走行。髂胫束位于大腿前外侧，包在大腿筋膜鞘内，起点移行于阔筋膜张肌，止于胫骨外侧髁，主要功能是使大腿屈曲和旋内（图9-5）。

术者一手托住患足跟，阻止患膝屈曲，另一手前臂置患小腿内侧中部阻止患膝内旋，手指放患腘窝外侧，嘱患者抗阻力屈膝并内旋，则可清晰触到股二头肌肌腱。患者仰卧，伸膝、髋内旋、抬腿30°，术者一手在患外踝阻挡，另一手置患腓骨头上方。嘱患者抗阻力外展，可在腓骨头上方触到髂胫束的远端。

【临床表现】

1．压痛在坐骨结节、大腿外侧以及膝关节外侧部。

2．触不到两条肌腱不平顺的解剖位置紊乱体征，但有压痛和活动痛，尤其是做抬起大腿并内旋动作时疼痛更加明显，有时尚有肌腱不吻合的摩擦声音或感觉。

3．抗阻力主动做屈膝和内旋动作时，股二头肌肌腱处出现或加重疼痛，甚至因疼痛而不能进行；抗阻力主动做伸膝和髋外展动作时，髂胫束远端处出现或加重疼痛，甚至因疼痛而不能进行。

4．如影响了腓总神经，则出现小腿前外侧部疼痛、麻木及感觉异常。按压肌腱出槽处，上述症状加重。有时有踝背伸及外翻无力。

【治疗】

1．患者仰卧，屈髋、屈膝、足跟触床，按揉肌肉起、止点，并捏拿肌腹。

2．在患者仰卧，屈髋、屈膝、足跟触床的姿势下，分筋、弹筋，使移动的肌腱归位。

3．做膝关节和髋关节各方向的被动活动。

4．顽固的病例，可先做刃针微创治疗，再手法复位。

第六节　腓骨肌肌腱

腓骨肌包括腓骨长肌和短肌，有关长、短肌腱滑脱的叙述很多，认为由于足在背伸位腓骨肌强力收缩，腓骨肌上支持带断裂，腓骨肌长、短肌腱向前滑脱。而腓骨肌肌腱出槽，是指腓骨肌上支持带未断裂，只是腓骨长、短肌腱在腓骨肌下支持带中，移动了正常位置。

【解剖复习】

腓骨长肌位于小腿外侧，受腓浅神经（L_5～S_1）支配，起于腓骨外侧面上方，肌腱经外踝转至足底，止于内侧楔骨和第一跖骨底，主要功能是使足在踝关节处屈曲和足外翻。腓骨短肌位于腓骨长肌深面，受腓浅神经（L_5～S_1）支配，起于腓骨外侧面下方，肌腱经外踝转至足底，止于第5跖骨底，主要功能是使足在踝关节处屈曲（图9-6）。

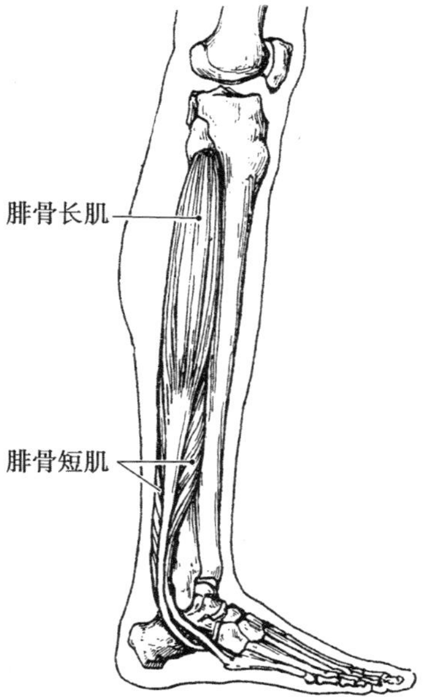

图9-6　腓骨长肌腱和腓骨短肌腱

腓骨长、短肌肌腱在外踝后方并非从沟性

结构通过，而是从由腓骨肌下支持带所形成的滑车内通过，并被附着于跟骨的腓骨肌滑车（或腓结节）分开，腓骨短肌腱在前，腓骨长肌腱在后。腓骨肌下支持带，使腓骨长、短肌腱在滑车内保持正常位置，如遇外伤或不协调的动作，就有可能造成腓骨长、短肌腱移动，而致肌腱出槽。

腓骨肌滑车，位于外踝尖下方约一横指，患足稍跖屈、内翻，可清晰触到此骨性突起。

嘱患足外展，可清晰看到腓骨短肌肌腱从外踝后方—腓骨肌滑车—第五跖骨底的径路。腓骨短肌肌腱的前方，即腓骨长肌肌腱。

【临床表现】

1. 压痛在腓骨外侧面上方、腓骨外侧面下方、小腿外侧和外踝后下方。

2. 触不到两条肌腱不平顺的解剖位置紊乱体征，但在外踝后方、腓骨肌滑车、第五跖骨底处有明显压痛，活动时有疼痛，尤其是做足跖屈、内翻动作时疼痛更加明显，有时尚有肌腱不吻合的摩擦声音或感觉。

3. 抗阻力主动做足屈和外翻动作时，肌腱出槽处出现或加重疼痛，甚至因疼痛而不能进行。

4. 如影响了腓肠神经分支，则可通过与跟前神经的交通支，出现足跟部疼痛、麻木或感觉异常。按压肌腱出槽处，上述症状加重，但按压足跟部却没有压痛。

【治疗】

1. 患者仰卧，患下肢伸直，足呈外翻位，按揉肌肉起、止点，并捏拿肌腹。

2. 患者仰卧，在患下肢伸直，足呈跖屈、内翻位的姿势下，分筋、理筋，使移动的肌腱归位。最多发的部位是，外踝后方至腓骨肌滑车一段，以及腓骨肌滑车至第五跖骨底一段。

3. 做踝关节和膝关节各方向的被动活动。

4. 顽固的病例，可先做刃针微创治疗，再手法复位。

第十章　周围神经出槽

第一节　枕大神经

卡压枕大神经，被认为是造成头痛的主要病理改变之一，而枕大神经在筋膜出口处移位，也是卡压的一种形式，临床上部分“手到痛止”的令人费解的病例，只能用使出槽的枕大神经立即归槽来解释。

【解剖复习】

枕大神经即第2颈神经后支的内侧支，自第2颈神经后支发出—穿过第1、2颈椎椎弓间—绕过寰椎斜肌下缘向上行—穿过头半棘肌、斜方肌及枕后腱弓—在离颈后正中线约3cm处穿出上行—经过上项线上离枕外隆凸2.5 ~ 3cm处继续上行—支配后头部皮肤的感觉（其分支则支配头下斜肌、头半棘肌、头最长肌和斜方肌）。

枕大神经在穿过头半棘肌与斜方肌层面之间的筋膜浅出处的小孔，称枕大神经筋膜出口，枕大神经出槽处即在此。体表定位的方法是，两个颞骨乳突连线与斜方肌外缘线交点稍偏外的软组织凹陷中，近似于“天柱”穴。

【临床表现】

1．阵发性头痛，并非按神经分布区域，而是无明显规律范围的疼痛。原因是这一部位的枕大神经、枕小神经、耳大神经等的末梢相互交叉、重叠、吻合，难以出现典型的神经分布区域疼痛。

2．枕后部皮肤麻木、软组织弥散性肿胀，颈项部肌以及背部肌肉紧张，有压抑不适感。

3．枕大神经筋膜出口处有压痛，向头部的放散性压痛，软组织硬胀，但触不到不平顺的解剖位置紊乱体征。前屈、旋转和抗阻力头后仰，均会加重症状。

【治疗】

1. 患者坐位，患头颈略后仰，在头半棘肌和斜方肌松弛的状态下，枕、颈、项、背部肌肉，并弹胸椎与肩胛骨脊柱缘之间的肌束3～5下。

2. 患者坐位，在患头颈前屈的姿势下，分筋、理筋，使移动的枕大神经归位。

3. 做颈椎和胸椎各方向的被动活动。

4. 顽固的病例，可先做刃针微创治疗，再手法复位。

第二节 副 神 经

副神经出槽，是造成“落枕”（即以突发颈部疼痛、肌肉痉挛、活动受限为主要临床表现的，多种病理改变的总称）的常见病理改变，若诊断明确、手法到位，可获立竿见影的效果；反之，诊断不清、乱用手法，不但无效还会加重病情。

【解剖复习】

副神经为运动神经，来自颈髓的纤维，在前后根之间从脊髓侧面发出，汇成一个神经总干，经枕骨大孔入颅腔，走向颈静脉孔，从此孔出颅，向下行，经颅内静脉的前方或后方，在颞骨乳突尖与下颌角连线中点处穿过胸锁乳突肌并发支支配该肌，然后约在胸锁乳突肌后缘上1/3与下2/3交点处的深面走出，经斜角肌浅面，达斜方肌上部前缘上2/3与下1/3交点处穿入，支配斜方肌的运动。

发生出槽的副神经段路，是从胸锁乳突肌后缘至斜方肌上部前缘之间，其体表投影是：胸锁乳突肌后缘上1/3与下2/3交点（A），与斜方肌上部前缘上2/3与下1/3交点（B），A —B两点间斜向后下方的连线。

【临床表现】

1. 有或无轻微外伤、受凉等诱因，有突发颈部疼痛、肌肉痉挛、活动受限的临床表现。

2．但需与同样有突发颈部疼痛、肌肉痉挛、活动受限临床表现的其他病理改变（表10–1）相鉴别：

表10–1 副神经出槽临床鉴别表

病理	既往史	压痛	异常改变	肌痉挛	患姿	化验	X线片	其他
胸锁乳突和（或）斜方肌肌腱炎	有、时作	肌起点、肌止点、肌腹	起止点——硬节；肌腹——索条	患侧（病理性）	头颈倾向患侧	无	无	符合肌腱炎的诊断
副神经离位	有或无	副神经的A－B段	表浅段“沟”“痕”	患侧（保护性）	头颈倾向患侧	无	无	
颈椎后关节滑膜嵌顿	有或无	后关节突	无	健侧（保护性）	头颈倾向健侧	无	患侧后关节间隙略宽	
颈椎微小移位	有、时作	后关节突、棘突	棘突旁（偏侧）	双侧（保护性）	稍旋向对侧		失稳性骨刺、双边影	符合微小移位的诊断
软组织无菌性炎症	有、时作	头、颈、背、肩部软组织	起止点——硬节；肌腹——索条	患侧（病理性）	头颈倾向患侧	无或白细胞低于正常值	无或颈椎间盘退变和继发改变	
神经根型颈椎病间歇期	有、时作	病变椎棘突旁	硬节、索条	患侧（保护性）	头颈倾向患侧	无	明显颈椎间盘退变和继发改变	符合神经节段性分布规律
炎症	有或无	颈侧面	无	双侧	中立位（弹性固定）	白细胞高于正常值	无或寰枢椎半脱位	有发热等炎症征象
结核、肿瘤等	有	椎旁、锁骨上窝等	有或无	双侧	中立位（弹性固定）	有	骨质破坏或占位	相应的全身症状

可见，副神经出槽的鉴别要点是：压痛在副神经体表投影的A–B段，有“沟”“痕”改变，患侧肌肉抗痛性肌痉挛，头颈歪向患侧，任何试图改变的动作均引起剧痛和抗拒。

3．病程稍久，则可能出现患侧肩部不适，耸肩无力，患肢高举困难等被支配肌肉受累的症状。

【治疗】

1．患者坐位，保持头颈歪向患侧姿势，轻柔地按揉、捏拿胸锁乳突肌和斜方肌上部的起、止点和肌腹。

2．患者坐位，保持头颈歪向患侧姿势，术者一手指按在胸锁乳突肌与斜方肌上部之间的上方，并向头顶方向牵拉，另一手拇指在A–B段分筋、理筋，使出槽的副神经归槽、吻合。如复位成功，疼痛立即减轻，活动立即改善。

3．做患者可达角度的颈部各方向被动活动，如达不到正常角度，切勿强制超过。

第三节　臀上皮神经

臀上皮神经出槽，是造成腰骶部疼痛常见的病理改变，但大都认为不至于出现“筋出槽”，尤其是在由骶棘肌及腰背筋膜与髂嵴组成的骨—纤维管内出槽。临床观察与之一致，臀上皮神经出槽，多在其从腰背筋膜后层穿出的筋膜出口处。

【解剖复习】

臀上皮神经，是第1～3腰神经后支的外侧支，在髂嵴上方骶棘肌的外侧缘，穿出腰背筋膜后层的筋膜出口，继而越过髂嵴的后部的骨—纤维管，在臀区的皮下向外下方斜行，分布于臀上部的皮肤。

穿出腰背筋膜后层的筋膜出口（即出筋膜点），位于髂嵴上内方，定位方法是：骶棘肌的外侧缘与髂嵴的交点稍内上方处（图10–1）。

穿出腰背筋膜后层的筋膜出口，位于髂嵴上内方，定位方法是：骶棘肌的外侧缘与髂嵴的交点，或稍内侧处。

【临床表现】

1．多有腰背扭伤或受风寒史。

2．患侧腰臀部酸胀痛，并向臀部和大腿后侧放散，但不超过腘部；有时患侧臀部有麻木感，但无下肢麻木。

3．出筋膜点处有压痛，向臀、腘的放散性压痛，软组织硬胀，但触不到不平顺的解剖位置紊乱体征。前屈、旋转和起坐，均会加重症状。

【治疗】

1．患者俯卧或坐位，按揉背、腰及臀部肌肉。

2．患者坐位，保持身体前屈姿势，术者在出筋膜点处分筋、理筋，使移动的臀上皮神经归位、吻合。如复位成功，疼痛立即减轻，活动立即改善。

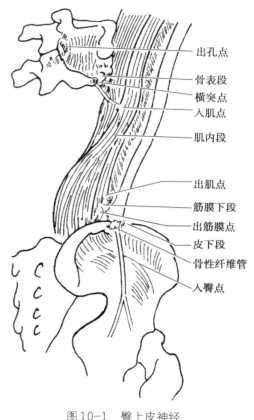

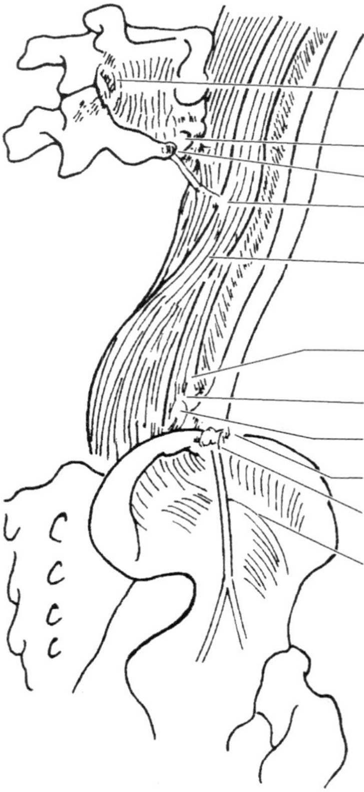

图10-1　臀上皮神经

3．若有困难，可在患者做连续旋转腰部的运动中分筋（以右侧为例，患者左旋时，术者向后下方推；患者右旋时，术者向前上方推），使移动的臀上皮神经回复至原位。

4．做腰和髋关节各方向的被动活动。

5．顽固的病例，可先做刃针微创治疗，再手法复位。

第四节　隐　神　经

隐神经出槽是引发大腿内侧、小腿内侧和髌骨内下部疼痛、麻木和不适感的常见病理改变，出槽部位在收肌管处。

【解剖复习】

隐神经是股神经的分支之一，为感觉神经。隐神经由股神经发出后斜向外下，伴随股动脉和股静脉进入收肌管，行至半途，穿过收肌管壁，达到皮下，主支沿膝关节内侧和小腿胫骨的内侧缘下降，至小腿下1/3分为两支，一支继续沿胫骨内侧缘下行至内踝，支配小腿内侧的皮肤，另一支经内踝前面行至足内侧缘，支配足内侧的皮肤；髌下支则至膝部，加入髌丛。

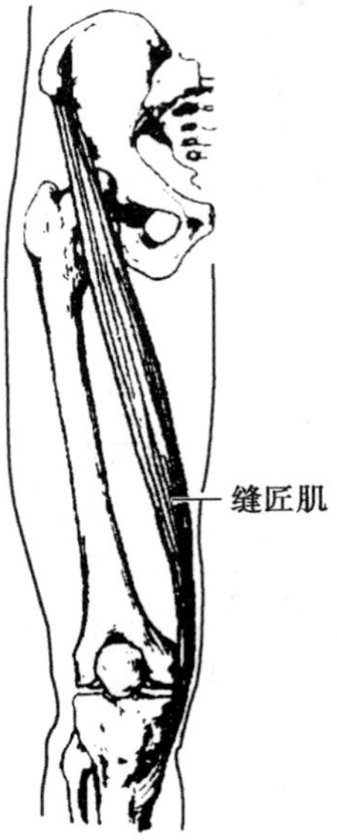

图10-2　缝匠肌

收肌管位于缝匠肌深面，长约5～7cm，为一纤维性的三棱形管，前壁为股收肌腱板（为紧张于大收肌与股内侧肌之间的坚硬筋膜板），其前覆以缝匠肌，外侧壁为股内收肌，内侧壁为大收肌。股收肌腱板上的裂隙，称前口，隐神经和膝最上动脉由此出管，是隐神经最易移位之处。前口的大致体表投影是：缝匠肌外侧缘线，与大腿上2/3与下1/3交点的水平线，两线的交点处（图10-2）。

【临床表现】

1．常见于中老年男性，多有腰背扭伤或受风寒史。

2．患侧膝和小腿内侧疼痛、不适、发软，活动加重、休息减轻。

3．前口处有压痛，有向膝和小腿内侧的放散性压痛，软组织硬胀，但触不到不平顺的解剖位置紊乱体征。伸髋及屈膝动作，均会使症状加重。

【治疗】

1．患者仰卧或坐位，按揉、捏拿大腿内侧和前面的肌肉。

2．患者坐位，保持膝关节屈曲90°，髋关节屈曲、外旋的姿势，术者在前出口处分筋、理筋，使移动的隐神经归位、吻合。

3．若有困难，可在患者做连续外旋—内旋的动作中分筋（患者内旋时，术者向外推；患者外旋时，术者向内推），使移动的隐神经回复原位。

4．做髋关节和膝关节各方向的被动活动。

5．顽固的病例，可先做刃针微创治疗，再手法复位。

第五节 腓浅神经

腓浅神经出槽，是造成腰椎间盘突出症等腰腿痛后遗症状的常见病理改变，按常规方法治疗无明显效果，十分困扰医生和患者，有必要予以强调。

【解剖复习】

腓浅神经是腓总神经的分支之一，为混合神经，有感觉和运动纤维。由腓总神经分出后，经腓骨长、短肌之间下降，发肌支支配这两块肌肉，行至小腿中、下1/3交界处，由深筋膜出口浅出到皮下，继续下行，分布于足背与趾背的皮肤（不包括第1、2趾背面的相对缘）。

腓浅神经出槽，多发在深筋膜出口处，其大致的体表投影是：腓骨头与外踝最高点连线，上3/4与下1/4交点（占72.2%）或上1/3与下2/3交点（占16.7%）或上4/5与下1/5交点（占11.1%）的腓骨外侧、前缘或后缘处。

【临床表现】

1．小腿中、下段疼痛，可有向踝甚至足背与趾背放散性的疼痛和（或）麻木。

2．在腓浅神经深筋膜出口处触不到不平顺的解剖位置紊乱体征，按压时除局部疼痛外，尚有向踝甚至足背与趾背放散性的疼痛和（或）麻木。

3．足跖屈、内翻，上述症状出现或加重。

【治疗】

1．患者仰卧或坐位，按揉、捏拿大腿内外侧的肌肉，主要是腓骨长、短肌。

2．患者患侧朝上侧卧位，呈足跖屈、内翻位，术者在深筋膜出口处分筋、理筋，使移动的腓浅神经归位、吻合。

3．若有困难，可在患足跖屈位连续做内翻–外翻的动作中分筋（患者内翻时，术者向外推；患者外翻时，术者向内推），使移动的腓浅神经回复原位。

4．做踝关节和膝关节各方向的被动活动。

5．顽固的病例，可先做刃针微创治疗，再手法复位。

第六节 腓深神经

腓深神经出槽是造成踇趾和第二趾背面的相对缘感觉障碍的一种病理改变，偶有发生，如诊断明确、手法到位，可获明显效果。

【解剖复习】

腓深神经是腓总神经的分支之一，为混合神经，有感觉和运动纤维。由腓总神经分出后，穿腓骨长肌及趾长屈肌到小腿前肌群深面，伴胫前动、静脉下行到足背。沿途发肌支支配小腿前肌群和足背肌肉。皮支在足背穿深筋膜浅出，分布于踇趾和第二趾背面的相对缘。

腓深神经穿深筋膜浅出处，称腓深神经深筋膜出口，其体表投影是：足背第1、2跖骨间，距趾蹼4～5cm处。

【临床表现】

1. 踇趾和第二趾背面的相对缘皮肤，感觉过敏、迟钝或消失。

2. 在腓深神经深筋膜出口处触不到不平顺的解剖位置紊乱体征，按压时除局部疼痛外，尚有向踇趾和第二趾背面的相对缘放散性的疼痛和（或）麻木。

3. 前足承重触地和行走时，上述症状出现或加重。

【治疗】

1. 患者仰卧或坐位，按揉、捏拿大腿内外侧的肌肉，主要是腓骨长肌及趾长屈肌。

2. 患者仰卧或坐位，呈足底平放床上，术者在深筋膜出口处分筋、理筋，使移动的腓深神经归位、吻合。

3. 做踝关节和膝关节各方向的被动活动。

4. 顽固的病例，可先做刃针微创治疗，再手法复位。

附录一　常 用 方 剂

（一）麻桂温经汤（《伤科补要》）

通经活络去瘀，治损伤后风寒客注而痹痛。

麻黄　桂枝　红花　白芷　细辛　桃仁　赤芍　甘草

按病情决定剂量，水煎服。

（二）逍遥散（《和剂局方》）

疏肝解郁，健脾养血。治损伤后胸胁胀痛，头晕目眩。

柴胡　当归　白芍　茯苓　炙甘草　生姜　薄荷

上药共为细末，每服3克，每日3次。

（三）加味木金散（经验方）

理气活血。治跌打损伤后气滞不舒，淤结作痛。

木香　郁金　元胡

上药各等分，共研细末，每服3克，每日3次。

（四）骨科洗药（经验方）

活血舒筋。治跌打损伤后肿胀已消，仍有筋络挛缩疼痛。

伸筋草　透骨草　公英　当归　红花　乳香　没药　苏木　荆芥　防风　羌活　独活三棱　莪术

视病情决定剂量，煎水蘸洗患处。

（五）骨科腾药（经验方）

活血舒筋，温经通络。适用于损伤恢复期及兼有痹证者。

黄芪　荆芥　防风　艾叶　伸筋草　透骨草　威灵仙　海桐皮　五加

皮　泽兰叶

按病情决定剂量。将上药装入两个布袋内。干蒸后轮换敷在患处，每次一小时左右，每日2~3次。用完后将药袋挂在通风阴凉处，次日再用时，在袋外洒白酒少许。每剂可用约5~7天。

（六）骨科药膏（经验方）

活血化瘀、消肿定痛，治跌打损伤肿痛。

三棱　莪术　水蛭　虻虫　血竭　儿茶　木通　黄芪　川乌　草乌　大黄　栀子

按病情决定剂量，上药共研极细末，蜂蜜或凡士林调合成软膏，外敷患处，一日一换。

（七）痹痛膏剂方

通痹止痛、祛风除湿。适于陈旧性软组织损伤及陈旧性软组织损伤急性发作。

羌独活各60g、桂枝60g、秦艽30g、鸡血藤30g、川芎120g、木香30g、木瓜120g、乌梢蛇300g。

加减：风痹加防风120g、海风藤200g、丝瓜络300g；寒痹加麻黄60g、川草乌各30g、乳香60g；湿痹加防己120g、牛膝120g、续断30g。

将药物混合或单味研成细末，用蜂蜜或凡士林等与药末调合成软膏，比例为60%与40%。再将软膏薄摊在敷料或棉布上，贴于特定部位固定，每日或隔日一换。

附录二 专家评价

对田纪钧君编写《针灸经的诊断与治疗》一书 第1页共3页

评介

针灸经是祖国医学宝贵遗产，中医各临床学科中的重要组成部分，同时，又是对外学术交流和祖国医学优势的一部分。

《针灸经的诊断与治疗》一书（以下简称该书），定于明年2月以前要出版问世是十分必要和可喜的，以飨读者之需，能会医患双方欢迎。

（提供依据说明书的重要性和必要性。针灸经一病之我国早已有之，但近些年间一段，特别是在60年代以后，近20年来，由都主任发表文章到84年由《人卫》组织24单位集体编写《中医各科临床》一书之时，针灸经列为专章，由樊为洲教授主写，定于87年第一季度出版。以此作为我去阿根廷、山东交流期间宣讲欢迎。）

该书有以下几个显著优点评介如下：

一、编写内容布局与比重：精中通西融汇一体，以自己经验为主，集录名家经验为辅，其总论与各论之比为1:6，与当前针灸经及各论

I109858 20×20=400

中经书之一，比较合理编书与成稿。

二、提法较严谨：如强调鉴别诊断要相同条件的可比性；把伴随、兼证与鉴别（急性的）错杂的重要特征区别开来；且四与否的标准设一了与提出邪种的概念、若按却是错杂的扩大化说明是不正确的。都较严谨。

三、该书是继承以往精选古今中医各家名论较明显的例子，此外，还有一些很好的优点，如编写内容较全面系统，条目较清晰扼要，在病因、病机、诊断、鉴别与治疗的描述上较明确充实，且有新的见解和主张提出了与资料错杂沿革节，立论具有一定古今文献的依据，并得到国内高天培、叶橘庆、李聪绪、李国生等名家一教授亲临阅读的评审支持，是科学性与难能可贵的。

四、在突出中医学传统特色，阐明了针对错杂证要有针对的突出学术突出，如是较明，表达了学以致用与疗效，结合先前各证的措施并有力，说明该书是具有较高实用价值的。此外，也由于探讨简便实用，对于推广和深造

J109858 20×20=400

第 3 页共 页

，故又广泛适用于各级骨伤科研教学人员、各级骨伤科医生以及农村、工矿、部队基层医务人员，均有一定参考价值，其中部分内容对自我保健也有一定意义。

三、在错骨缝诊断与治疗原理的阐释方面，因作者局限在该书中已提出了一些，较之中医学说理论，但仍嫌不足，有必要今后进一步去深探与丰富之。

中国中医研究院

情报资料研究室

主任 陈正光

1986.11.18.于北京

J109858 20×20=400

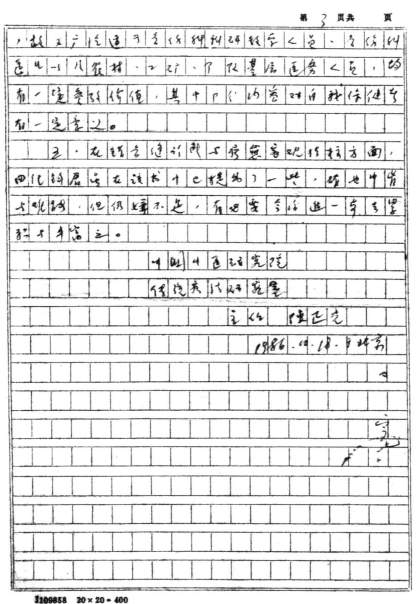

陈正光先生评价《错骨缝的诊断与治疗》

对《错骨缝的诊断与治疗》的评价

《错骨缝的诊断与治疗》一书，是中医骨伤科园地里一棵茁壮而鲜艳的新葩，它的内容，充分代表着中医骨伤科的特色。中医骨伤科之所以能日益发展，经久不衰，且富有强烈的生命活力的主要原因，是和采用手法治疗关节损伤（错骨缝）而能获得立即疗效有着密切关系。

"错骨缝"是客观存在的，它的病名虽较生疏，实则是祖国医学千百年延续而来的旧名新提而已。自X光应用于骨伤科临床以来，错骨缝因不能在X光上显影，久之而被遗忘，在中医骨伤科工作者的共同努力下，终于把"错骨缝"由遗失的边缘上挽救回来，由于历史发展的需要，有必要把它另辟门户，独立新章；列为中医骨伤科的重点讨论和研究科目。

自50年代起，我对关节损伤（错骨缝）能用手法治疗而获奇效兴趣很浓，于60年提出"骶髂关节（错缝）半脱位"的复位手法，之后又陆续提出颈、胸关节、肱尺关节、膝半月板小儿髋关节、跟骰关节等常见关节（半脱位）错缝，也先后发表了文章，在首次提出骶髂关节（半脱位）错缝的当时，引起了激烈争论，于63年曾请教于魏指薪和叶衍庆二位教授，叶老教授的回答是："外伤性骶髂关节半脱位，英国学者亦公认此学说"保于64年在上海伤骨科研究所《论文汇编》中介绍了魏指薪教授对治疗骶髂关节半脱位的复位手法。从此，打开了错骨缝的科学大门。继则欧阳筱鉴提出"小儿桡骨头半脱位的机理，尚天裕教授、李同生教授，李国衡教授、冯天友同志等，也都发表和支持"错骨缝"的见解和意见。83年在编写《中医骨伤科学》时，由我承担"关节错缝"这部分内容，经编委讨论决定编写20个部位，虽然写出来了，可能有很多是错误的，还会引起争论的。

田纪钧医师，在名师刘道信先生的教导下，对错骨缝进行了悉心研究，结合自己的临床经验，有了更深切的体会，写出《错骨缝的诊断与治疗》专著，概括了40多个部位，内容新

第　　页共　　页

颖、全面，理论充实，有独到见解，是一本有临床价值的参考资料，至于其中有的部位和机理有待进一步商榷外，它对今后错骨缝的研究和探讨，将会起到有力的推动作用，为健全和完善中医骨伤科学，作出积极贡献。

樊春洲

87.10.30

20×20=400

樊春洲教授评价《错骨缝的诊断与治疗》

第 1 页

读《错骨缝的诊断与治疗》书后

诸方受

田纪钧医师早年就学于刘道信、成业田等名老中医，能博采众长，结合临床实践，作了系统整理，编著《错骨缝的诊断与治疗》一书，使错骨缝的诊治，开始有了专著，在学术上是一个成就，可供伤骨科临床医师作为参考，有利于提高伤骨科医师的诊治技术。

自唐代蔺道人在《仙授理伤续断秘方》中提出：对损伤处要"相度骨缝"之后，西骨相对之处受伤，骨缝是否正常，有无错开，便成为伤骨科临床医师在临诊时需要仔细观察与触摸相度以明确诊断。随着经验的积累，"骨缝错开——错骨缝"的症候群，以及诊断要点，治疗方法等，渐为很多伤骨科医师所掌握。使"错骨缝"既成为外伤性疾病的一个病理名词，同时也成为临床诊断病名之一。在清代的《正骨心法要旨》及《伤科汇纂》、《伤科补要》等书中，对此均有较多论述，使"骨缝错开——错骨缝"之说，流传很广，甚致东渡日本，在《

20×20=400 南京中医学院院报编辑室

中国接骨图说》中也有："各脊椎筋隆起，骨缝必错"等论述。

近代有经验的伤骨科医师根据错骨缝的症候群，揣度损处，仔细触摸，明确诊断，然后通过按摩、推拿等正骨手法，常可使骨缝复合，伤痛减轻，症状缓解，很多病例则可获得立竿见影、着手成春之效。近年来对错骨缝的诊治，已开始有较多系统的论述发表，但专著则以《错骨缝的诊断与治疗》一书为首见。

随着现代科学的发展，半个多世纪以来，X线检查已普遍应用于临床，关节脱位及半脱位的明确诊断，总需以X片所见为客观依据，这是很自然的事。与此相应，对于X片上不能明确的微小的错骨缝疾患，因缺乏客观材料作依据，难于依靠临床症状作肯定的诊断，致使部份临床医师认为错骨缝的诊断是成问题的，是难于确立的。因此，对"错骨缝"是否客观存在，既有肯定，也有否定，争论还是存在的。

事实上，错骨缝的病理变化是完全存在的，也是可以理解的。外伤性关节脱位，当暴力

20×20＝400　　南京中医学院院报编辑室

很大时，引起某一关节的全脱位；暴力较小时，引起某一关节的半脱位。当暴力足以导致某一关节失去稳定，但又不足以形成半脱位时，微小的错骨缝，是可以发生和存在的。

又如关节结核等慢性进行性疾病，从正常关节到半脱位，直至全脱位的缓慢演变过程中，完全是一个渐进的、移行的过程。易于理解的是：在可见的半脱位之前，肯定先有微细的错骨缝，继之是稍大的错骨缝，直至成为X线上可以确认的半脱位和全脱位。当然，这与外伤性错骨缝在病因学上是另一个范畴。

再讨论一下儿童桡骨头半脱位，这是伤骨科专业医师所十分熟悉的常见病。虽然名为半脱位，但很多医师在叙述其病理变化时，却不涉及关节骨骼之半脱位，而认为是关节囊嵌于肱桡关节内，是过伸的牵拉增加了肘关节的负压，将松弛的关节囊前部吸入关节内所致。也有人认为包绕桡骨头的环状韧带，当幼儿在伸肘位被牵拉前臂时，可“卡住”桡骨小头而形成本病。也有人认为幼儿过伸肘部时，环状韧表可滑越桡骨头，嵌于桡骨头与肱骨小头之间所致。上述各种推理假说，使人感到：如果它们反映了真实情况，为了名符其实，桡骨头半脱位的诊断就应改为'关节囊嵌顿'或'韧带移位'之类。事实上这种推理值得疑问：肘关节正常压力是多少？过伸牵拉时增加多少负压？很滑润的关节囊能吸在很滑润的软骨关节面之间吗？停止牵拉时压力恢复正常，被吸入的部份关节囊就不能滑离关节内吗？这些都是有待于进一步证实的问题。

由于很多关节的半脱位，在X片上可以明确显示，而桡骨小头半脱位不能在X片上显示，樊春洲氏等在《中国骨伤科学》第十五章中，直接将本病定名为"小儿桡骨小头错缝"，个人认为这与实际病理情况更为相符。临床上患儿发生桡骨小头错缝时，患儿家长可感到关节弹响，医师复位时更普遍感到弹响，这二个弹响之产生，用桡骨小头骨缝错开及得到正复作解释，当可为大多数伤骨科医师所接受。

需要深入讨论的问题是很多的，例如各个

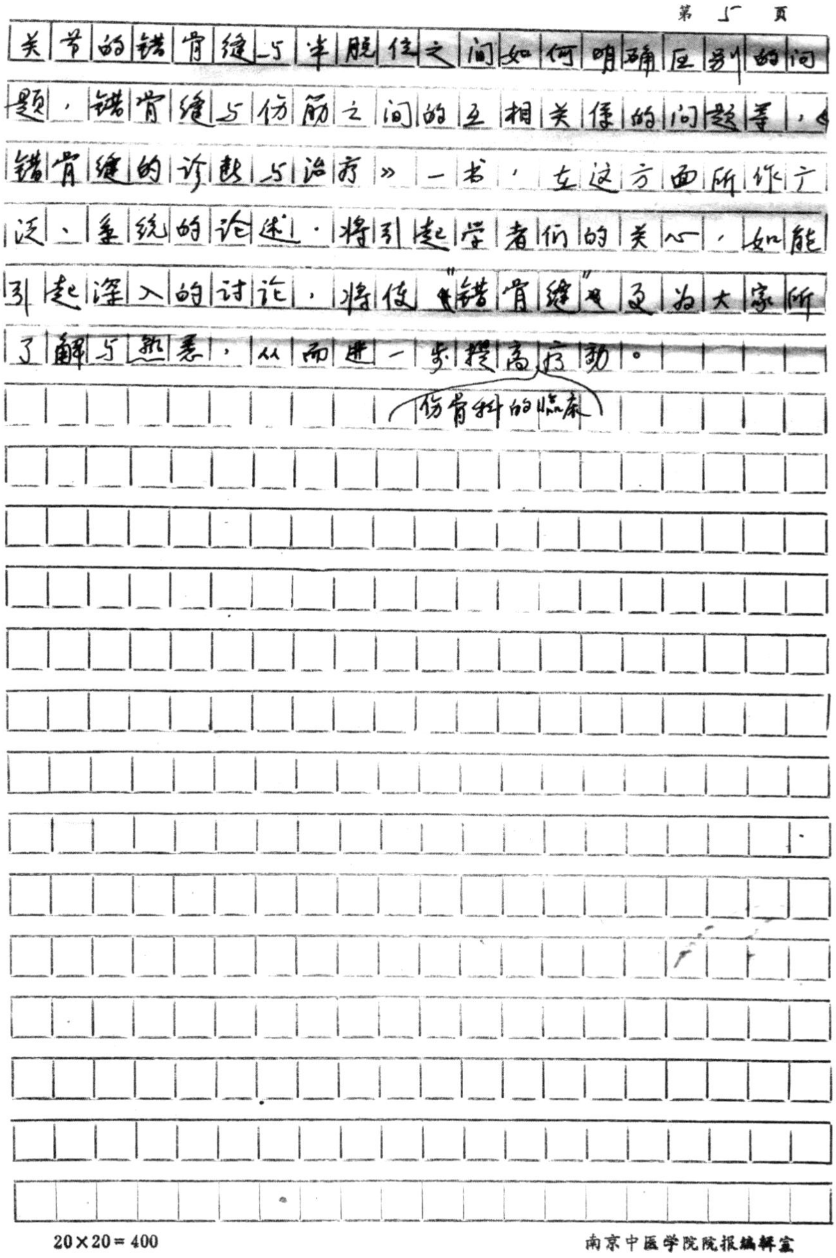
第 5 页

关节的错骨缝与半脱位之间如何明确区别的问题，错骨缝与伤筋之间的互相关系的问题等，《错骨缝的诊断与治疗》一书，在这方面所作广泛、系统的论述，将引起学者们的关心，如能引起深入的讨论，将使"错骨缝"更为大家所了解与熟悉，从而进一步提高伤骨科的临床疗效。

20×20=400　　南京中医学院院报编辑室

诸方受教授评价《错骨缝的诊断与治疗》

参 考 文 献

[1] 河北医学院人体解剖学编写组．人体解剖学．北京：人民卫生出版社，1980.

[2] 胡廷光．伤科汇纂．北京：人民卫生出版社，1962.

[3] 钱秀昌．伤科补要．上海：上海科学技术出版社，1963.

[4] 李国衡．骨错缝、筋出槽的理论及其在伤科病理学上的意义．中医骨伤科学报，1985，(1)：5.

[5] 毛文贤．骶髂关节部骨错缝、筋出槽与半脱位．光明中医骨伤科杂志，1985，(创刊号)：12.

[6] 樊春洲．四个关节半脱位的手法治疗．湖北中医杂志，1981，(02)：21-22.

[7] 李同生．对复位困难的小关节脱位整复经验．上海中医药杂志，1981，(11)：32-33.

[8] 天津医院．按摩．北京：人民卫生出版社，1974.

[9] 张世坦．黄乐山骨科临床经验选．北京：北京出版社，1983.

[10] 冯天有．中西医结合治疗软组织损伤．北京：人民卫生出版社，1977.

[11] 黄殿栋．骨科临床检查法．哈尔滨：黑龙江人民出版社，1974.

[12] 武汉医学院第一附属医院．中西医结合治疗骨与关节损伤．北京：人民卫生出版社，1973.

[13] 北京医学院附属人民医院外科骨科组放射科．骨科临床及X线检查的基本知识和方法．北京：人民卫生出版社，1976.

[14] 天津医院骨科．临床骨科学．北京：人民卫生出版社，1977.

[15] 陈中伟．创伤骨科与断肢再植．上海：上海人民出版社，1974.

[16] 中国医学百科全书编辑委员会．中国医学百科全书：运动医学．上海：上海科学技术出版社．1983.

[17] 北京中医学院附属医院．刘寿山正骨经验．北京：人民卫生出版社，1966.

[18] 广州中医学院．中医伤科学．上海：上海科学技术出版社．1980.

[19] 王云钊．骨关节创伤X线诊断学．北京：北京积水潭医院，1978.

[20] 山东中医学院骨科教研组．临床正骨学．济南：山东科学技术出版社，1979.

[21] 葛宝丰．椎间盘与其他椎间组织损害．上海：上海科学技术出版社，1963.

[22] 刘润田. 脊柱损伤. 北京：人民卫生出版社，1961.
[23] 韦以宗. 中国骨科技术史. 上海：上海科学技术文献出版社，1983.
[24] 陈占魁. 陈氏祖传正骨手法. 哈尔滨：黑龙江人民出版社，1963.
[25] 过邦辅. 小儿骨折及其他损伤. 上海：上海科学技术出版社，1965.
[26] 二宫献彦可. 中国接骨图说. 北京：人民卫生出版社，1958.
[27] 赵廷海. 救伤秘旨，跌损妙方. 上海：上海科学技术出版社，1959.
[28] 时之藩. 时氏家传正骨术. 谦祥书局，1933.
[29] 石华玉. 创伤外科实用诊断学. 上海：上海科学技术出版社，1960.
[30] 铃木良平. 足的外科. 东京：金原出版株式会社，1976.
[31] 魏征. 脊椎病因治疗学. 香港：商务印书馆，1995.
[32] 苟亚博，黄国松. 脊椎手疗法大全. 北京：中国科学技术出版社，1998.
[33] 戴尅戎. 骨骼系统的生物力学基础. 上海：学林出版社，1985.
[34] 李义凯. 脊柱推拿的基础与临床. 北京：军事医学科学出版社，2001.
[35] 宣蛰人. 软组织外科理论与实践. 北京：人民军医出版社，1994.
[36] 董福慧. 皮神经卡压综合征. 北京：北京科学技术出版社，2002.
[37] 顾德明. 运动解剖学图谱. 北京：人们体育出版社，1986.
[38] 卢鼎厚. 肌肉损伤和颈肩腰臂腿痛. U.S.A.TCM PRESS，2002.
[39] 黄枢. 中国针法微型外科学. 北京：科学出版社，1998.
[40] 中国医学百科全书编辑委员会. 中国医学百科全书：骨科学. 上海：上海科学技术出版社，1984.
[41] 丁继华. 中医骨伤科荟萃. 北京：中医古籍出版社，1986.
[42] 郭世绂. 临床骨科解剖学. 天津：天津科学技术出版社，1977.
[43] 严振国. 实用骨伤外科解剖学. 上海：上海科学技术文献出版社，1993.
[44] Serga Tixa. 触诊解剖学图谱. 郑州：河南科学技术出版社，2001.
[45] 陈得松. 周围神经卡压性疾病. 上海：上海医科大学出版社，1999.
[46] 侯春林. 周围神经卡压综合征. 上海：第二军医大学出版社，1998.
[47] 张从海. 人体解剖学彩色图谱. 北京：世界知识出版社，2005.
[48] 钟士元. 脊柱相关疾病治疗学. 广州：广东科技出版社，2008.
[49] 叶伟胜. 骨科疾病的矫形按摩. 天津：天津科技翻译出版公司，2004.
[50] 孙树椿. 临床骨伤科学. 北京：人民卫生出版社，2006.
[51] 张欣宇. 骨与关节创伤X线CT诊断学. 北京：人民军医出版社，2001.

[52] 张明才，石印玉，黄仕荣，等．“骨错缝筋出槽”与颈椎病发病关系的临床研究．中国骨伤，2013，26（07）：557-560.

[53] 张明才，詹红生，石印玉，等．试论颈椎病“骨错缝”的影像学测量．上海中医药大学学报，2009，23（03）：19-22.

[54] 张明才，詹红生，石印玉，等．寰枢关节骨错缝的影像学量化研究．上海中医药杂志，2008，42（04）：52-54.

[55] 李百鑫，单海欧，宋博，等．胸椎小关节功能紊乱的X线诊断及鉴别诊断．世界最新医学信息文摘，2016，16（56）：102-106.

[56] 周学龙，王明杰，韦明，等．痞满脾胃虚弱证临床症状与胸椎小关节紊乱的关系与手法治疗研究．中医临床研究，2013，5（21）：10-12.

[57] 师宁宁，沈国权，何水勇，等．骶髂关节紊乱在X线片上的表现形式和临床意义．中国骨伤，2013，26（02）：102-106.

[58] 杜春林，王庆普，黄沪，等．腰椎小关节紊乱症临床症状与影像学相关性的研究．中国中医骨伤科杂志，2010，18（10）：20-21+24.

[59] 陈博，詹红生，石印玉，等．“骨错缝、筋出槽”病机学说及其动物模型的建立．上海中医药大学学报，2010，24（05）：68-72.

[60] 陈博，林勋，庞坚，等．腰椎椎骨错缝对大鼠血浆黏度影响的实验研究．中国中医骨伤科杂志，2014，22（04）：6-8.

[61] 陈博，林勋，庞坚，等．大鼠椎骨错缝模型下丘脑及背根神经节P物质含量的实验研究．中国骨伤，2015，28（01）：75-77.

[62] 孔令军，房敏，詹红生，等．大鼠腰椎亚脱位模型刚度及其脊髓前角尼氏小体变化研究．中华中医药杂志，2012，27（12）：3234-3237.

[63] 张明才，石印玉，陈东煜，等．“石氏伤科”颈椎“骨错缝筋出槽”矫正手法技术规范．上海中医药杂志，2015，49（05）：4-7.

[64] 邱寿良．刘氏伤科手法治疗“筋出槽，骨错缝”的体会．云南中医中药杂志，2009，30（06）：11.

[65] 赖淑华，范志勇，王金玲，等．从骨错缝、筋出槽理论探讨林氏正骨推拿治疗颈性眩晕的关键技术规范及相关临床思考．中国中医急症，2017，26（04）：629-631，635.

[66] 范志勇，郭汝松，李振宝，等．基于“骨错缝、筋出槽”理论探讨林氏正骨推拿治疗腰椎间盘突出症的核心技术规范．上海中医药杂志，2016，50（09）：11-14.

[67] 雷言坤，罗华送．蛙式扳法治疗骶髂关节源性下腰痛的临床疗效分析．中国中医急

症，2014，23（03）：507-508.

［68］诸波，范炳华，王鹏，等．蛙式扳法治疗骶髂关节源性下腰痛的临床疗效观察．中华中医药学刊，2012，30（07）：1607-1609.

［69］张明才，石印玉，陈东煜，等．矫正关节突关节“骨错缝”手法治疗神经根型颈椎病的有效性研究．上海中医药杂志，2011，45（12）：42-45.

［70］朱清广，房敏，潘磊，等．推拿手法对颈椎病“骨错缝”的治疗作用．中医杂志，2012，53（02）：129-132.

［71］房敏，朱清广，洪水棕．推拿手法调整脊柱骨错缝的杠杆原理分析．中国骨伤，2010，23（10）：780-783.

［72］庄接林．陈氏改良整脊手法治疗神经根型颈椎病的临床疗效观察．福建中医药大学，2016.

［73］陆森伟，葛兴龙，缪美芬，等．四步一体法治疗腰椎小关节紊乱症疗效及影像学变化观察．陕西中医学院学报，2015，38（06）：83-85.

［74］刘宇平．中医正骨治疗78例胸椎小关节紊乱致心律失常临床研究．亚太传统医药，2016，12（04）：108-109.

［75］周楠，吕强，方舟，等．推拿手法对腰椎间盘突出症腰椎结构三维位移的影响．医用生物力学，2013，28（03）：269-274.

［76］马永健，王强，张丽娜．手法整复胸腰椎后关节紊乱治疗腰背肌筋膜疼痛综合征．河北医科大学学报，2012，33（04）：409-411.

［77］韦以宗．中医整脊学的历史与发展．中国中医骨伤科杂志，2002，10（1）：50-55.

［78］黄志高，张俐．西医整脊疗法与中医骨伤整脊疗法的比较．中国中医骨伤科杂志，2007，15（6）：68-69.

［79］张保锋，罗素英．西方Chiropractic手法的特点．临床医学工程，2008，15（10）：72-73.

后　记

“错骨缝”作为诊断病名，早在1987年就出现在山西科学教育出版社正式出版的《错骨缝的诊断与治疗》一书中，然而目前仍多用“骨错缝”的称谓。

作者坚持认为，“错骨缝”是“错”和“骨缝”的组合，“错”指不正确、不对、与事实不符；“骨缝”源自现存最早的一部中医骨伤科专著《仙授理伤续断秘方》，“凡左右损处，只相度骨缝，仔细捻捺，忖度便见大概”，骨缝是关节间隙，泛指关节面间相对位置。据此，不正确的关节面间相对位置即“错骨缝”。与“关节微小移位”“关节解剖位置紊乱”名异实同，但与说明骨头错了缝的“骨错缝”不是同一含义。为此，建议统称“错骨缝”为宜。

在本书编写过程中，弟子董正强、陈磊、肖峰、陈斌、金鑫、董正宝参与了部分章节的写作，工作室于红亮等同仁对文字、图片、影像的制作做了大量工作，付出了辛勤的劳动，在此付梓之际，特向他们表示衷心的感谢！

田纪钧

2017年8月14日

12检